D1918796

Leben LERNEN
Klett-Cotta

Zu diesem Buch

Der Autor verfolgt in diesem Buch einen neuen Ansatz, der besser als bisher verständlich macht, wie Narzissmus entsteht, welche Spielarten mit der Störung einhergehen und wie psychotherapeutische Behandlung aussehen kann. Aus dem Blickwinkel der hypno-analytischen Teiletherapie wird die Dynamik der narzisstischen Persönlichkeitsentwicklung als Lösungsversuch für frühe Verletzungen des Selbstwertgefühls verstanden. Daraus lassen sich Interventionen für die Therapie ableiten, welche gezielt diejenigen Persönlichkeitsteile stärken, die in der Kindheit eine Selbstwertschwächung erfahren haben.

Jochen Peichl, Dr. med., war Oberarzt an der Klinik für Psychotherapie und Psychosomatik am Klinikum Nürnberg; derzeit tätig in freier Praxis in Nürnberg; Weiterbildung u. a. in Traumazentrierter Psychotherapie und Ego-State-Therapie; aktuelle Arbeitsschwerpunkte in Theorie und Praxis: Persönlichkeitsstörungen, Trauma-assoziierte und dissoziative Störungen; Vortragstätigkeit und zahlreiche Publikationen.

Alle Bücher aus der Reihe ›Leben Lernen‹ finden Sie unter:
www.klett-cotta.de/lebenlernen

Jochen Peichl

Narzisstische Verletzungen der Seele heilen

Das Zusammenspiel der inneren Selbstanteile

Klett-Cotta

Leben Lernen 278

MIX
Papier aus verantwortungsvollen Quellen
FSC® C013736
FSC
www.fsc.org

Klett-Cotta
www.klett-cotta.de
© 2015 by J. G. Cotta'sche Buchhandlung
Nachfolger GmbH, gegr. 1659, Stuttgart
Alle Rechte vorbehalten
Printed in Germany
Umschlag: Hemm & Mader, Stuttgart
Titelbild: René Magritte: »Le maitre d'ecole«
© VG Bild-Kunst, Bonn 2015
Gesetzt aus der Minion von Kösel Media GmbH, Krugzell
Gedruckt und gebunden von Kösel, Krugzell
ISBN 978-3-608-89172-0

Bibliografische Information der Deutschen Nationalbibliothek
Die Deutsche Nationalbibliothek verzeichnet diese Publikation in der Deutschen Nationalbibliografie; detaillierte bibliografische Daten sind im Internet über <http://dnb.d-nb.de> abrufbar.

Inhalt

Einleitung: Eine Lösung wird zu einem Problem

»Die Psychoanalyse hat das
Graben in der Tiefe übertrieben.
Im Fluss des Lebens fließt alles mehr
oder weniger weit oben. Die allertiefste
Tiefe ist eine Illusion.«
Zitat des indischen Psychoanalytikers Sudhir Kakar,
ein Schüler von Erik Erikson

Die meisten der psychoanalytischen Theorien zum Narzissmus sind sehr komplex und häufig nicht leicht zu verstehen; will man die Unterschiede und Gemeinsamkeiten der klinischen Theorie zur narzisstischen Persönlichkeit des Selbstpsychologen Heinz Kohut (1913 – 1981) und des Objektbeziehungstheoretikers Otto Kernberg (1928) wirklich verstehen, so braucht man Ausdauer und Opferbereitschaft. Diese Theoriegebäude wirkten auf mich mitunter wie furchteinflößende Bauten, denen man sich nur mit Ehrfurcht nähern konnte und in deren Mauern man sich immer etwas beklommen fühlte, wusste man doch nie, ob man alles richtig verstanden hatte. Diese Unsicherheit hatte Auswirkungen auf meine psychoanalytische Praxis, die ich als zunehmend verkopft, regelorientiert und steril erlebte. Es schien nur eine Richtung zu geben: in der »Tiefe des Unbewussten« zu arbeiten – wo immer dieser Ort auch war, »die Arbeit in der Tiefe« wurde zum Gemeinplatz.

In meiner hypnotherapeutischen Ausbildung lernte ich dann Jahre später etwas ganz anderes kennen, nämlich den Versuch, die Komplexität der Denkannahmen zu reduzieren und dem Patienten und seinen Bedürfnissen anzupassen. Konnte ich zwar Milton Ericksons Satz »Wir müssen für jeden Patienten eine neue Psychotherapie erfinden« nicht so ganz umsetzen, so verstand ich doch die Botschaft: Wir brauchen in der Psychotherapie eine radikale Komplexitätsreduktion und Vereinfachung, um den Patienten lösungsfokussiert zu erreichen.

Auf der Tagung »Reden reicht nicht!?« im Mai 2014 sagte Michael Bohne in einem Symposium: »Es geht nicht nur um Technik, sondern ob die Methode, der Ansatz geeignet ist, mich als Therapeuten in einen optimalen Zustand zu bringen, in dem ich mich wirklich wohlfühle und wo ich Selbstwirksamkeitserlebnisse und Potentiale in mir spüre. Ist die Methode geeignet, auch den Patienten in einen guten Zustand zu bringen, um 1. die Selbstwirksamkeit zu stärken und um 2. die Selbstbeziehung zu verbessern? Viele Methoden sind so kompliziert, dass die Therapeuten komische Insuffizienzgefühle haben, während sie die Technik ausüben. Die Methode muss zum Anwender und Patienten passen.« Er sprach mir aus dem Herzen.

In diesem Buch lege ich Ihnen meine hypno-analytische Interpretation der frühen seelischen Verletzungen von Menschen vor, die nicht genug von den »wichtigen anderen«, von denen sie anhängig waren, geliebt worden sind. Dieses »Loch in der Seele«[1], gemeinhin als narzisstische frühe Störung bezeichnet, möchte ich aus Sicht eines Ego-State-Therapeuten betrachten und Möglichkeiten diskutieren, wie man diesen Menschen mit den Narben auf der Seele helfen kann. Ein Grundsatz soll mich dabei leiten: »Narzisst-sein« verstehe ich erst mal nicht als abwertende Pathologisierung, als herabsetzende Beschreibung eines unausstehlichen und gestörten Menschen, sondern als seine kreative und hoch kompetente Lösung eines seelischen Dilemmas. Dass diese Lösung einen Preis kostet, ist im Kontakt mit männlichen wie weiblichen Narzissten oft bitter zu erfahren – aus einer Lösung wird später im Leben ein Problem. Um die Entstehung und die Heilung der narzisstischen Wunde, die wir alle in uns tragen, besser zu verstehen, werde ich nicht in den tiefsten Tiefen des Seelengrundes graben, sondern den obigen Satz beherzigen: »Im Fluss des Lebens fließt alles mehr oder weniger weit oben. Die allertiefste Tiefe ist eine Illusion.« (Sudhir Kakar)

Noch ein paar Worte zur Theorie der Multiplizität unseres Selbst: Lange dachte man, dass reife und integrierte Menschen keine Persönlichkeitsanteile hätten, und zum Beispiel Fricke (1993) vermutete, dass der Stand der Integration mit dem Stand des Selbstbewusstseins, besser der Selbsterkenntnis, parallel ging; für ihn hatten nur Neurotiker ein multiples Selbst. Die Multiplizität ist die vielfältige Natur des Geistes,

[1] Siehe die Übung am Ende des Buches.

die entsteht, wenn Theoretiker heute versuchen, die intrapsychischen Prozesse des Geistes zu beschreiben. Freud hatte eine dreiteilige Natur des Geistes vorgeschlagen, bestehend aus dem Es, dem Ich und dem Über-Ich. Innere Objekte und Selbstrepräsentanzen im Geist wurden von den Objektbeziehungstheoretikern beschrieben, Selbstpsychologen konzipierten das »Grandiose Selbst« oder das »Idealisierte Selbst« (Heinz Kohut), die Jungianer sprachen von Archetypen und Komplexen, und kognitive Verhaltenstherapeuten diskutieren eine Vielfalt von Schemata (Young). Jede theoretische Beschreibung hat seine eigene therapeutische Methode hervorgebracht, um die Vielfältigkeit des Geistes anzusprechen – einige Methoden arbeiten direkter mit der Vielfältigkeit, andere weniger. Das Innere-Familiensystem-Modell von Richard Schwarz nutzt das systemische Denken, um besser zu verstehen, wie die einzelnen Teile des Selbst miteinander interagieren.

Ein System wird von Schwarz definiert als »eine Einheit, deren Teile miteinander in Beziehung stehen in einem bestimmten Muster« (Schwarz 1997, S. 37). Die Funktionstüchtigkeit des Systems wird durch die Organisation und die Struktur des Systems selbst determiniert. Mein Ansatz betont die Wichtigkeit, das Individuum als ein System von verschiedenen Ego-States oder Selbst-Anteilen oder Parts zu verstehen, die miteinander Muster bilden, Koalitionen eingehen und sich wieder lösen wie in einer modernen Tanz-Choreografie. Ziel ist die Anpassung des Individuums – besser Poly-viduums – an überlebensbezogene Kontextbedingungen, Suche nach Schutz und Sicherheit und Heilung von Verletzungen und Traumatisierungen der Seele.

Ich mag die Metapher eines Orchesters, um zu beschreiben, wie die Teile miteinander agieren, wie die einzelnen Musiker und das Erwachsenen-Selbst als Dirigent handeln, um eine »Corporate Identity« herzustellen, damit Harmonie herrscht. Ein guter Dirigent hat ein Gefühl für den Wert jedes einzelnen Instruments und für die Fähigkeit jedes einzelnen Musikers und ist daneben vertraut mit Notenlesen und der Musiktheorie, um zu wissen, wie jeder Teil sein Bestes geben kann. Wenn aber ein Teil wegen »Verstimmung« ausfällt, müssen andere seinen Part übernehmen, oder die Auswahl der Musikstücke durch den Dirigenten muss dem gerade einsatzfähigen Klangkörper angepasst werden.

Ich werde in diesem Buch immer wieder die Worte »narzisstisch«, »Narzisst«, »Narzisstin« usw. gebrauchen, um ein spezielles Verhalten oder eine Verhaltensausprägung der Persönlichkeit eines Menschen zu bezeichnen. Dabei unterscheide ich mit Schulz von Thun[2]

- einen erfüllten Narzissmus, eine gesunde Selbstliebe mit einem selbstachtenden und sich selbstverwirklichenden Ego als einem Orchestermitglied unter anderen,
- einen prekären Narzissmus mit einem noch gutartigen, aber vergrößerten Selbst und
- einen gestörten Narzissmus, wie er im DSM-IV beschrieben wird; in der Regel also der sog. offene oder exhibitionistische Narzissmus.

Somit ergibt sich daraus ein »narzisstisches Dilemma«: Der Begriff »narzisstisch« meint zum einen eine Schlüsselkompetenz eines Menschen (er erinnert mich daran, dass ich wichtig bin, dass ich als Individuum wertvoll bin), zum anderen ein charakterliches Defizit von geringerem oder größerem Ausmaß.

Aus einer systemischen Sicht habe ich in diesem Buch versucht, die narzisstischen Denk- und Verhaltensweisen eines Menschen als eine hilfreiche Konstruktion zu beschreiben, um in seinem Inneren eine Verletzung aus früher Zeit zu schützen, die zu erinnern ihn erneut verletzten und hilflos machen würde. Diese nicht defizitorientierte, sondern eher lösungsorientierte Sicht der oft schwer zu ertragenden Verhaltensmuster von Narzissten sind für mich hoch kompetente und anerkennenswerte Kompensationsversuche einer verletzten Seele. Ob wir ihnen in der Therapie helfen können, hängt von vielen Parametern ab. Trotz allem sollten wir den Mut und die Ausdauer haben, es zu probieren.

---

2 Der Kommunikationswissenschaftler Schulz von Thun hat am 20.6.2012 eine Vorlesung zum Thema Narzissmus in der Uni Hamburg gehalten.

I Narzissmus, ein paradoxes Konstrukt

Lassen Sie mich mit einem Fall aus der Praxis beginnen:

> Herr F., ein 28-jähriger, allein lebender junger Mann, wurde mir nach Abschluss einer stationären psychiatrischen Behandlung überwiesen, in die er sich wegen akuter Depression und latenter Suizidalität freiwillig begeben hatte. Er hatte vor Kurzem ein Germanistik- und Französischstudium fürs Lehramt abgeschlossen, wollte als Lehrer arbeiten, hatte aber noch keine Stelle gefunden. Seine Eltern hatten sich scheiden lassen, als der Patient sieben Jahre alt war. Sein Vater war Arzt, der eine Krankenschwester geheiratet hatte, die ihm während des Studiums den Lebensunterhalt durch ihre Arbeit finanzierte und ihm so den Abschluss in Medizin ermöglichte. Zur Scheidung kam es, als seine Mutter eine Affäre mit einem anderen Mann hatte und die ehelichen Spannungen zwischen den Eltern immer unerträglicher wurden. Der Patient reagierte mit Hohn auf die Mutter und »ihre Lover« und äußerte sich sehr abschätzig gegenüber dem Vater wegen »seiner Heirat unter seinem Niveau mit einer Krankenschwester«. Den Kontakt zu der zwei Jahre älteren Schwester hatte er vor Jahren abgebrochen, weil er den Partner der Schwester »als unter seinem Niveau« empfand und ihn wegen seiner rechtskonservativen politischen Einstellung nicht ausstehen konnte. Der Patient selbst hatte wenige persönliche Freunde und distanzierte sich von den meisten anderen Menschen seines Umfeldes, er fühlte sich irgendwie dem Großteil der Menschheit gegenüber distanziert und überlegen. Herr F. hatte das Gefühl, dass er mit seinem überlegenen Wissen in neuerer und älterer Literatur eigentlich an der Universität hätte bleiben sollen. Die Entscheidung, in den Schuldienst zu gehen, sei nur pragmatisch auf Druck des Vaters gefallen, der er weiterhin sehr zwiespältig gegenüberstand. So konnte er sich nicht so recht entscheiden und zog sich innerlich von der Welt zurück und »pflegte meine Depression und den Weltschmerz«, wie er sagte. Bei allem, was er über seinen Vater erzählte, wirkte er herablassend und hochnäsig, obwohl er von ihm immer noch finanzielle Zuwendungen bekam. Er erwartete

ferner, dass sein Vater die kritischen und verletzenden Bemerkungen, die er über ihn und seine neue Frau machte, großzügig ertrug und, falls der Patient keine Arbeit finden sollte, ihn auch weiter fördern würde. Er war bei verschiedenen Therapeuten gewesen und hatte sich für mich entschieden, weil ich in meinem Therapieraum viele Bücher stehen hatte und er hoffte, in mir einen Gesprächspartner zu finden, der »kein Fachidiot war, sondern sich auch noch für mehr im Leben interessierte als nur für Psychotherapie«.

Klarer Fall, werden Sie sagen, Herr F. leidet unter einer Störung seines Selbstwertsystems, und vieles spricht bei der manifesten Arroganz, Entwertung anderer und seiner Überheblichkeit dafür, dass man bei ihm die Diagnose einer »Narzisstischen Persönlichkeitsstörung« (F60.8 im ICD-10) bedenken sollte. Herr F. scheint über ein hohes Selbstwertgefühl zu verfügen und eine Fähigkeit, soziale Situationen nach seinen Spielregeln zu bestimmen, wenn nicht gar kühl und distanziert zu manipulieren.

Wenn ich aber an meine klinische Zeit zurückdenke, dann hatte ich in den letzten 20 Jahren als Verantwortlicher für zwei Abteilungen in einer Psychosomatischen Klinik die Möglichkeit, mit allen Patienten ein längeres Interview in der Diagnostikphase zu führen. Am Ende meines Interviews fragte ich immer: »Was für ein Ziel haben Sie für den stationären Aufenthalt? Was soll am Ende für Sie anders sein als heute?« Und die Antworten? Ca. 50% der Patienten sagten: »Ich möchte mehr Selbstwertgefühl haben«, und ca. 50% sagten: »Ich möchte mich besser abgrenzen können.« Wenn ich dann noch weiter fragte, kamen noch weitere konkrete Veränderungswünsche zum Vorschein, aber irgendwie war das das Grunderleben: die Frage nach dem eigenen Wert und der Eigenständigkeit. Dabei waren sie nur selten hochnäsig und arrogant wie Herr F., sondern eher depressiv gestimmt, scheu und sozial unsicher. Sie hatten alle das gleiche Problem: Wie kann ich mich besser spüren und in Beziehung zu anderen meinen Selbstwert behalten, ohne mich aufzugeben? Wäre es auch hier berechtigt gewesen, sie alle als narzisstische Persönlichkeitsstörung zu diagnostizieren? Nein – ich hatte da zunehmend meine Zweifel. Dennoch glaubte ich zu verstehen, dass am Ende aller Wege zurück in die Kindheit eine große Frage steht: Wer hat mich so geliebt, wie ich bin?

Ich begann, mich mit den vielfältigen Konzepten des Narzissmus zu beschäftigen, erlebte Höhen, wo Zusammenhänge zwischen Theorie und Praxis mir klar erschienen, und Tiefen, wo ich einsehen musste, dass sich die empirischen Befunde mit den Theorien total widersprachen und viele Theorien auch noch gegenseitig unvereinbar waren. Auch heute müssen wir weiterhin mit diesen inkonsistenten Befunden und deren sich widersprechenden Interpretationen leben. Ein paar dieser Probleme beim Gebrauch der Kategorie »Narzissmus« will ich Ihnen jetzt vorlegen.

Kennen Sie einen Narzissten, eine Narzisstin?

Was die Diagnose angeht, so schreiben Vater et al. (2013), dass es auffallend sei, wie stark die Prävalenzrate[3] der narzisstischen Störung schwankt. In der Regel gehen wir von einer Prävalenzrate der Narzisstischen Persönlichkeitsstörung (im weiteren NPS) in der Allgemeinbevölkerung von 1% aus. Möglicherweise, so schreiben sie kritisch, wird die Diagnose in vielen Institutionen häufiger und ohne systematische diagnostische Abklärung vergeben – so aus der ersten Anmutung heraus. »Dies könnte darauf hindeuten, dass NPS als Diagnose an Patienten vergeben wird, die mit einer hohen Selbstwertschätzung (ggf. gekoppelt mit hoher Anspruchshaltung) gegenüber dem Therapeuten auftreten. Häufig scheinen Therapeuten vorschnell zum Label ›narzisstisch‹ zu greifen, ohne anhand klarer Kriterien zu überprüfen, ob die Voraussetzungen zur Vergabe der Diagnose erfüllt sind. Um einer fehlerhaften therapeutischen Einschätzung vorzubeugen, ist es dringend notwendig, verschiedene valide und reliable Messinstrumente zur Diagnosestellung hinzuzuziehen.« (S. 604)

Nachdem ich dieses Buch zu schreiben angefangen hatte und ich öfters in meinem Bekannten- und Kollegenkreis erzählte, über welchem Thema ich an meinem Schreibtisch brütete, habe ich einfach mal direkt gefragt: »Kennst du (Sie) eigentlich einen Narzissten oder eine Narzisstin?«

Bevor Sie jetzt weiterlesen, können Sie das auch mal tun und sich überlegen, wer Ihnen da einfällt. In welcher Funktion und Beziehung steht er/sie zu Ihnen? Männlich? Weiblich? Welche Eigenschaften?

---

[3] Prävalenzrate = Anzahl der zu einem Untersuchungszeitpunkt erkrankten Menschen.

Die meisten erzählen dann über einen Freund, ein Elternteil, einen Chef oder eine(n) Liebespartner/in, die völlig »selbst-zentriert« sei, alles kreise ständig nur um sie, und es schien mir, als würde beim Erzählen darüber der Stresslevel erheblich steigen. Sie beschrieben regelmäßig einen Menschen voller Paradoxe: selbstverherrlichend und mit sich selbst beschäftigt, leicht irritierbar und empfindlich in Bezug auf eine Rückmeldung von außen. Der Freund, Chef, Liebhaber sei emotional labil und neige zu extremen Gefühlen wie Euphorie, Verzweiflung und Wutausbrüchen. Dabei seien diese Bekannten oft charmant und sozial geschickt im Umgang mit anderen. Einige sagen, dass sie diese Menschen initial sehr attraktiv und anziehend fanden, aber die ständige Suche nach Bewunderung und Bestätigung ihnen bald auf die Nerven gegangen sei.

Alles, was die von mir Befragten damit beschreiben, findet sich in den formalen Kriterien für die NPS in der DSM-5[4] als einem durchgehenden Muster von Grandiosität, Selbst-Zentrierung und Selbstwertschätzung. Wenn man das alles aus etwas Distanz hört, könnte man denken, wir hätten hier die erwachsene Form eines kleinen Kindes vor uns, welches Eigenschaften zeigt, die wir alle von uns selbst als Kind kennen – oder wenn schon vergessen, von den eigenen Kindern. Dass diese Beobachtung viel Wahres enthält, werden Sie bald merken.

Aber was davon ist noch normal und was ist schon pathologisch?

Der Begriff Narzissmus – und mit dem Terminus »Trauma« ist es auch nicht viel besser – wird heute geradezu inflationär verwendet und taucht in den letzten Jahren immer häufiger in den Medien auf, um Manager in den Führungsetagen, zockende Banker, Immobilien-Haie und »Heuschrecken«, die rücksichtslos, kalt und menschenverachtend vorgehen, zu klassifizieren. Der Psychiater und Psychoanalytiker Joachim Maaz (2014) meint, heute eine »narzisstische Gesellschaft« ausgemacht zu haben, in der Kinder nicht mehr um ihrer selbst willen geliebt, sondern nur noch auf Erfolg getrimmt werden, um sich in dieser Konsum- und Wachstumsgesellschaft rücksichtslos durchsetzen

[4] Diagnostic and Statistic Manual of Mental Disorder (DSM-5), American Psychiatric Association 2013.

zu können. Das ist sicher richtig – aber auch nicht besonders neu, diese gesellschaftliche, soziologische Narzissmusdiskussion hatten wir schon 1981 zu meinen Studienzeiten mit Thomas Ziehes Buch: »Narziß. Ein neuer Sozialisationstypus?« – und sollte uns dennoch immer wieder zum Nachdenken um unsere Werte und Ziel anregen (siehe dazu Häsing et al. 1981).

Wenn man sich die Definition von Narzissmus im DSM-5 (American Psychiatric Association 2013) ansieht, dann wird darin ein Mensch beschrieben, der ein großes Bedürfnis nach Bewunderung hat, Fantasien von grenzenlosem Erfolg, grenzenloser Schönheit und idealer Liebe, ein Mensch, der mit hohen Ansprüchen durch die Welt geht und an seine Einzigartigkeit glaubt bei gleichzeitig fehlender Empathie für andere. Dies alles zusammengenommen ist sicher ein schwieriger Charaktermix, aber wer hat nicht den Wunsch, für sein Tun und Handeln bewundert zu werden? Wer träumt heute nicht von Erfolg, Schönheit und idealer Liebe in unserer Gesellschaft? Wo beginnt also die Grenze vom normal Narzisstischen, der Sehnsucht, den eigenen Wert zu spüren, und dem Pathologischen? Zweifellos entsteht aus dem gesunden Narzissmus auch eine positive Eigenschaft wie die Fähigkeit zur Selbstbehauptung: Man weiß, wer man ist und was man kann.

War Steve Jobs ein Narzisst, wenn er auf der großen Bühne im schwarzen Rollkragenpullover seine kleinen »Wundermaschinen« anbot und so ganz nebenher den Satz, auf den alle warteten, fallen ließ: »… just one more thing«. Dann präsentierte der damalige Apple-Chef Produkte wie den iPod, das iPad oder das Mobiltelefon iPhone – Kleinigkeiten, die die Welt verändern sollten …

Sind alle unsere Politiker Narzissten, fragt Sarah King (2014), nur weil sie im Rampenlicht stehen und wie der Dalai-Lama Tausende Menschen anziehen, die jedes Jahr zu ihm kommen, ihn verehren und häufig gar nicht verstehen, was er sagt? Sind es nur die Männer, die die große Bühne brauchen? Spielen die Frauen auf der kleinen Bühne, im Verborgenen, im Stillen ihre Rollen? Was ist mit Mutter Teresa, Florence Nightingale, der Begründerin der Krankenpflege, mit Lady Di und den vielen anderen?

Ich denke mit Sarah King, dass narzisstische Anteile bei einem Menschen durchaus eine attraktive Funktion haben und zu uns und einer gesunden psychischen Ausstattung dazugehören. Aber wo beginnt die Grenze, an der Selbstbewusstsein zu Selbstüberhöhung wird?

Der Psychoanalytiker Joachim Maaz sagte am 19.10.2014 in einem Interview mit der »Berliner Zeitung« auf die Frage der

> Journalistinnen Reich und Sperber: Ab wann bin ich denn nun eigentlich narzisstisch? Geht es schon los, wenn ich mich schminke, mir die Haare färbe, Probleme mit dem Älterwerden habe?
>
> Maaz: Ein Mensch ist gesund narzisstisch, wenn er sagen kann: Ich bin ich. Ich bin okay. Ich bin liebenswert. Ich habe Möglichkeiten, ich habe Grenzen. Ein solcher Mensch hätte, um mal bei den Frauen zu bleiben, niemals Interesse, sich pausenlos neue Kleidung zu kaufen, sich übermäßig zu schminken. Wenn jemand sagt, wie siehst du denn heute aus, würde ihn das nicht sonderlich kränken. Eine narzisstische Störung liegt vor, wenn der Mensch in der Kindheit nicht ausreichend bestätigt wurde und nun immer von außen bestätigt werden muss.

Wir müssen uns also um die Ursachen des aktuellen Verhaltens bemühen, um zu verstehen, warum verhält sich jemand so und welchem Zweck dient dieses Verhalten. Und noch mal Sarah King: »Um das Pathologische des Narzissmus zu erkennen, bedarf es eines Blicks über die geläufigen, dem breiten Volk bekannten Definitionen hinaus und des Einbezugs einer wesentlichen Komponente, die den Narzissmus zu einer Störung macht: die Verletzlichkeit. Morf und Rhodewalt (2001) definieren den Narzissten als einen Menschen mit einem grandiosen, aber verletzbaren Selbstkonzept. Seine Zerbrechlichkeit führt zur drängenden Suche nach permanenter äußerer Selbstbestätigung.« (S. 1–2)

Der grandiose und der vulnerable Aspekt

Die Gelassenheit, die es ermöglicht, mit der eigenen Verletzlichkeit souverän umzugehen, hat ihren Ursprung in einer Phase des Lebens, in der selbst-regulatorische Fähigkeiten erlernt werden, um Schwankungen im eigenen Selbstwertgefühl auszugleichen. Das Lernziel des Kleinkindes ist es, nach einer unvermeidbaren Kränkung und Frustration in den eigenen Modus der Selbstwirksamkeit und Selbstkohärenz zurückzukehren. Diese Aufgabe nennen Morf und Rhodewalt (2001) »eine chronische Situation des Selbst-im-Bau-Zustands (self-under-construction)« (S. 178).

»Das Modell unterstellt, dass diese selbst-regulatorischen Prozesse dazu da sind, ein gewünschtes Selbst aufzubauen oder zu erhalten und um Bedürfnisse nach Selbst-Einschätzung zu erfüllen. Wir argumentieren, dass die darunter liegende narzisstische Selbst-Regulation ein grandioses, aber doch verletzliches Selbstkonzept ist.« (S. 178) Das heißt vereinfacht gesagt: Die basale Verletzlichkeit eines Menschen, dessen zentrale Selbst-Bedürfnisse nach empathischer Spiegelung in der Kindheit nicht ausreichend erfüllt wurden, typischerweise durch elterliche Gleichgültigkeit oder Vernachlässigung, wird durch die Entwicklung eines grandiosen Selbst überdeckt und garantiert so ein Weiterleben mit Schrammen auf der Seele.

Grandiosität ist das Pflaster für die Seelenwunde.

Da wir uns mit der Dialektik von frühkindlicher Verletzung und der Konstruktion von Grandiosität in diesem Buch noch häufiger auseinandersetzen müssen, hier schon ein paar Assoziationen dazu:

Die Aspekte der Vulnerabilität: *Diese Menschen klagen über geringen Selbstwert, Scheu, Scham, mangelnde Selbstwahrnehmung, chronische Gefühle von Demütigung und Abweisung und reagieren hypersensibel auf Kritik.*
Die Aspekte der Grandiosität: *Diese Menschen scheinen mit hohem Selbstwert ausgestattet und leugnen Gefühle von Scham. Wir finden Anspruchsdenken, fehlende Empathie, Neid, grandiose Fantasien. Auch sie reagieren in hohem Maße kränkbar.*

Interessant ist, dass die Nutzung und Ausgestaltung dieser kompensatorischen Grandiosität im Selbst-System durch einen seelisch verletzten Menschen in empirischen Studien (Russ et al. 2008), aber auch nach Augenschein in der klinischen Praxis, zu drei Prävalenztypen der NPS führte:

1. grandios-maligne
2. vulnerabel-fragil und
3. exhibitionistisch mit hohem Funktionsniveau.

In anderen Untersuchungen verteilen sich die Subtypen der narzisstischen Phänomenologie auf die Bezeichnungen »offener« und »verdeckter« Narzissmus – eine Beschreibung, auf die ich später zurückkommen möchte.

Die Erfolgreichen und die wenig Erfolgreichen

Bei Menschen mit Selbstwertproblemen, die wir normalerweise als »narzisstische Probleme« bezeichnen, gibt es genauso wie bei anderen Persönlichkeitsstörungen einen Übergang von einem leichten Stil bis hin zu schweren Störungen. Wir sollten auf keinen Fall vergessen, dass, wie bei anderen Störungen auch, ein leichter narzisstischer Stil eher eine Ressource darstellt als eine Belastung: »Die Personen sind leistungsfähig, sind ›straight‹, gut organisiert, haben ein gutes Durchhaltevermögen, sind ambitioniert, zufrieden und erfolgreich.« (Sachse et al. 2011, S. 10) Je mehr sich aber der »Jeder-mann/-frau-Narzissmus« einer größeren charakterlichen narzisstischen Auffälligkeit annähert (offen oder verdecktes grandioses Selbst), umso größer werden auch die Kosten, sowohl für den Einzelnen als auch für die Gesellschaft, die die Folgen tragen muss. Erinnert sei an den 31-jährigen Schweizer UBS-Investmentbanker, der im September 2011 mit unerlaubten Geschäften zwei Milliarden Dollar in London verspekulierte.

Nach Sachse et al. (2011) weisen Menschen mit NPS immer ein negatives Selbstschema auf, mit heimlichen Selbstbeurteilungen, wie »ich bin inkompetent«, »ich kann nichts«, »ich bin ein Versager« und Ähnlichem – und das auch, wenn sie nach außen extrem erfolgreich sind. Diese Menschen begleitet immer eine Ebene von Selbstzweifeln, von Furcht vor Misserfolg, eine Ebene der Angst, scheitern zu können. Das bedeutet, dass der Erfolg nicht dauerhaft in der Lage ist, das hohe Maß an Selbstzweifeln zu beruhigen. Was immer bleibt, sind Gedanken wie: »Schaffe ich das wirklich?«, »Bin ich wirklich gut genug?«, »An dieser Aufgabe könnte ich scheitern« und anderes.

Diese Selbstzweifel, so schreiben die Autoren, stammen ihrer Erfahrung nach immer aus der Biografie und entstehen über negatives Feedback wesentlicher Bezugspersonen (meist des Vaters), einer Kombination von hohen Erwartungen (»Du musst erfolgreich sein!«) und Zweifeln (»Ich glaube nicht, dass du es schaffst!«). Des Weiteren aus der Angst der Kinder oder Jugendlichen, bei nicht ausreichendem Erfolg (massiv) abgelehnt und mit Liebesentzug bestraft zu werden.

Die Erfolgreichen

Erfolgreiche Narzissten bemerken irgendwann im Laufe ihres Lebens, dass sie diese Selbstzweifel durch Leistungen und Erfolge kompensieren können, und entscheiden sich dann dazu, sich anzustrengen und aktiv zu beweisen, dass ihre Selbstzweifel nicht stimmen. »Durch die Erfolge, die sich dann, wenn sie gut genug sind, einstellen, entwickeln sie dann ein (zu dem negativen Schema) paralleles positives Schema, das manchmal (auch aus kompensatorischen Gründen) sehr positiv ist und Annahmen enthält wie ›ich bin toll‹, ›ich bin hoch begabt‹, ›ich habe außergewöhnliche Fähigkeiten‹ und Ähnliches.« (Sachse et al. 2001, S. 11)

Da sie aber trotz der Erfolge immer ein unzufriedenes Gefühl in sich behalten, dass etwas in ihrem Leben fehle und sie »irgendwie unzufrieden sind«, ohne genau zu wissen warum, verschleißen sie sich im Beruf, entwickeln psychosomatische Beschwerden, vernachlässigen die Beziehungen, machen sich ständig Sorgen um Karriere und Erfolg. Das ist der Grund, warum sie eine Therapie aufsuchen, und nicht die Persönlichkeitsstörung an sich. Sie wissen nicht, was sie ändern könnten, oder denken, dass sie gar nichts ändern können, und hoffen darauf, dass ihnen der Therapeut einen Ausweg zeigt.

Die Erfolglosen

Die erfolglosen Narzissten, so schreibt Sachse, wirken eher zögerlich und zeigen keine realen Kompensationsbemühungen gegen die inneren Selbstzweifel und haben deshalb auch keine Erfolge: »Entweder vermeiden sie generell die mit der Kompensation verbundene Anstrengung, oder sie glauben nicht, dass sie über die Kompetenzen verfügen, überhaupt erfolgreich zu sein: deshalb geben sie auf, bevor sie überhaupt angefangen haben.« (Sachse et al. 2011, S. 12) Um das weiter bestehende stark negative Selbstschema abzupuffern, entwickeln sie ein illusionäres positives Selbstschemata: »Ja, wenn ich nur gewollt hätte …«, »ich bin eigentlich hochintelligent, ich hätte auch Hirnforscher werden können …« Diese Welt- und Selbstkonstruktion mag für den Moment beruhigen, kann aber die Selbstzweifel langfristig nicht betäuben. Gerade die Narzissten vom vulnerabel-fragilen Typ (verdeckter Narzissmus) haben eine hohe Sensibilität für Misserfolge und

Kränkungen, was wiederum die Vermeidung von sozialen Kontakten und ein betont bescheidenes Verhalten fördert.

Paradoxien

Nach alldem, was zum Thema Narzissmus geschrieben wurde und das ich Ihnen nur in Auszügen in diesem ersten Kapitel versuchte nahezubringen, sind mir beim Studium der Literatur einige Paradoxa aufgefallen, die ich Ihnen nicht vorenthalten will:

1. Was am Narzissmus nun normal oder schon pathologisch ist, lässt sich so genau nicht sagen. Der Psychoanalytiker Heinz Kohut betrachtet den Narzissmus als normalen Aspekt der Selbst-Entwicklung. Narzisstische Bedürfnisse brauchen eine altersentsprechende Befriedigung für eine gesunde Entwicklung. Fehlt diese Befriedigung, entsteht der pathologische Narzissmus. Otto Kernberg befasste sich vor allem mit den grandiosen Aspekten des pathologischen Narzissmus. Das grandiose Selbst werde konstruiert, indem alle positiven und idealisierten Merkmale von sich und anderen zu einem unrealistischen Selbstbild kombiniert werden. Er rückt die NPS in die Nähe der Borderlinestörung. Beide Analytiker gehen vom Vorliegen eines primären Narzissmus beim Säugling aus und postulieren einen frühen Spaltungsvorgang. Diese beiden letzten Behauptungen bestreitet die Säuglingsforschung vehement und mit ihr Martin Dornes (2011) und Joseph D. Lichtenberg (1983).
2. Obwohl alle vom Narzissmus reden und die Diagnose sehr häufig in psychotherapeutischen Praxen und Kliniken vergeben wird, gibt es sie eigentlich gar nicht so richtig. Weder im ICD-10 noch im DSM-5 gibt es eine Ziffer dafür; sie wird unter einer Restkategorie verschlüsselt (im ICD-10: F60.8 andere spezifische Persönlichkeitsstörungen). »… denn seitens des Expertengremiums des ICD-10 wurde die NPS aufgrund der vermuteten geringen Prävalenz außerhalb des westlichen Kulturkreises und der angeblich unzureichenden Reliabilität der Diagnose kritisiert« (Vater et al. 2013, S. 600–601).
3. Stellen Sie sich vor: Herr Superman oder Frau Supergirl kommen auf die Bühne und treffen auf Mutter Teresa.

Superman/Supergirl:

Mutter Teresa, schön, dich hier zu treffen. Ich war wieder total erfolgreich im Weltretten! Ohne mich wäre die Menschheit verloren! Weißt du eigentlich, dass wir beide das gleiche Problem haben?

Mutter Teresa:

Ja, ich weiß … ich rette auch ständig die Welt, nur keiner merkt es. Ihr lebt im Licht, aber wir Gutmenschen sind im Schatten.

Was will ich damit sagen? Wenn Sie die Beschreibungen der Menschen mit offenem und verdecktem, mit dickhäutigem und dünnhäutigem Narzissmus später lesen werden, dann fällt es auf den ersten Blick schwer zu glauben, dass beide die Variation einer Selbstwertstörung sind – beide sind Narzissten – Superman/Supergirl und Mutter Teresa[5]. Im Umkehrschluss ist mir aber auch wichtig zu sagen, dass nicht jeder, der etwas Besonderes leistet, eine bewundernswerte Begabung zeigt, oder dem es wichtig ist, sich um andere zu kümmern, ein narzisstisches Problem haben muss. Selbstliebe und die Liebe für andere sind keine Gegensätze, sondern bedingen sich gegenseitig.

4. Seit 1985 hat es große Anstrengungen gegeben, Messinstrumente für die Diagnostik zu entwickeln, um sowohl die Grandiosität als auch die Vulnerabilität zu messen. Zuerst gab es nur den in der empirischen Forschung am häufigsten eingesetzten Fragebogen »Narzisstisches Persönlichkeitsinventar« (NPI). Irgendwann merkte man aber, dass er den klinischen Kontext nicht vollständig abdeckt – er erfasst nämlich nicht die vulnerable Seite des Narzissmus. Dafür wurde dann die Hypersensitive Narcissism Scale (HNS) oder das Pathological Narcissism Inventory (PNI) entwickelt. 2014 publizierte eine Arbeitsgruppe um Sara Konrath aus Indianapolis eine Arbeit mit dem Titel: »Entwicklung und Validierung einer Narzissmusskala (SINS) mit einem Item«. Und diese eine Item heißt: Bis zu welchem Grad stimmen Sie der Behauptung zu:

   »Ich bin ein Narzisst.«

---

[5] Mutter Teresa ist hier nicht als reale Person gemeint – ich will damit etwas plakativ eine bestimmte Haltung verdeutlichen: die aufopfernde Hingabe.

Auf einer Skala von 1 (nicht sehr wahr für mich) bis 7 (sehr wahr für mich) kann man ankreuzen. Angeblich sollen die Ergebnisse genauso gut sein wie die aufwendige Diagnostik mit allen existierenden Tests für »Narzissmus«. Erst dachte ich, das ist ein Aprilscherz, aber dann …

Wie soll es nun weitergehen?

Dieses erste Kapitel sollte Ihnen einen kleinen Überblick über ein basales menschliches Thema geben, welches uns in der psychotherapeutischen Praxis täglich begegnet und das doch wissenschaftlich so schwer zu fassen ist: Was ist Narzissmus und was ist normal, was krankhaft?

Ich möchte diese Frage nicht weiter vertiefen, sondern Sie einladen, das Thema »Narzissmus« unter einem etwas anderen, vielleicht zunächst für Sie ungewohnten Blickwinkel zu betrachten: aus der Sicht der hypno-analytischen Teiletherapie. Dazu werde ich Ihnen zuerst ein Modell vorstellen, wie ich mir die Psychodynamik der inneren Anteile im Selbstsystem ganz allgemein vorstelle, und greife dabei auf die Theorieansätze der Ego-State-Therapie von John und Helen Watkins und die Ergänzungen von Richard Schwartz und seines Schülers Jay Earley zurück. Dieses innere Zusammenwirken der Ich-Zustände im Selbst nenne ich im zweiten Kapitel »Die Choreografie der Innenteile« und versuche anschließend, eine Partitur ihres gemeinsamen Tanzes zu entwickeln. Mit dieser Schrittfolge im Kopf werde ich versuchen, die Dynamik des Narzissmus als Lösungsstrategie für eine tiefe Verletzung des Selbstwertes besser zu verstehen. Konsequenzen für die Therapie werden dann daraus abgeleitet und durch Fallbeispiele ergänzt.

Lassen Sie mich diesen innovativen Ansatz für ein teiletherapeutisches Verständnis des Narzissmus unter ein Motto stellen:

Von der Psychoanalyse lernen, hypno-systemisch denken
und teiletherapeutisch intervenieren[6].

[6] Dieser Titel ist eine Reminiszenz an meinen Lehrer Prof. Peter Fürstenau, dessen Buch »Psychoanalytisch verstehen, systemisch denken, suggestiv intervenieren« (2002) mein Denken entscheidend veränderte.

II Die Choreografie der Innenteile: ein hypnotherapeutischer Ansatz

1 Die unendliche Geschichte vom Ich und vom Selbst

Was ist das Selbst? Eine schnelle Antwort darauf wäre mit Susan Harter (1999): Das Selbst ist ein kognitives und soziales Konstrukt, welches in der Interaktion mit bedeutsamen Bezugspersonen (Eltern und Gleichaltrigen) geschaffen wird. Aber wie ist es aufgebaut und wie entsteht es?

All die psychologischen Ideen, mit denen ich mich in den letzten Jahren beschäftigt habe, unterstützen den Gedanken, dass das Selbst nicht eine einzelne, vereinheitlichte Entität oder Einheit darstellt. Vielmehr lässt es sich als ein Set von miteinander verbundenen, funktional unabhängigen Systemen denken – also keine monolithische Struktur, sondern mehr ein mixtum compositum –, eine Vielzahl von miteinander verlinkten, doch voneinander abgegrenzten Prozessen und Inhalten, die zusammen etwas Ganzes bilden.

Wie für alle apodiktischen Behauptungen gilt auch hier: Das ist keine Wahrheit über etwas, das wir sehen oder anfassen können, es ist eine Konstruktion darüber, wie es sein könnte, und nicht, wie es ist. Diese Erfahrung des Selbst als einer Vielheit im Gegensatz zu einer Einheit lässt sich für unseren menschlichen Verstand besser begreifen, wenn wir versuchen, die Erfahrung in Bilder zu fassen, Metaphern für das Selbst zu finden.

> »Meine Seele ist ein verborgenes Orchester; ich weiß nicht, welche Instrumente, Geigen und Harfen, Pauken und Trommeln es in mir spielen und dröhnen läßt. Ich kenne mich nur als Symphonie.« (2006, S. 310)

Das ist ein Zitat des portugiesischen Dichters Fernando Pessoa (1888–1935), der einer der ersten Schriftsteller des 20. Jahrhunderts war, der über die Vielfältigkeit des Selbst geschrieben und das Selbst mit einem Orchester verglichen hat. Ein anderes Bild ist das der inneren Bühne, auf der Teile von uns wie Schauspieler oder Tänzer auftreten und wieder im Hintergrund verschwinden, die Handlung bestimmen oder nur Anteil nehmen, die Rolle des Schurken, des Opfers oder weißen Ritters usw. spielen und ein Stück mit dem Titel »Mein Leben« aufführen. Das sind plastische Bilder aus einem Lebensbereich, der sich mit Kunst, Kreation und gestaltender Vielfalt beschäftigt. Dagegen ist der »Psychische Apparat« – Sigmund Freuds Metapher für unsere Psyche aus dem letzten Jahrhundert – mit seinen Bauteilen »Ich«, »Es« und »Über-Ich« eher etwas für karge Naturwissenschaftler und Ingenieure.

Lassen Sie mich bei der Bühnenmetapher bleiben und stellen wir uns vor, in uns würde getanzt, gespielt und musiziert; dieses sehr einladende Bild hat einige wirkmächtige Implikationen im Schlepptau. Wir könnten uns überlegen:

1. Wer sind die Mitglieder des Ensembles?
2. Wer leitet das Ganze?
3. Was für ein Stück wird gegeben?

Bevor wir dem Geschehen auf der inneren Bühne genauer zuschauen, sollten wir noch ein paar Begriffe klären, die im Folgenden immer wieder auftauchen werden.

Die kleine Geschichte des Selbst: Wie entwickeln sich Ich und Selbst?

War das eine gute Idee, Ihnen oben die Metapher des Orchesters der Seele von Fernando Pessoa anzubieten? Oder besser der Vergleich mit den »Kolonien«?

> »Jeder von uns ist mehrere, ist viele, ist ein Übermaß an Selbsten. Deshalb ist, wer die Umgebung verachtet, nicht derselbe, der sich an ihr erfreut oder unter ihr leidet. In der weitläufigen Kolonie unseres Seins gibt es Leute von mancherlei Art, die auf unterschiedliche Weise denken und fühlen.«

Hätte dieser Satz von Fernando Pessoa[7] für Sie besser gepasst?

Ich schreibe poetische Zeilen auf, und ich beobachte mich und denke über mich nach! Ich und mich – zwei unterscheidbare Begriffe des Selbst wie in dem Satz: »Ich liebe mich!« Klingt irgendwie komisch. Wer ist »ich« und wer ist »mich«?

Diese Unterscheidung zwischen »ich« und »mich« gibt es schon bei dem US-amerikanischen Psychologen und Philosophen William James, einem Professor für Psychologie und Philosophie an der Harvard University von 1876 bis 1907, der als erster amerikanischer Philosoph internationale Bedeutung erlangte.

Dieser William James (1890) machte in seinem Selbstkonzept die sehr hilfreiche Unterscheidung zwischen einem komplexen, reflektierenden Selbst – einem »Mich« (engl. »me«) – und einem einfachen, erfahrenden »Ich« (engl. »I«).

Vereinfacht könnten wir sagen:

In diesem Selbstkonzept ist das ICH derjenige Teil des Selbst, das handelt (Selbst als Subjekt [I]). Das MICH ist die Vorstellung, die wir von uns selbst haben (Selbst als Objekt [ME]). Es gibt also zwei Ebenen: eine Erfahrungsebene und eine Reflexionsebene.

Als Teiletherapeut versuche ich mir in der Tradition von William James diese Erfahrungsebene – also die zeitlich begrenzte Erfahrung des »Ich« – als eine stete Abfolge von Ich-Zuständen vorzustellen, die uns handelnd mit der Welt verbinden. Jo Struthridge, ein Kollege aus der Transaktionsanalyse, beschreibt dieses Erfahrungs-Ich sehr treffend »als eine Vielfalt von unregelmäßig auftretenden Kind/Eltern-Ich-Zustands-Gestaltungen, die in Reaktion auf den Kontext Unterschiedswechsel im Bewusstsein erzeugen« (2006, S. 271). Ein Gefühl für »mich« als einer kohärenten und kontinuierlichen Struktur des Selbst über die Zeit hinweg entwickelt sich aber erst mit dem Erwerb der Sprache; diese erwachsenen Ich-Zustand-Fähigkeiten schaffen die Möglichkeit, verschiedene Ich-Zustände mittels einer Geschichte miteinander zu verbinden, und bilden das, was wir ein »Narratives Selbst« nennen.

Wenn ich jetzt versuche, das in die Sprache der Ego-State-Therapie zu übersetzen, dann klingt das so:

7 Aus: Fernando Pessoa: »Das Buch der Unruhe«, Aufzeichnung vom 20. 12. 1932, Fragment 124.

Wir haben also eine erste Ebene der Ich-Zustände; dies können wir einfach auch die Ebene des Erfahrungs-Ich nach William James nennen. Dies sind nichts anderes als Kind/Eltern/Umwelt-Interaktionen, die als Beziehungen abgespeichert werden und Veränderungen im Bewusstsein in Reaktion auf den Kontext erzeugen. Dann muss sich aber ein neuer, übergeordneter Zustand bilden, der in der Lage ist, all diese Interaktionsmuster zusammenzubinden und sie auf einer höheren Ebene als Erwachsenen-Ich zu reflektieren: das wäre dann das Narrative Selbst, welches über mich eine Geschichte erzählt.

Lassen Sie mich noch etwas bei der Entstehung des Selbst in der Entwicklung des Kindes bleiben.

Namhafte Autoren der Säuglingsforschung (Lichtenberg 1983, Stern 1985) vermuten, dass das sich entwickelnde Selbst sich aus den wiederholten gegenseitigen Interaktionen zwischen Kind und Bezugspersonen entwickelt. Das Kind lernt die Interaktionen wahrzunehmen, sie zu erinnern und im Voraus schon zu erwarten, und scheint dadurch symbolische Repräsentanzen des Selbst und der anderen zu bilden. Dieser Prozess der Internalisierung besteht aus zwei Repräsentanzen, die des Kindes als auch die der Eltern, also ein dyadisches System, das man nicht nur von einem Partner her beschreiben kann. Diese wiederholten Beziehungen zwischen Kind und Bezugsperson sammeln sich zu Mustern an und werden die Basis der entstehenden Ich-Zustände. Auch Eric Berne meinte schon 1961, dass Ich-Zustände phänomenologische Einheiten darstellen und nicht so sehr abstrakte Repräsentanzen (S. 4 ff.). Ich stelle mir nach dem eben Gesagten vor, dass die innere Struktur des Selbst aus einer Matrix von Beziehungsmustern entsteht und somit eine soziale Konstruktion darstellt. »Ich gebrauche den Begriff der ›Eltern/Kind-Ich-Zustands-Dyade‹, um zu betonen, dass eine ganzheitliche Beziehung internalisiert wird und nicht nur ein Introjekt – zum Beispiel: ein ängstliches Kind-Ego-State in Antwort auf ein kritisches Eltern-Ego-State.« (Stuthridge 2006, S. 271) Auch Little (2005) spricht in einem ähnlichen Konzept von »Ego-State-Beziehungseinheiten« (S. 136). So können wir davon ausgehen, dass das Selbst vielfältige Ego-State-Dyaden enthält, die die Erfahrung des Kindes mit seiner Bezugsumwelt reflektieren – also eine Art sozialem Gedächtnissystem von gemachten Beziehungsrelationen. Fonagy (2001) oder Schore (1994) postulieren in ihren Arbeiten multiple Sets von Selbst-andere-Repräsentanzen innerhalb der Erlebniswelt eines sicher gebundenen Kindes. Dass Ego-States dyadisch angelegt sind, findet sich schon in den Überlegungen zur Natur der Ich-Zustände bei John und Helen Watkins. »Nach unserer Definition jedoch enthält ein Ich-Zustand sowohl Elemente mit einer Ich-Besetzung als auch solche mit einer Objektbesetzung, vorausgesetzt, sie sind in einem zusammenhängenden Muster gemeinsam organisiert.« (Watkins 2013, S. 45) Soll heißen: Ein Ego-State enthält Selbst- und Objektrepräsentanzen und ist damit eine Art geronnener Beziehungserfahrung.

Aber warum erleben wir uns nicht als eine Abfolge von Ich-Zuständen, sondern als eine Einheit, als eine Kontinuität in Raum und Zeit?

Virginia Woolf schreibt über das Viele-sein in »Orlando«:

> »So rief Orlando in der Kurve bei der Scheune ›Orlando?‹, mit einem fragenden Unterton in der Stimme, und wartete. Orlando kam nicht. ›Also gut‹, sagte Orlando mit der wohlgemuten Gelassenheit, die die Menschen bei derartigen Gelegenheiten an den Tag legen; und versuchte es mit einem anderen. Denn sie hatte eine große Vielzahl von Ichs, die sie rufen konnte, weit mehr, als wir haben unterbringen können, da eine Biografie schon als vollständig gilt, wenn sie nur sechs oder sieben Ichs berücksichtigt, wohingegen ein Mensch gut und gerne ebenso viele Tausend haben mag.« (S. 224)

Bromberg (2001, S. 244) nimmt an, dass wir erst durch die Entwicklungsreifung eine adaptive Illusion des Selbst entwickeln, die die Erfahrung der Diskontinuität überdeckt. Wie ist das zu verstehen? Wie schaffen wir es, ein in sich geschlossenes Gefühl unserer selbst zu entwickeln, ein Gefühl der Identität, eines einfachen »mich« inmitten dieser sich ständig verändernden Umgebung? Eric Berne sprach in dem Modell der Transaktionsanalyse von der integrativen Funktion des Erwachsenen-Ego-States für das Zustandekommen dieser Illusion der Kontinuität, hatte aber noch keine Erklärung für den Mechanismus, der dem zugrunde liegt. Ich vermute, dass die Selbsterzählung durch das Narrative Selbst, das sog. »Selbstnarrativ«, der Schlüssel für die Integration der unterschiedlichen Ich-Zustände ist, um sie in ein einheitliches Gefühl des Selbst zusammenzubinden. Die Fähigkeit, Geschichten über das Selbst zu erzählen, schließt die Fähigkeit zu einem reflexiven Standpunkt außerhalb des direkten Ich-Erlebens ein.

Fonagy (2001) behauptet, dass die Entwicklung einer solchen Fähigkeit zur Reflexion in einer gelingenden Bindung in der Frühphase des Lebens zwischen dem Säugling und den Bindungspersonen entstehen kann. In dieser Zeit werden diese Muster der Bezogenheit in der Dyade internalisiert, und das Kind erwirbt die Fähigkeit, Erfahrungen in Narrativen zu integrieren. Das Kind lernt durch die Spiegelungen der Mutter im Vier-Augen-Kontakt, die eigenen inneren Zustände und die der anderen zu benennen, was bei sicher gebundenen Kindern Schritt für Schritt zur Fähigkeit der Reflexion und narrativen Kohärenz führt. Beim Erwachsenen bezeichnen wir das dann als Begabung zur Selbstreflexion und Selbst-Erzählung.

Die neueren Erkenntnisse der Neurowissenschaften legen nahe, dass das Selbst zu Beginn des Lebens nicht als ein integriertes Ganzes aus der Erfahrungsmatrix zwischen Säugling und Mutter auftaucht, sondern als uneinheitlich in seinem Ursprung. »Beide, LeDoux (2002, S. 192) und Damasio (2000, S. 189), argumentieren, dass das Narrativ den wichtigen Klebstoff bereithält, der die unterschiedlichen Netzwerke zusammenbindet, um ein einheitliches Gefühl des Selbst zu kreieren. Das Gehirn benützt Geschichten, um ein einziges ›mich‹ aus fragmentierten Erfahrungen zu schaffen.« (Stuthridge 2006, S. 272)

Dieses »Narrative Selbst« und seine Entstehung lässt sich gut im Laufe der Entwicklung der einzelnen Gedächtnissysteme verfolgen.

1. Unsere frühesten Geschichten sind »sprachlos« und entstehen aus den nonverbalen Interaktionen zwischen Säugling und Bezugsperson; sie bestehen aus Geräuschen, Berührungen und Bewegungen, die in frühen Ego-State-Dyaden via Internalisierung im impliziten Gedächtnis gesammelt werden – subsymbolische, affektive, sensomotorische Geschichten des Selbst.
2. Ab dem 18. Lebensmonat, wenn der Hippocampus, die wichtigste Struktur des expliziten Gedächtnisses, ausgereift ist, finden sich einfache, symbolische und verbale Geschichten des Selbst. Das explizite Gedächtnis umfasst bewusste Erinnerung, Sprache und Symbolisierungsprozesse, die Geschichten haben einen Anfang und ein Ende, und es gibt die Guten und die Bösen.
3. Ab dem 4. bis 5. Lebensjahr, mit der Ausreifung des autobiogra-

fischen Gedächtnisses, werden die Geschichten zu immer komplexeren, symbolisierten Geschichten des Selbst und erlangen reflexive Kapazität. Erst das autobiografische Gedächtnis erlaubt es uns, ein Narratives Selbst zu bilden, ein »mich«, welches über die Zeit hin existiert – die Erfahrung unserer Kontinuität als Individuum.

Das vielleicht Wichtigste am autobiografischen Gedächtnis für Psychotherapeuten ist, dass es durch neue Erfahrungen verändert werden kann, das heißt: Die Geschichte, die ich bis heute über mich geschrieben habe, kann ich morgen auch umschreiben. Ich kann zwar die Vergangenheit nicht mehr ändern – sie ist definitiv »ver-gangen« und somit einen »Restriktion« in der Sprache der hypnosystemischen Theorie –, aber ich kann die Geschichte verändern, die ich über sie und damit über mich erzähle.

In dem Drei-Schichten-Modell Kind-Ich, Erwachsenen-Ich und Eltern-Ich haben die Transaktionsanalytiker vorgeschlagen, dieses Narrative Selbst, diesen Erzähler im Erwachsenen-Ich-Zustand, zu verankern: Er kann als Erzähler auftreten, Geschichten weben und eine Vielzahl von Sinnesempfindungen des »Ich« (Eltern/Kind-Ego-State-Dyaden) in ein kohärentes »mich« zu verbinden – eine narrative Identität. »Das Selbst ist eher in einer Geschichte zu lokalisieren als in einem Ich-Zustand – mehr als ein Prozess und weniger als eine Struktur. Das Narrative Selbst enthält wie eine gute Biografie eine Vielzahl von Ich-Zuständen oder viele Selbste, die durch eine Geschichte zusammengebunden werden.« (Stuthridge 2006, S. 273)

2 Die Münzrollen-Metapher

Ein Alleinstellungsmerkmal der von John und Helen Watkins in den 70er-Jahren des letzten Jahrhunderts in USA begründeten »Ego-State-Therapie« ist, dass diese oben beschriebene Einteilung der Ich-Zustände in Kind-Ich, Erwachsenen-Ich und Eltern-Ich nicht existiert. Watkins gehen von einer Vielzahl von Innenteilen im Selbst aus, die je nach Kontext die innere Bühne betreten und das Erleben des Individuums konstituieren.

John Watkins und Eric Berne, der Begründer der Transaktionsanalyse, studierten beide die Arbeiten von Paul Federn, ein Schüler von Sigmund Freud, entwickelten aber ihre Ideen der unterschiedlichen Ich-Zustände unabhängig voneinander. Für das Ehepaar Watkins ist die Theorie der Ego-State-Therapie ein Ansatz, der Hypnose, psychoanalytisches Wissen und die Theorie von Piere Janet über Dissoziation zusammenbringt. Mit seiner Frau Helen publizierte John Watkins eine Reihe von wissenschaftlichen Arbeiten in Fachzeitschriften und Büchern, und ihr Standardwerk »Ego State Theory and Therapy« aus dem Jahre 1997 liegt als deutsche Übersetzung beim Carl Auer Verlag vor.

In diesem Buch (2003) definieren die Autoren Ego-States wie folgt:

> »Ein Ich-Zustand kann definiert werden als organisiertes Verhaltens- und Erfahrungssystem, dessen Elemente durch ein gemeinsames Prinzip zusammengehalten werden und das von anderen Ich-Zuständen durch eine mehr oder weniger durchlässige Grenze getrennt ist.« (2003, S. 45)

Das ist eine noch relativ vage Definition, die aber schon zwei wichtige Elemente enthält: Ich-Zustände sind bildhaft gesprochen eine Art Container, Schachtel oder Schublade, in der intentionale Erfahrungen eines Subjektes mit sich selbst und der Welt unter einem Motto, einer verbindenden Überschrift, gesammelt werden. Diese »memory-boxes« haben mehr oder weniger starke Grenzmembranen zu anderen Selbst-Anteilen. Für die Entstehung und Ausdifferenzierung der Ego-States in einem Menschen kommen dafür drei Prozesse infrage:

1. normale Differenzierung
2. die Introjektion der »important others« und
3. die Reaktion auf ein Trauma.

So viel an dieser Stelle zur Ego-State-Theorie – für Leser, die sich einen genaueren Überblick verschaffen wollen, empfehle ich Peichl (2007, 2012), Rießbeck (2013) und Fritzsche (2013). Nun zurück zu unserer inneren Selbstfamilie, unserer inneren Vielfalt.

Wie wird das Erleben organisiert? Welcher Selbst-Anteil von mir betritt wann und warum die Bühne? Für Watkins ist es ein beständiger Wechsel von Ich-Zuständen, die auf der inneren Bühne bei Bedarf (Anpassung, Verarbeitung von Anforderungen und Konfliktlösung nach außen und innen) nach vorne kommen und mein Erleben im Gegenwartsmoment bestimmen. Der Ich-Zustand, der zu einem bestimmten

Zeitpunkt mein Erleben im Hier und Jetzt steuert, nennen wir den »ausführenden Ich-Zustand« (executive Ego-State). Ist das Erleben der inneren und äußeren Wirklichkeit wirklich ein unendlicher Strom von Selbst-Zuständen, die sich abwechseln, um die Anpassung des Individuums optimal zu organisieren?

Eine ähnliche Idee hatte schon Eric Berne. Auch er hat den Ich-Zustand als ein zusammenhängendes Muster aus Denken, Fühlen und Verhalten beschrieben – später ergänzt durch Körperempfindungen und Bilder. Wenn man somit jemanden fragt: »Wie ist im Moment dein Ich-Zustand?«, dann könnte dieser antworten: »Ich fühle zur Zeit ... damit hängt bei mir der Gedanke ... zusammen. In meinem Körper erlebe ich ... und Bilder von ... steigen in mir auf. Mein Verhaltensimpuls darauf ist ...« Ist dieser Zeitgenosse auch noch transaktionsanalytisch geschult, dann könnte er sagen: »Ja, ich bin im Erwachsenen-Ich.« Auch der Umkehrschluss ist denkbar: Die konkrete Wahrnehmung deines Zustandes, in dem du dich so und so verhältst, fühlst und denkst, lässt mich über dein Innenleben vermuten: du bist jetzt in einem Kind-Zustand – könnte ich ihm antworten.

Folgt man nun der Definition[8] Bernes über die Ich-Zustände, so werden aus dem stetigen Strom von Verhalten, Denken und Fühlen bestimmte Muster dieser drei oder mehr gleichzeitig auftretenden Bezugnahmen auf die Welt zu einer Einheit verbunden – das sind die Ego-States. Eric Berne erfand dafür die Münzmetapher, nach der Menschen stetig Ich-Zustände wie auf ein Münzstapel aufeinanderlegen, oder die Jahresringmetapher von Fanita English (1992), die die Potentialität des ständigen Entwickelns neuer Ich-Zustände beschreibt. Siehe dazu Abbildung 1 auf Seite 32.

Gibt es im Modell von Berne noch ein Erwachsenen-Ich, ausgestattet mit einer großen Portion an Alltagskompetenz, Sach- und Realitätsbezug und Steuerung, so finden wir Ähnliches bei Watkins nicht. Das Ego-State, das gerade mit Ich-Energie besetzt ist, ist das exekutive Selbst, aktueller Selbstzustand. Eine sog. »unabhängige Steuerungsinstanz« wie bei Gunter Schmidt, dem »Chef« oder »Häuptling« für das innere Team

[8] Definition: Ein Ich-Zustand ist ein kohärentes, d. h. ein in sich zusammenhängendes und geschlossenes System aus Fühlen, Denken und Handeln (physische Reaktionen), das auf einen bestimmten Sachverhalt bezogen ist und ein System entsprechender Verhaltensweisen motiviert. Etwas einfacher zusammengefasst: Ein Ich-Zustand umfasst Gefühle, Gedanken und Verhaltensweisen.

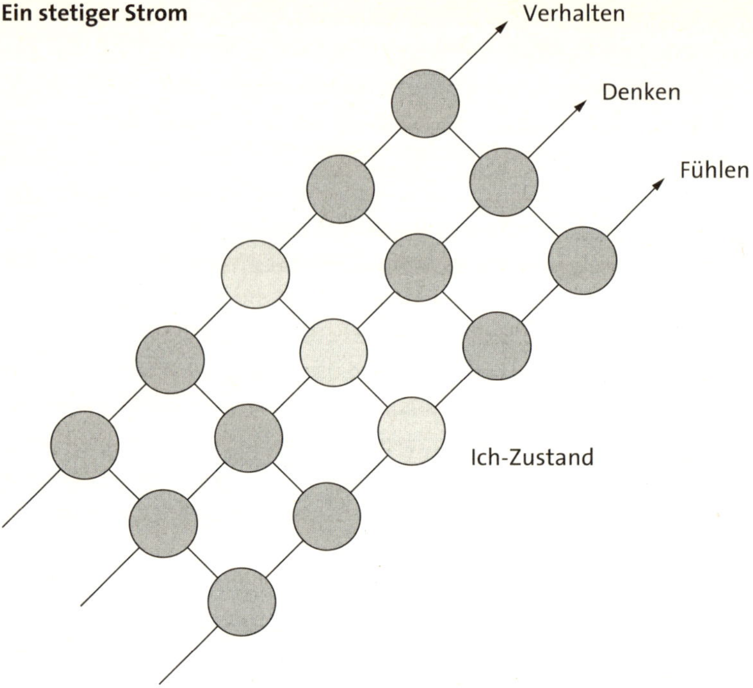

Abbildung 1: Die Münzrollenmetapher

bei Schulz von Thun, oder dem »wahren Selbst« bei Richard Schwartz, gäbe es nicht. Das klingt, als würde diese Abfolge der Selbst-Zustände einfach passieren, nach einem unsichtbaren Plan, ohne Dirigenten. Denkbar wäre aber auch, dass es einen steuernden Teil in unserem Gehirn gibt, der die passenden Teile an die Front schickt, die für die vielversprechendste Lösung infrage kommen, oder dass das System der Selbst-Anteile sich immer wieder neu konstruiert und über Feedbackschleifen zwischen Lösungsversuch und Erfolgskontrolle an den Kontext angleicht.

Die Frage, ob das Gehirn hierarchiefrei ist oder doch einen Dirigenten braucht, ist Teil einer seit Langem geführten Diskussion. Einige Hirnforscher wie Georg Northoff, Wolf Singer und Gerhard Roth plädieren dafür, die Macht einer Zentralregion – mit Sitz zum Beispiel hinter der Stirn im Präfrontalen Kortex (PFC) – für die willentliche Entscheidungsfindung nicht zu überschätzen. Sie sprechen vom Gehirn mehr als einem »Orchester ohne Dirigenten« (Singer 2005).

Für mein hier gewähltes Thema bedeutet das:

- Stimmt Watkins' Konzept des Selbst, als einem basis-demokratisch organisierten System von Ego-States, die je nach Besetzung mit »Ich-Energie« das aktuell erlebte, exekutive Selbst ausmachen, oder
- stimmt Richard Schwartz' Idee eines »wahren Selbst«, welches Führungsqualität besitzt, oder gar Gunther Schmidts »steuernde Instanz«? Und was heißt das für die Dynamik zwischen den einzelnen Ego-States und deren Choreografie?

In den letzten Jahren durfte ich viele spannende Erfahrungen mit der Teilearbeit bei meinen Patienten sammeln, und ich bin zu dem Schluss gekommen: Es ist nicht sinnvoll, nur einzelne Selbst-Anteile isoliert voneinander zu betrachten (und auch zu therapieren), sondern unser Blick muss sich auf das System der Anteile als Ganzes erweitern, auf die Interaktion der Teile, die scheinbar festen Regeln gehorcht. »Die Dynamik heißt in erster Linie Anpassung an Anforderungen der Umgebung und der Verwirklichung von Grundbedürfnissen im gegebenen Rahmen. So konstruieren wir uns in gewissem Umfang ständig neu, verändern die innere Mannschaftsaufstellung.« (Rießbeck 2013, S. 58) Mit dieser inneren Mannschaft will ich mich nun weiter beschäftigen.

3 Die innere Mannschaftsaufstellung

Von dem Fußballer Philipp Lahm von Bayern München hörte ich einmal, er sei »gelernter Rechtsaußen« und war erstaunt. Ich hatte mir bis dahin gar nicht klargemacht, dass Rechtsaußen-Sein ein Lernberuf war – die Jungs spielten Fußball und spielten dort, wo sie gebraucht wurden. Ähnlich könnte es einem mit den unzähligen Ego-States gehen: Sie kommen auf die Bühne, wenn sie aktiviert werden, und wechseln sich irgendwie ab.

Spätestens als ich verstanden hatte, dass die einzelnen Teilpersönlichkeiten bei der sog. Multiplen Persönlichkeit nicht einfach nur triggerbedingt wechseln und der Therapeut überrascht den Switch feststellen kann, ohne zu verstehen warum, begann ich umzudenken. Der Switch meiner Patientin – so lernte ich von ihr – war, hypnosystemisch gesprochen, nicht das Problem, sondern, wie alle Symptome, die Lösung eines Problems. Aber welches Problem lag zugrunde? In der Literatur fand ich dann die Erklärung, dass der Switch ein hoch kompetenter und kreativer Versuch des psychischen Systems der Patientin war, eine Stresssituation in der Gegenwart zu meistern: der Wechsel in verschiedene Innenpersonen erfolgte so lange, bis eine Lösungsstrategie für die Situation gefunden war, und das in Form einer dafür kompetenten Innenperson. Die Parts sind also hoch spezialisierte Selbst-Anteile, die letztlich Überlebensstrategien darstellen, entstanden in existentiell bedrohlichen Situationen, meist der Kindheit. Vereinfacht gesagt: hoch kompetente Überlebensspezialisten, die nur ihren Job tun.

Diese Tätigkeitsbeschreibung der Innenteile nehme ich nun für die Ich-Zustände im Allgemeinen und speziell für die Ego-States bei den narzisstischen Persönlichkeiten an, mit denen ich mich im klinischen Teil des Buches beschäftigen werde. Unser inneres System der Anteile ist je nach aktueller Lebenssituation in ständigem Umbau begriffen. »Wir können uns die Selbst-Anteile als Module vorstellen, welche nach Erfordernissen oder eigenem Gestaltungswillen neu zusammengestellt und mit unterschiedlichen Abgrenzungen versehen werden.« (Rießbeck 2013, S. 54) Aber ihr Auftreten, die Präsenz eines exekutiven Ego-States in einer speziellen Situation ist nie zufällig, sondern dient immer der Aufrechterhaltung der Balance im inneren System. »Verschiedene Persönlichkeitsanteile werden aber nie in beliebiger Anordnung auftreten. Eine adäquate Vorstellung scheint mir, dass es bestimmte gewohnheitsmäßige ›Mannschaftsaufstellungen‹ gibt, die sich im Laufe des Lebens bewährt haben oder kulturell tradiert wurden. Diese gewohnheitsmäßigen Mannschaftsaufstellungen und die übliche Strategie des Zusammenspiels, das Repertoire, über welches die Mannschaft an Variationsmöglichkeiten verfügt, könnte auch als das Selbst bezeichnet werden.« (Rießbeck 2013, S. 54) Mit dieser Annahme vom Selbst knüpft Rießbeck an Ideen von Damásio (1997, S. 302) an, der das Selbst als einen »immer wieder rekonstruierten biologischen Zustand« definiert.

4 Das Drama-Dreieck

Wenn ich heute mit meinem Psychotherapeutenblick auf die Sagen des klassischen Altertums, die Parzival-Sage usw. schaue, die wir im Gymnasium mit einer gewissen Faszination gelesen haben, so erscheinen mir die in den Geschichten detailliert ausgebreiteten Beziehungskatastrophen zwischen den Protagonisten wie die Sammlung klassischer psychiatrischen Krankengeschichten zur Belehrung und Abschreckung der damaligen Leser. Wer es mit wem treibt, wen, warum erdolcht und intrigant hintergeht, lässt tief in die Abgründe der menschlichen Seele blicken und zeigt die Götter auf dem Olymp nicht weniger verdorben als die Menschen, die ihnen am Fuße des Olymp huldigen. Ein einziger »Saustall«, und immer gibt es Täter, Opfer, Retter und ein Prinzip, das alles zusammenhält. So lernte ich durch meinen geliebten Deutschlehrer in der Oberstufe des Gymnasiums das »Drama-Dreieck« kennen. »Das **Drama-Dreieck** beschreibt ein grundlegendes, in vielen Märchen und Heldensagen lange tradiertes Beziehungsmuster zwischen mindestens zwei Personen, die darin die drei Rollen des Opfers, des Verfolgers und des Retters einnehmen. Im Modell des Drama-Dreiecks wird beschrieben, wie diese Rollen zusammenhängen und wie sie oft reihum gewechselt werden.« (Wikipedia) Eine moderne Version davon bietet der preisgekrönte japanischen Spielfilm »Rashomon« von Akira Kurosawa aus dem Jahre 1950, in dem eine »Vergewaltigung« aus verschiedenen Perspektiven der Beteiligten beschrieben wird und der Zuschauer am Ende nicht mehr weiß, wer eigentlich Opfer und wer Täter ist. Im Märchen – und in den Hollywoodfilmen meiner Jugend – ist es zumeist beruhigend, dass das Schöne und das Gute gewinnt und das Böse vernichtet wird. Im Unterschied dazu ist es im echten Leben meistens so, dass das Drama-Dreieck nicht nur nicht immer gut ausgeht, sondern oft auch in einer Katastrophe mündet. Manchmal leiden

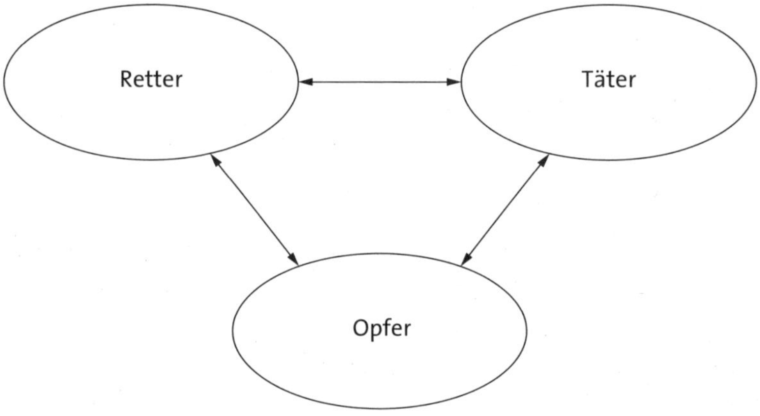

Abbildung 2: Das Drama-Dreieck

alle Protagonisten unter ihren fixierten Rollen, was manchmal zu einem persönlichen Lebenstrauma wird.

Diese typische Rollenkonstellation bei Konflikten mit Täter, Retter und Opfer begegnete ich dann in Form eines psychologischen und sozialen Modells in der Transaktionsanalyse wieder, ein Modell, das zuerst von Stephen Karpman 1968 beschrieben wurde.

Der **Täter** ist zumeist ein Ankläger, ein Angreifer, der Vorwürfe macht, kritisiert, zurechtweist und andere herabsetzt. Der **Retter** springt ein, tröstet, gibt gute Ratschläge, und das **Opfer** ist kindlich, hilflos, schüchtern.

Die Rollen sind aber nicht fest im Interaktionsprozess zugewiesen, und sie können schnell wechseln – je nach der einzunehmenden Perspektive. Um das zu illustrieren, erzählte mir ein Kollege folgendes Beispiel:

Eine Ehefrau macht ihrem Mann schwere Vorwürfe, er sei so wenig zu Hause und die Versorgung der Kinder und der Haushalt bliebe ganz an ihr hängen. Aus Sicht des Mannes war die Frau der »Täter« und er war ihr »Opfer«, da sie ihn moralisch unter Druck setzte. Von dem Streit hörte die Mutter des Mannes, die sich helfend und »gutmeinend« einmischte (Helfer) und wiederum der Ehefrau Vorwürfe machte, sie sei ungerecht, ihr Sohn müsse doch für das Familieneinkommen sorgen, sei viel auf Geschäftsreisen und spiele am Wochenende gerne mit seinen Freunden Golf, das habe sie vor der Heirat gewusst. Daraufhin drehte sich der Sohn zu seiner Mutter um (Helfer), stoppte sie und verbat sich die Einmischung in »innere Angelegenheiten unserer Beziehung« (Mutter als Täter) und verteidigte seine Frau (Opfer) gegen die Vorwürfe der Mutter. Wer wann Täter und wer wann Opfer ist, hängt von der Perspektive ab. Den Gedanken, ob ein Täter wirklich auf den zweiten Blick immer noch ein Täter ist oder ein verkleideter Helfer oder gar ein Opfer, den sollten wir uns fürs Weitere merken.

Weitere Puzzlesteine auf dem Weg zum Verständnis der Choreografie der inneren Ich-Zustände waren für mich zwei erhellende Funde in der Traumaliteratur der letzten Jahre:

- die Arbeiten von Richard Schwartz (1997) zur »Innere-Familiensystem-Therapie« (IFS) und die seines Schülers Jay Earley zum »Innerer-Kritiker-Cluster« (2010) und zur Arbeit mit Polarisierungen im inneren System (2012b). Davon später mehr; und

- ein Hinweis von Claudia Fliss in einem Artikel der Zeitschrift »Trauma & Gewalt« 2/2014: »Aus den Verbindungslinien, die zwischen den Persönlichkeiten ›am Trauma entlang‹ verlaufen, entsteht bei einer DIS eine relativ stabile innere Selbststruktur. Jede Persönlichkeit hat darin in der Zeit der Traumatisierung einen Platz und eine Aufgabe zur Bewältigung erhalten und verbleibt in dieser Rolle. Es gibt innere Opfer, Täter, Retter und Systemsteuerer.« (S. 161)

Als ich die Mosaikteile in meinem Kopf zusammensetzte, stellte sich die Frage: Vielleicht sind die Rollenbesetzungen Opfer-Täter-Retter-Systemsteuerer ja Grundmuster für die Inszenierungen von menschlichen Konflikten und Notlagen auf der inneren (und auch äußeren) Bühne?

> »Das Drama-Dreieck beschreibt ein Grundmuster menschlicher Aktion/Reaktion und die damit verknüpften Verhaltensweisen. Es dient der Regulierung von Nähe und Distanz. Das gilt im Großen (Krieg und Frieden) wie im Kleinen (Kinderspiel und Alltagsbeziehung). Als Retter und Opfer ist man sich oft nah, vom Täter hält man sich fern und ist ihm in anderer Weise gleichzeitig sehr nah.
>
> Für dieses Muster gibt es auch analytische, suchttheoretische, verhaltenstheoretische, systemische und entwicklungspsychologische Erklärungsansätze. Das Drama-Dreieck kann notwendiges Lernfeld sein, genauso wie ein unreifes dysfunktionales Beziehungsmuster mit weitreichenden Folgen. Verwicklungen aufgrund dieser unbewussten Strategien können sich über Generationen erstrecken. Es gibt historische und aktuelle Beispiele für die bis heute dauernde Wirkung solcher Dramen.« (Wikipedia)

Die Funktion des Systemsteuerers und die Rollen des Drama-Dreiecks werde ich im nächsten Abschnitt nutzen, um Grundkonstellationen im inneren System der Selbst-Anteile und ihren Funktionen zu beschreiben.

Doch Vorsicht!

Ich folge zuerst einmal dem, was die Patienten mit in die Therapie bringen und was sie quält: »Ich habe ein schlechtes Selbstwertgefühl, ich mache mich immer nieder und traue mir nichts zu.« Die entwertende und kritische Stimme im Inneren, das Ego-State, der diese Sätze spricht, ist vielen schon seit der Kindheit bekannt: Es sind Worte von Eltern, von Lehrern, von Schulkameraden und vielen anderen. Der »Täter« in dem Drama-Dreieck scheint so eindeutig zuordenbar: Es waren die Menschen der Vergangenheit, die uns nicht genug geliebt haben, für die man überzählig und unwichtig war und die die kindlichen Bedürfnisse nicht erfüllt haben – ich, der Patient, bin das Opfer meiner Vergangenheit. Diese monolineare Sichtweise werde ich einfach einmal übernehmen, um die Grundzüge der Choreografie der Innenteile zu beschreiben – auch wenn sich jetzt meinem verinnerlichten »Gunther-Schmidt«-Ego-State bei so einem Ansatz die Haare sträuben.

Somit gibt es aus der monokausalen Sicht einen »Täter«, ein »Opfer« und einen »Retter« – so einfach, so gut. Im Therapieteil des Buches werde ich diese monolineare klassische Sicht der tiefenpsychologischen Psychotherapie durch eine hypno-systemische Sicht der Ego-State-Therapie ergänzen: Dann wird gar nicht mehr so klar sein, wer hier wer ist – jeder Teil auf meiner inneren Bühne kann jede Rolle spielen. Das klingt in dem Beispiel des streitenden Ehepaares und der Schwiegermutter schon an.

5 Die Grundkonstellation der Choreografie: Täter-Opfer-Retter

Patienten kommen zu uns in Therapie, weil sie an unwillkürlich auftretenden, für sie völlig unverständlichen Symptomen leiden (Angstanfälle, bulimische Attacken, Migränekopfschmerz, Aggressivität usw.) oder an den frustrierenden Lösungsversuchen dieser Leidenserfahrung, verbunden mit zum Teil massiver Selbstabwertung für jeden neuen Misserfolg. In dem jahrelangen Kampf gegen das verfluchte Symptom haben sich dann eine psychosomatische Störung, ein Alkoholproblem, eine Charakterzuspitzung (Sparsamkeit, depressive Verausgabung, Selbstentwertung durch innere Kritiker usw.) und anderes als Ausdruck gescheiterter Lösungsversuche entwickelt. Der Mensch hatte zunächst nur ein Problem, und nach Jahren des Kampfes gegen das Ausgangssymptom hat er nun zwei oder auch mehr. Der Therapieauftrag unserer Patienten lautet: Machen Sie das Symptom weg – dann ist alles in Ordnung. Dieser Wunsch ist nur zu verständlich, und die monolineare Denkweise von Ursache–Wirkung muss erst einmal gewürdigt und die Patienten in ihrem Leid anerkannt werden.

Eine etwas andere Sichtweise bietet uns das System der inneren Anteile, wie es von Richard Schwartz und später von Jay Earley und Bonnie Weiss konzipiert wurde, auf das ich mich nun im Weiteren beziehe. Zuerst aber stelle ich Ihnen die Rollen des Stückes, der Komödie oder des Dramas, erst einmal vor. Sie können von beiden Geschlechtern besetzt werden, von Erwachsenen wie von Kindern.

Täter

Im Grundsatz gehen wir alle davon aus, das jeder von uns Erfahrungen im Leben macht, die eine Bewältigungsaufgabe für unser Selbstsystem darstellen. Sind sie dosiert, nicht über die Belastungsgrenze gehend und eingebunden in einen liebevollen Kontakt zu den wichtigen Bezugspersonen, dann können wir an ihnen wachsen und unser psychisches System ausbauen und stärken. Jeder von uns macht normale Erfahrungen mit schmerzlicher Trennung, Verlassenheit, Schmerz, Wut und Ohnmacht.

Es gibt aber auch bei jedem von uns mehr oder weniger intensive, nachhaltige Verletzungen der Seele, die so tief gehend und schmerzlich waren, dass wir kompensatorische Strukturen errichten mussten, um uns vor der Wiederkehr von Schmerz, Ohnmacht, Trauer zu schützen – mit dem Ziel, unsere weitere Entwicklung nicht zum Stillstand zu bringen. Diese Erfahrungen von Ablehnung in der Frühzeit unseres Lebens, zum Teil nur atmosphärisch gespürt und nicht noch gar nicht gewusst, kann sich wie eine schwarze Wolke in uns körperlich und seelisch festsetzen. Meist nehmen wir beide Seiten der Interaktion in uns auf, den abweisenden, kalten Erwachsenenteil und den hilflosen kindlichen Selbst-Anteil, der wir einmal waren. Den basalen Mangel, den wir dann erleiden müssen, umschreibt die psychoanalytische Theorie sehr treffend: Es konnte keine Verinnerlichung eines guten, verlässlichen Mutterintrojektes stattfinden. Anstelle dessen nehmen wir den abweisenden, überfordernden oder entwertenden Elternteil in unser Inneres auf und tragen ihn als einen ewig unzufriedenen Entwerter durchs Leben – aus Sicht der Psychoanalyse hat er seinen Wohnsitz im Über-Ich und im Ich-Ideal. Dieser Teil in uns kann viele Rollen und Färbungen annehmen, je nach dem Stoff, aus dem er nach dem Vorbild der ursprünglichen Erziehungspersonen gewirkt ist: einmal mehr kalt und gnadenlos, einmal mehr fordernd und unerreichbar. Eines ist allen inneren Richtern und Entwertern gemeinsam: Sie vermitteln uns ein negatives Selbstbild, versteckt in der Botschaft: »Du kannst nichts, bist nichts wert«, und manchmal auch: »Du bist überflüssig.« Ann Heathcote schreibt über diese frühe Abweisung des Kindes: »Zurückweisung und missbräuchliches Verhalten dem Kind gegenüber erzeugt eine narzisstische Wunde und kann oft in einer ›Du-sollst-nicht-existieren‹-Vorschrift münden.« (2006, S. 228) Dieses verinnerlichte desaströse Fremdbild lebt in uns auch als Erwachsenem fort, wird oft zum negativen Selbstbild und perpetuiert das Leid, das viele Kinder durch unsensible und selbst beziehungsgestörte Erwachsene erleiden mussten – der äußere Täter lebt jetzt als Abbild, als negative Eltern-Repräsentanz im Inneren und bildet ein Introjekt-System. Als Richter »Gnadenlos« wird er uns bei Menschen mit NPS noch häufig begegnen. Das ist die schlechte Botschaft … und die gute? Ein Reparatursystem der Seele kommt in Gang, ein Heilungssystem, wie wir es nach Hautwunden oder Knochenbrüchen kennen, die wir uns im Alltag zugezogen haben, ein Heilungsprozess, meist aber mit Narben auf der Haut und auf der Seele. Die Aufrichtung der äußeren versagenden Elternfiguren im inneren System als Introjekte ist keine passive Übernahme, kein »impact« in die Seele wie ein Meteoriteneinschlag, sondern ein Prozess aktiver Gestaltung, ein kreatives Konstrukt. Diesen Teil im inneren Teilesystem nenne ich den »Täter«, um die Bezeichnungen des »Drama-Dreiecks« zu übernehmen. Die Achse 1, die er mit dem »verletzten Kind« bildet, werde ich später besprechen.

Retter

Das Gehirn des Menschen ist auf Über- und Weiterleben programmiert, und so entstanden verschiedene sogenannte **Wächter- und Schutzsysteme** neben dem Alltagsselbst, die diese Aufgabe des Copings übernahmen – im Drama-Dreieck genannt »die Retter«; aus der Sicht der Psychoanalyse sind das Abwehrmechanismen. Die Arbeitsplatzbeschreibung der Wächtersysteme liest sich so: Ihre Aufgabe ist es, die Erinnerungen an die dramatische und oft auch traumatische Erfahrung des inneren Kindes vom Alltagsbewusstsein fernzuhalten und zu verhindern, dass sich eine Situation noch einmal im Leben des Menschen ereignet, die der Verletzungssituation von damals ähnlich ist und das Gehirn mit ebensolchen Affekten von Schmerz, Hilf- und Hoffnungslosigkeit überschwemmen könnte. Ein weiteres Thema zum Verständnis der »Wundheilung« ist, dass wegen der seelischen Verletzung durch wichtige Erziehungspersonen die Balance zwischen den wichtigsten menschlichen Grundbedürfnissen »Zugehörigkeit und Individuation« gestört wurde. Was bedeutet das?

Die Wächterseite – später dann häufig als behindernd, einschränkend, im Erwachsenenalter als sabotierende Kraft[9] erlebt, weil sie oft mit ziemlich rabiaten Methoden schützen – gehört, wie wir eben sahen, zu den früh entstandenen Ich-Anteilen, die damals aus der Not heraus entstanden sind, weil sie zwei konträre Strebungen vereinen mussten:

- Loyalität zum Bezugssystem: die totale Abhängigkeit des Kindes zu einem Versorgungssystem, ohne das ein Überleben nicht möglich ist, und
- das Autonomiebedürfnis: der Wunsch nach Eigenständigkeit und individueller Weiterentwicklung.

Diese zwei Seiten sind für den Hirnforscher Gerald Hüther die zwei prägenden Grundthemen allen Lebens, eine Erfahrung, die wir schon im Mutterleib machen und dann fest in uns verankert mit in die Welt bringen: »Über sich hinauswachsen von Anfang an« und »Verbunden sein und verbunden bleiben – von Anfang an« (Hüther & Krens, 2008). Den kreativen Umgang mit beiden Polen hat Helm Stierlin (1994) die »bezogene Individuation« genannt: diese dialektische Wechselspielaufgabe, autonom bei sich sein und in Bezogenheit sein. Davon später mehr.

Das war sicher eine schwierige Aufgabe für die Wächter, das alles unter einen Hut zu bekommen: letztlich im Sinne der Autonomie – bei schützender Bindung – die innere Balance zu sichern. Aus Sicht des Kindes musste es gedanklich Loyalitäten zu mehreren Personen aufrechterhalten, um so dem komplexen Familiensystem gerecht zu werden. Das führt dazu, dass Kinder häufig ihre möglichen Potentiale einschränken, um im Familiensystem anerkannt zu bleiben. Das Ziel ist, Zugehörigkeit aufrechtzuerhalten, um damit Schutz und Sicher-

---

9 Im Drama-Dreieck sind die Wächter oft von Patienten wie »Täter« erlebt worden.

heit zu bekommen. Dieses Abwehr- oder Wächtersystem ist in der Regel sehr vielfältig, mehrere Wächter konkurrieren miteinander, ergänzen, bekämpfen und blockieren sich in ihren Bemühungen um Balance und Spannungsreduktion im inneren System. Das ist überhaupt das Kernthema, das die Wächter beschäftigt: Bindung, Schutz, Sicherheit – Wächter-Ego-States dienen evolutionär dem Überleben. Deshalb, so sagte Dagmar Ingwersen in einem Workshop 2014[10], müssen wir uns immer mit ganz viel Freundlichkeit diesem Ich-Anteil, diesem oft als Saboteur erlebten Teil gegenüber zeigen. Er vollbringt eine große Leistung, indem er durch Selbstsabotage des Kindes versucht, viele Anforderungen gleichzeitig zu meistern. Ein innerer Saboteur zum Beispiel ist der Wächter der Zugehörigkeit zu einem Loyalitätssystem, das Schutz und Sicherheit bietet. Dieser Wächter-Anteil, dieser Saboteur und Kritiker wird bei Zunahme der traumatischen Verletzung immer häufiger als der Täter im System erlebt. Hier ist ein fließender Übergang zur Erfahrung der Kindheit als Drama oder als Trauma.

Opfer

Ein grundlegendes Thema bei schwerer Verletzung des Selbstwertes oder gar Traumatisierung ist das Erleben von Zeit: Traumaopfer haben nicht realisiert, dass das Trauma vorbei ist, und erleben die verstörende Erfahrung des Ausgeliefertseins, der Ohnmacht und Machtlosigkeit als ewige Gegenwart. Ich sprach oben davon, dass die durch ein Trauma entstandenen Innenteile am Ort und in der Zeit der Traumatisierung eingefroren sind, d.h. nicht an der weiteren Entwicklung des Individuums teilgenommen haben. Sie haben also eine Sichtweise, ein Erleben der Gefühle, der Körperempfindungen usw. wie im Moment höchster Not. Wenn nun dieser Traumaanteil – ich bevorzuge den Ausdruck: »das verletzte innere Kind« – ein Erleben der Gegenwart als gefährlich und der Traumaerfahrung von damals ähnlich bewertet, wird die Kaskade der psycho-physiologischen Reaktionen aktiviert, wir sagen, der Teil wird getriggert. Für diese Überreaktion gibt es eine treffende Metapher:

---

[10] Dagmar Ingwersen: Begegnung mit dem inneren Saboteur … Workshop bei »Reden reicht nicht!« Heidelberg 1.–4.5.2014.

Der Feuermelder der Angst (Amygdala) ist im Gehirn extrem empfindlich eingestellt und meldet einen Großbrand, auch wenn nur ein Stück Brot im Toaster angebrannt ist.

Aus meiner Sicht bestehen die Persönlichkeitsanteile, die für die Aufbewahrung des Traumaerlebens (das verletzte innere Kind) nicht von Geburt an, sondern entwickeln sich erst durch die gemachten Enttäuschungserfahrungen der frühen und späten Kinderjahre.

Zur Erinnerung:

Unter einem Persönlichkeitsanteil oder Ego-State verstehe ich ein abgetrenntes und autonomes mentales System, welches ein bestimmtes Maß an Emotionen, Art des sich Ausdrückens, Sets von Fähigkeiten, Wünschen und Weltsicht besitzt. Wenn wir dann sagen, das ist der innere Wächter, das verletzte Kind, der Zyniker, der Kritiker usw., dann meinen wir die Rolle, die ***Funktion,*** *die dieser Teil im System übernimmt.*

Die Opferanteile sind die empfindlichsten Teile des Systems, denn sie tragen die Emotionen und Erfahrungen der Vergangenheit, zum Beispiel wenn Menschen geschlagen, erschreckt, beschämt, verlassen und erniedrigt wurden.

Immer wenn sich ein schmerzhafter und traumatischer Vorfall ereignet, wird das normalerweise von einem bestimmten Teil im Selbst des kleinen Kindes erlebt. Nehmen wir an, Paula hat als Vierjährige voller Stolz im Garten alle aufgeblühten Tulpen aus dem neu angelegten Beet ausgerissen und wollte ihrer Mama damit eine große Freude bereiten, da sie schon erkannt hat, wie sehr sich Mama über frische Blumen freut. Aber, als sie freudestrahlend mit dem Strauß um die Ecke biegt, sieht Mutter sie nur fassungslos an und beginnt zu toben und zu schreien und schickt Paula ins Bett. Sie versteht die Welt nicht mehr! Der liebevolle Teil in ihr, der das Bedürfnis hatte, der Mama zu zeigen, wie lieb er sie hat, ist völlig verschreckt und fühlt sich zutiefst verletzt. Passieren solche »Missverständnisse« und Verletzungen zwischen Paula und ihrer Mutter öfters, wird der liebevolle Teil in ihr durch kumulative schmerzliche Erfahrungen überdeckt werden, ein verletzter Kindanteil entsteht und begräbt die liebevolle Sehnsucht unter sich.

Und was brauchen wir noch?

Systemorganisator

Jedes äußere wie innere System braucht einen Systemorganisator. Einen Ich-Anteil, der in der Lage ist, die »Corporate Identity« zu gewährleisten, der wie der Dirigent eines Orchesters in der Lage ist, die einzelnen Kräfte zu bündeln und auf eine Aufgabe hin zu fokussieren. In der Erzählgeschichte der griechischen Dramen ist das der Autor, im Märchen der Erzähler, beim Ballett der Choreograf und bei uns Menschen das Erwachsenen-Selbst. So ab dem zweiten Lebensjahr, sagen die Transaktionsanalytiker, entsteht der Alltagsanteil (Alltags-Selbst) – in der TA-Nomenklatura auch das Erwachsenen-Selbst genannt. Es ist immer so alt, wie die Person laut Reisepass ist, und hat einen beobachtenden Anteil, der für die Einschätzung der Lage zuständig ist (ausgereifter präfrontaler Kortex), und einen Handlungsteil, der Handlungen initiieren und deren Erfolg bewerten kann. Dieser Organisator-Teil sollte nach innen vermitteln können, beruhigen und das System vor Überforderung schützen (siehe dazu: »Das wahre Selbst« bei R. Schwartz 1997, S. 94 ff.). Wenn er das nicht kann, weil das Selbst des Kindes noch zu unreif ist oder die Verletzungen/Traumatisierungen zu groß sind, dann wird innerlich die oben beschriebene Hilfsstruktur gebildet, die die Notfallkoordinierung der Abwehr und die Anpassung an weitere mögliche Erfahrungen übernimmt: der Wächterteil, wie ich sie oben beschrieben habe.

So haben wir im Allgemeinen in der Choreografie des inneren Systems folgende Systemfunktionen an Ich-Anteile vergeben und können diese Mindestbesetzung auf der inneren Bühne erwarten:

- Die Ebene der Systemorganisation: Alltags-Selbst
- Das Introjektsystem der »Täter«: Innere Kritiker, Täter-Introjekte
- Die Ebene der Abwehr: das Wächtersystem
- Die Ebene der »Verletzungs-Container«: das verletzte Kind.

Wenn die Abwehr/Wächterstrukturen erst einmal entstanden sind, dann übernehmen sie weitgehend die Beziehungsgestaltung nach außen mit dem Ziel, eine ähnliche Erfahrung von Verletzung zu verhindern, um den inneren Verurteiler nicht zu triggern. Daneben wirkt das Wächtersystem nach innen und blockiert das Gewahrwerden der schon bestehenden schmerzlichen Wunde oder der traumatischen Verletzung. »Unsere Beschützer sind jedoch jene Teile von uns, die unser Leben organisieren.« (Earley 2014, S. 224)

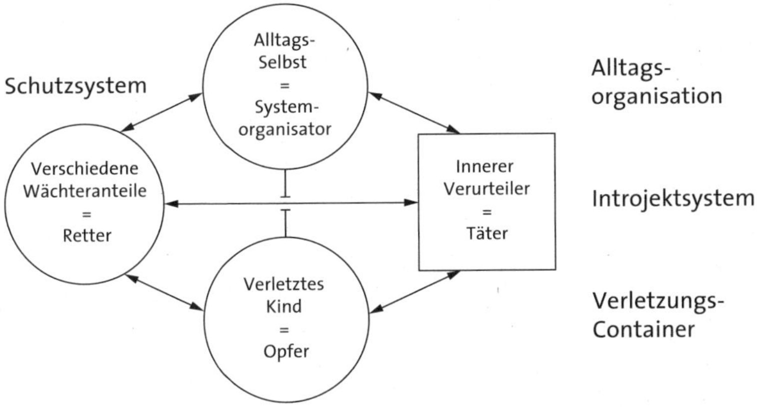

Abbildung 3: System zur Bewältigung von schmerzlichen Beziehungserfahrungen in der Kindheit

Da das systemorganisierende Alltags-Selbst aus Sicht des Wächters versagt hat und offensichtlich nicht schützen konnte, wird es abgewertet und ausgegrenzt. Es darf weiter neutrale und eher apersonale Tätigkeiten machen (Denken, Wahrnehmen, Gedächtnis … siehe dazu auch: die konfliktfreie Zone des ICH bei Heinz Hartmann 1997). Der Wächter wirkt auf das Alltags-Selbst ein und schwächt es, er kontaminiert es, sagt Lederer (1996, S. 145 ff.). Die Aufspaltung in ein »verletztes Kind« und einen Wächter (auch ein Kind-Anteil, der es bis ins Erwachsenenalter bleibt!) ist eine Notfallmaßnahme zum Überleben. Die Teile, die entstehen, unterscheiden sich je nach verletzten Grundbedürfnissen in der Kindheit.

6 Die Beziehung zwischen den Teilen

Wie in Abbildung 3 gut zu erkennen, gibt es verschiedene Bezugspaare im System, verschiedene aufeinander bezogene Achsen, die ich jetzt näher unter teilepsychologischer Perspektive anschauen will. In meiner Betrachtung gehe ich in der Regel von einer massiven Bindungsstörung zwischen dem Kleinkind und den Bezugspersonen aus, psychische Verletzungen, die die Balance zwischen Sehnsucht nach Bindung zu den Primärobjekten und Freude an Individuation und Selbstverwirklichung für das Kind massiv gefährden. Da die Übergänge zwischen verletzenden und traumatischen Erfahrungen fließend sind, versuche ich, die ganze Bandbreite des Erlebens zu berücksichtigen.

Achse 1: Die Systemorganisator-Opfer-Achse

Lassen Sie mich zuerst das Opfer-Ego-State näher betrachten, den Systemorganisator werde ich später beschreiben. Objektpsychologisch gesprochen finden wir im Opfer-Ich-Zustand den Niederschlag einer oder vieler verdichteter Interaktionssequenzen (generalisierte Repräsentanz), immer mit einem Objekt-Anteil (der äußere Täter), das reagierende Subjekt (Selbst-Anteil) und einen dominierenden Affekt zu einer psychischen Repräsentanz zusammengebunden. Das damalige Kind-Selbst erlebt einen realen, drohenden oder vorgestellten Verlust einer existentiellen Bezugsperson, wird massiv beschämt wegen seiner Existenz oder wegen Regelüberschreitungen oder befindet sich in grenzüberschreitenden Missbrauchssituationen mit Verlust der Eigensteuerung. Die Psyche spaltet diesen kindlichen Reaktionszustand ab und formt daraus ein kritisiertes/traumatisiertes Kind-State – eine Art Container für die gesamten Traumaerfahrungen (Traumakind-Anteil, Opferspeicher-Anteil, emotionaler Teil der Persönlichkeit (EP), Verbannter, Exil – das sind unterschiedliche Namen für das Gleiche in verschiedenen Theorien!).

Der Vorteil dieser Übernahme und Verdichtung in einem kindlichen Selbst-Anteil ist, dass die Verletzungs- oder Traumaerfahrung contained ist und das restliche Kind-Selbst sich weiterentwickeln kann – eine Alltagspersönlichkeit des Kindes entsteht (ANP), die wir später dann das »Erwachsenen-Selbst« oder »Alltags-Selbst« nennen werden. Diese primäre Dissoziation oder Abspaltung ist eine sehr wirksame Überlebensstrategie – wie wir sie z. B. auch nutzen, wenn wir mit einem Patienten die »Tresortechnik« einsetzen, um belastendes Erlebnismaterial hinter eine Dissoziationsbarriere zu bringen. Deshalb ist die Linie in Abbildung 3 zwischen Alltags-Selbst und innerem Kind auch unterbrochen, um an diese überlebenswichtige Abtrennung zu erinnern. Diese »verletzten inneren Kinder« stecken oft an einem bestimmten Zeitpunkt der Kindheit fest, in einem bestimmten Alter, als sie die Aufgabe der Schmerzverwahrung übernommen haben. »An diesem Zeitpunkt sind sie erstarrt, weil damals etwas geschehen ist, was schwierig oder traumatisch war, und weil wir nicht die inneren Ressourcen oder äußere Unterstützung hatten, um damit umzugehen.« (Earley 2014, S. 40)

Wann und warum entsteht dieses »verletzte innere Kind«?

Viele innere Kind-Anteile entstehen sehr früh im Leben, bleiben dann aber mehr oder weniger gut ausgestaltet und können sich infolge neuer, kompensatorischer Erfahrungen durch liebevolle Bezugspersonen noch einmal verändern. Sie sind zuerst eher verborgen, bis sie später einmal angetriggert und gebraucht werden. Letztlich kann man verallgemeinernd sagen: Wenn jemand – ob Kind oder Erwachsener – in einen neuen, herausfordernden oder auch traumatisierenden Kontext gerät und keine Ich-Anteile hat, um die Situation zu meistern, dann wird ein neues Ego-State gebildet, um aus der Erfahrung zu lernen oder gar zu überleben (Copingstrategie). Wenn wir in einer beschränkenden Umwelt aufwachsen, dann wird das innere System dieses nicht balancierte und polarisierte äußere System nach innen abbilden, in dem es sich befindet. Innenteile übernehmen oft die extremen Ideen, Verhaltensweisen oder Gefühle aus extremen Ereignissen oder Interaktionen mit anderen und tragen diese übernommenen Lasten, die sie dann bestimmen und einschränken.

Denken wir noch einmal an Paula aus dem Beispiel mit den Tulpen und an die ersten Jahre unseres Lebens im Allgemeinen. Je jünger wir sind, desto abhängiger sind wir von unseren Eltern und deshalb aus Überlebensgründen sehr empfänglich für Informationen bezüglich deren Haltung, Meinung und Wertschätzung unserer Person. Nur wenn ich mich anpasse, habe ich eine Chance zu überleben. Wenn diese Rückmeldungen bekräftigend, unterstützend und dosiert frustrierend sind, dann kann ich lernen, den Spagat zwischen Festigung des primären Bindungssystems und Freude an der Individuation schaffen. Wenn das Familiensystem aber nicht in Balance ist und stark polarisiert, dann bekommt das Kind ständig sich widersprechende Rückmeldungen darüber, wie es von außen gesehen wird. »Wenn ein Kind bezüglich seines Werts unsicher oder pessimistisch ist, strebt es danach, das zu verstehen und so zu werden, wie es seiner Wahrnehmung nach den Eltern gefällt. (…) Wenn einem Kind verbal oder nonverbal gesagt wird, es sei von geringem Wert, organisieren die jungen Teile des Kindes diese Überzeugungen um diese Prämisse.« (Schwartz 2000, S. 88) Im Fall von

Paula mit den Blumen hieße das: Das innere System organisiert sich um dominante Ego-States, die für das Überleben zuständig sind, indem es eine Den-anderen-Rechtmacher-Rolle einnimmt und die nicht erwünschten Teilpersönlichkeiten ins Exil schickt, um das Kind für den, der es abwertet – hier die strafende Mutter –, akzeptabler zu machen. Allgemeiner gesagt, werden diese Teile zu Managern im System, die die Last des Perfektionismus auf sich nehmen. Sie werden zu inneren Kritikern oder Moralisten, die glauben, wenn sie das Kind perfekt machen, dann wird alles wieder gut. Dieser Teil, der das tut, heißt in der Transaktionsanalyse der kontrollierende Elternteil. Richard Schwartz hat dafür die Kategorie »Manager« entwickelt, ich hatte dafür oben den Begriff »Beschützer-/Wächteranteil« gewählt. Dieses »Reparatursystem«, das dem verletzten Kind-Anteil zu Hilfe eilt, werde ich später in Achse 3 beschreiben.

Achse 2: Die Täter-Opfer-Achse

Der Psychoanalytiker Alfred Adler bringt für die Erfahrung des Kindes unter lauter Erwachsenen ein erhellendes Bild: Das Kind hat ein Urerlebnis – als Zwerg unter Riesen zu sein. Das Kind macht zwischenmenschliche Schlüsselerfahrungen, und diese verwandeln sich in ein schambesetztes Selbstwertgefühl. Aus dem be- und verurteilenden Erwachsenen von damals wird durch Introjektion der innere gnadenlose Richter bei uns Erwachsenen, und auch das verletzte Kind (das Opfer im Drama-Dreieck) überlebt in uns und lässt uns immer wieder unser Gefühl von Beschämung, Minderwertigkeit und Verzweiflung spüren.

In der klassischen Ego-State-Theorie nennen John und Helen Watkins die »Introjektion bedeutsamer anderer« als eine von drei Ursachen für die Entstehung von Ego-States in einem Individuum. Die anderen sind normale Differenzierung, wodurch das Kind Rollen für den Anpassungsprozess erlernt als eine Reaktion auf ein Trauma. Das Letztere entspricht dem, was ich im vorhergehenden Abschnitt die Bildung des »verletzten/traumatisierten inneren Kindes« genannt habe.

Bei John und Helen Watkins werden die Begriffe »inneres Objekt«, »Introjekt« oder »Objektrepräsentanz« synonym verwendet (siehe 2003, S. 31). Wichtiger als eine Differenzierung ist ihnen, ob die innere Vorstellung von einer Bezugsperson als Objekt (Objektbesetzung) oder als Subjekt (als dem Selbst zugehörig – Ich-Besetzung) erlebt wird. Die Verinnerlichung der entwertenden und kritischen Eltern beschreibt Watkins so: »Wenn das Kind zum Beispiel einen strafenden Elternteil introjiziert und dann um seine Wahrnehmung dieses Elternteils herum das Muster eines bestimmten Ich-Zustandes organisiert, dann ist es vielleicht ständig deprimiert, weil die Anschuldigungen und die schlechte Behandlung, die es von den realen Eltern erfahren hat, innerlich bei ihm fortbestehen und es insgeheim ständig dagegen ankämpfen muss.« (2003, S. 52) Das beschreibt genau die Verinnerlichung und Bildung eines Ego-States der fordernden und kalt abweisenden Eltern, die ich weiter oben im Sinne des Drama-Dreiecks den »inneren Täter« genannt habe. Dieses Introjekt-Ego-State (ein inneres Objekt) »liegt dem Patienten ›wie ein Stein im Magen‹, es befindet sich innerhalb des Selbst, ist aber nicht Teil von ihm, es ist ›geschluckt‹, aber nicht ›verdaut‹« (Watkins 2003, S. 33). Die Verarbeitung dieses Introjektes kann aber noch weiter gehen, je nachdem, ob das heranwachsende Kind sich mit den vom »Eltern-Implantat« in ihm vertretenen Werten und Normen identifiziert oder nicht. »Erfährt dieser Ich-Zustand später jedoch eine Ich-Besetzung (besetzt die betreffende Person ihn also mit Selbst-Energie), dann wird diese Person nicht leiden, sondern nun ihrerseits ihre Kinder schlecht behandeln. In diesem Fall würden wir sagen, die betreffende Person habe sich mit dem schlechten Elternteil ›identifiziert‹.« (2003, S. 52) Diesen Vorgang nennen wir auch eine Identifikation mit dem Aggressor.

Diese Introjekte in uns sind die Stimmen in unserem Oberstübchen, die uns ermahnen, kritisieren, entwerten oder gar beschimpfen. Wenn es gut geht, sind sie Werte- und Normengeber, die wir alle brauchen und die uns helfen, uns in der Welt zu orientieren (Über-Ich). Sie sind die begleitende Stimme des Gewissens und der Garant dafür, dass wir die Regeln des Zusammenlebens mit anderen beherzigen. Sie sind aber auch die unverdauten Vorwürfe und Zurechtweisungen derer, die es »nur gut« mit uns meinten oder auch nicht so gut. Es sind die fiesen inneren Kritiker in uns, die sich als Erziehungsbevollmächtigte in unserem Über-Ich oder Gewissen breitgemacht haben. Ich habe all diese Herrschaften an anderer Stelle in ihrer Entstehung und Funktion beschrieben (Peichl 2014).

Traumatische Erfahrung

Ist die Wucht und Perfidität der Grenzüberschreitung durch die Bezugspersonen traumatisch, d. h., kommt es zum Erleben von absoluter Hilflosigkeit, Kontrollverlust und Todesangst durch das Opfer, dann entstehen über diverse Anpassungsprozesse sogenannte »reaktive Teile«, wie ich sie gemäß der Theorie der Strukturellen Dissoziation nach Nijenhuis an anderer Stelle (2013) für traumaassoziierte Störungen beschrieben habe. Diese Ego-States entwickeln sich aus heftigen Affekten peri- und posttraumatisch und können aus den Verteidigungssystemen Flucht-Kampf-Freeze-Unterwerfung hergeleitet werden.

Wenn keine Chance besteht, den Grenzüberschreiter zu meiden, um sich vor weiterem Leid zu schützen, erfolgt die Introjektion des »Täters« in den psychischen Innenraum, d. h., ein Selbst-Anteil des Kindes wird gemäß den ich-fremden Denk- und Handlungsprogrammen des äußeren Peinigers ausgestaltet – ein sogenanntes traumatisches Introjekt ist entstanden. Damit ist die äußere Beziehung nun vollständig nach innen genommen, das Kind verhält sich auch in Abwesenheit der Eltern regelkonform und die existentielle Beziehung zum äußeren Täter wird wieder »gut gedacht«. Das Kind überlebt mithilfe des Introjektes, welches hilft, Schmerz, Scham und Liebesverlust zu minimieren, und wird über die Jahre erwachsen: Das Alltags-Selbst ist jetzt zum Beispiel 28 Jahre alt, aber in dem Patienten besteht diese Konfliktachse »Täter-Opfer« weiter fort. In der Pubertät und der damit verbundenen Erweiterung des sozialen Rahmens und der Gefahren hatte sich die Sprache des Introjektes noch einmal verschärft, um mit der Neugier, der Verweigerung, dem erwachenden sexuellen Begehren usw. mitzuhalten. So entstehen innere Stimmen, die unsere Patienten mit K-PTBS[11] bedrohen: »Du bist dick, fett und gefräßig und verdienst Strafe.«

In der Ego-State-Therapie ist es die Reaktion auf eine mehr oder weniger traumatische Erfahrung, die als Ursache von John und Helen Watkins für die Bildung eines Opfer-Ego-States angesehen wird. »Wenn ein Kind einem schweren Trauma ausgesetzt ist, ob es sich nun um Ablehnung oder Missbrauch handelt, kann es zu einer Dissoziation kommen. Ein einsames Kind zieht häufig die Ich-Besetzung von einem Teil seiner selbst ab, besetzt diesen Teil mit einer Objektbesetzung und

11 K-PTBS steht für »Komplexe Posttraumatische Belastungsstörung«.

schafft sich so einen imaginären Spielgefährten, mit dem es in Interaktion treten kann.« (Watkins 2003, S. 52) Diese Nothilfestrategie tröstet über Zeiten der Einsamkeit und schafft ein kleines Stück an innerer Sicherheit als Schutz vor Verlassenheit – der innere Spielgefährte ist eine kreative Neuschöpfung und eine Art innerer Helfer.

Der »Täter« aus systemischer Sicht

Auch wenn mit einer etwas veränderten systemischen Perspektive, dieser sog. Täter, der Richter Gnadenlos, nicht das Problem, sondern auch die Lösung für ein Problem war – das soll in einem späteren Abschnitt des Buches für den Umgang mit Introjekten in der Therapie aufgegriffen und gewürdigt werden –, so wird er heute für den Patienten als Bedrohung und Selbstwertzerstörer erlebt. Ohne an dieser Stelle weiter auszuholen, sei daran erinnert: Die Introjektion von Werturteilen von Erwachsenen über uns, seien sie noch so harsch und diskriminierend, werden entweder nach einer Identifikation damit ins Über-Ich oder Ich-Ideal eingebaut und dienen fortan der Orientierung; oder sie werden unverdaut als sog. Introjekte verinnerlicht und haben eine Überlebensfunktion in einer feindlich und destruktiv aufgeladenen Umwelt. Die Psychoanalyse definiert diese Elternintrojekte als eine Art Fremdkörper im Selbst, welche durch Externalisierung nach außen in die Übertragung zum Therapeuten gebracht werden müssen, um sie von ihrer zerstörerischen Kraft zu heilen. Im systemischen und hypnosystemischen Denken konzentrieren wir uns mehr auf die kindlichen Selbst-Anteile, die diese Botschaft in sich aufgenommen haben – deshalb nennen wir sie auch täteridentifizierte Anteile. Sie sollen in der Therapie in ihrer systemstabilisierenden Funktion verstanden und wertgeschätzt werden. Wie auch immer: Die oben beschriebenen Wächtersysteme (Schützer und Protektoren) versuchen, beiden Formen der inneren Ankläger gerecht zu werden, um das dahinter versteckte, verletzte Kind zu schützen.

Achse 3: Die Wächter-Opfer-Achse

Nun betrachten wir die Achse »Wächterteil« und »verletztes inneres Kind«, eine Beziehung, die in der Ursprungssituation, meist in der frühen Kindheit, auf dramatischem oder traumatischem Weg entstanden ist. In der Regel entsteht zuerst die Verletzung oder Kränkung durch den oben beschriebenen Elternteil (»Täter«-Introjekt), und das verletzte Kind-State setzt unbewusst einen Kompensations- oder Reparaturprozess in Gang, und der oder die Wächterteil(e) entstehen. Von seiner Funktion her ist dies ein Abwehrvorgang mit dem Ziel, den Schmerz der Verwundung oder die Verzweiflung über den Verlust vom Bewusstsein fernzuhalten und dem Individuum eine unbelastete Weiterentwicklung zu ermöglichen. Zwei Dinge müssen jetzt passieren:

1. Zum einen muss die Verletzungserfahrung in einem neuronalen Netzwerk containt und hinter eine Dissoziationsbarriere geschafft werden. Die Psychoanalyse nennt das »unbewusst machen«, Richard Schwartz nennt es in der IFS »die Exils in die Verbannung schicken«.
2. Damit das Erlebte aber abgeriegelt bleibt und das System nicht erneut überschwemmt wird, braucht es Wächter vor der Tür, einen oder mehrere Schützer oder ein Abwehrteam.
3. Die Abwehr muss sich im Laufe des Lebens verschiedenen Entwicklungen anpassen und immer neue Lösungen für die Erhaltung der inneren Balance finden. Deshalb haben wir auch unterschiedliche Wächter mit unterschiedlichen Potentialen und intelligenten Strategien – vom primitiven »Hau-Drauf« bis »ausgeklügelt-schlau«.

Wie Sie im Weiteren sehen werden, kann die Abwehr als Sofortreaktion verschiedene Gestalten annehmen, die im späteren Leben dysfunktional werden können und mehr Leid erzeugen, als dass sie helfen. Die gewählte Hauptstrategie bestimmt sehr stark, wie wir von außen in unserem Charakter wahrgenommen werden, und spiegelt sich auch in der Diagnose, die wir unseren Patienten geben. Ein Beispiel: Wenn ich auf die frühe Verletzung meiner Gefühle durch wenig einfühlsame Eltern immer nur mit den Abwehrmechanismen Intellektualisierung, Rationalisierung und Verleugnung reagiere, kann mein Wächtersystem die Sehnsucht nach der Nähe zu einer Frau zwar sehr perfekt neutralisieren, aber die Umwelt wird mich als ziemlich distanziert, kopfgesteuert oder gar schizoid wahrnehmen. »Beschützer setzen eine große Bandbreiter an Strategien ein. Zum Beispiel habe ich einen Teil, der meine Emotionen abschottet, indem er sich extrem intellektuell verhält. Ein anderer Teil von mir macht mich hartherzig, um Verwundbarkeit und Kummer vorzubeugen«, schreibt Jay Earley über sich selbst (Earley 2014, S. 37 – 38). Die psychodynamische Funktion ist und bleibt die des

Schutzes – normalerweise bezeichnet man diese Beschützer aus psychoanalytischer Sicht als »Abwehrmechanismen«.

> Schützer- oder Wächter-Ego-States sind das im inneren System, was die Psychoanalyse die Abwehrmechanismen der Seele nennt.

Erlebt werden sie aber oft vom erwachsenen Patienten wie etwas Hinderliches, was vom Therapeuten via Exorzismus beseitigt werden sollte. Vor allem wenn der Wächter dadurch schützt, dass er die Sätze der realen äußeren Kritiker »nachspricht« oder Symptome (Angst, Panik, Bulimie, psychosomatische Beschwerden usw.) erzeugt, um vor vorhergesagten, scheinbar katastrophalen Ereignissen zu schützen. In dem ersten Fall der imitierten Täterstimme passiert Folgendes: Der Schützer identifiziert sich mit den kritischen Bemerkungen der realen Eltern, die im Ego-State des Eltern-Introjektes (»Täter« im Drama-Dreieck der Achse 2) verinnerlicht wurden. Der Wächter sagt sich: »Wenn ich so werde, wie sie mich haben wollen, dann werde ich wieder geliebt oder zumindest weniger verletzt, geschlagen, missbraucht usw.«

Einige aus dem Abwehrteam nutzen auch die Erzeugung von »Symptomen«, um Konflikte zwischen verschiedenen Strebungen im inneren System zu lösen. Auch für Sigmund Freud war ein Symptom eine kreative Ich-Leistung, also ein Ausdruck von Kompetenz des Ich – aber wer liebt schon seine Erektionsstörung oder den Panikanfall! Es ist nur zu verständlich, das Symptom als Feind, als Täter in uns zu betrachten – deshalb die oft zwiespältige Beziehung zum »Wächter/Schützer-System«. »Weil manche Beschützer uns ernste Probleme verursachen, betrachten wir sie oft als ›schlecht‹ – als Feinde, die aus unserer Psyche ausgemerzt werden müssen (…) Sobald wir einen Beschützer jedoch kennenlernen, entdecken wir, dass er keineswegs unser Feind ist, so destruktiv er sich auch verhalten mag. Er versucht nur nach Kräften, uns vor Schaden oder Schmerz zu beschützen, und wenn uns das klar wird, sehen wir ihn mit anderen Augen.« (Earley 2014, S. 155) So ist es gemeint!

Wie und wann entstehen diese sogenannten Wächter-Anteile in uns?

Eines lässt sich in Bezug auf ihre Funktion ganz sicher sagen: Sie entstehen immer dann als Reaktion auf eine seelische Verletzung in einer Notsituation, in der die Kapazität der kindlichen Verarbeitung von Stress wegen der Unreife der Seele überfordert war. Das sind Situationen von objektiver oder befürchteter Verlassenheit, Verletzungen des Selbstwertes, die Erfahrung, dass basale Bedürfnisse nach Liebe, Wärme und Sicherheit nicht befriedigt wurden, das Erleben von Missbrauch usw. Um seelisch zu überleben, bildet sich eine kompensatorische, innere Struktur – ein Wächter- oder Schützer-Ich-Zustand, so wie ich ihn beschrieben habe. Seine Funktion ist es, uns vor seelischem Schmerz zu bewahren. »Deshalb versuchen sie (gemeint sind die Schützer, J. P.), unser Leben und unsere Psyche so einzurichten, dass wir uns immer in einer Art Komfortzone befinden und nie Verletzung, Scham und Angst empfinden.« (Earley 2014, S. 37) Diese Maximalforderung, ein Komplett-Sorglos-Paket gegen Scham und Angst zur Verfügung zu stellen, überfordert viele Wächter, sodass sie oft zu drastischen Mitteln greifen, um die von ihnen als erstrebenswert erachteten Ziele zu erreichen. Die Scham- und Angstlosigkeit ist eigentlich nur zu erreichen, wenn der verletzte Kind-Ego-State völlig isoliert und abgeschottet wird, um so alle Trigger in der Gegenwart zu vermeiden. Das bedeutet für den Erwachsenen von heute: Der Wächter versucht den Bewegungsspielraum des Alltags-Selbst so einzugrenzen, dass alle Verletzungsgefahren drastisch reduziert werden. Hat der Wächter Angst vor einer erneuten Zurückweisung durch eine Frau – nachdem die Mutter schon als übergriffig und ausbeuterisch erlebt wurde –, dann wäre es am besten, den Kontakt zu Frauen ganz einzustellen. Mit einem Ganzkörperschutzanzug durchs Leben zu gehen hilft vermutlich gegen Schnupfenviren, ist aber beim Küssen sicher etwas hinderlich. So wird verständlich, dass das Verhältnis zwischen dem Wächter und den zu bewachenden verletzten Kind-Ego-States meist angespannt und manchmal auch feindselig ist. Der Wächter erzwingt oft einen hohen Preis für den Schutz vor erneuter Verletzung und psychischem Missbrauch – vor allem, wenn er mit Symptombildung und innerer Strenge und Entwertung arbeitet, die er sich von realen äußeren Entwertern abgeschaut hat. Das wird sich bei Menschen mit sog. NPS im weiteren

Teil des Buches deutlich zeigen lassen: das Grandiose Selbst dieser Menschen mit Arroganz, Hochmut, Egozentrik und Mangel an Empathie ist nichts anderes als ein hoch differenziertes Wächter- und Schutzsystem, um den dahinter versteckten verletzten, missbrauchten Kind-Ego-State zu schützen. Eine perfekte Strategie mit hohen Kosten für die Beziehungsqualität.

Letztlich müssen wir alle Symptome oder Verhaltensweisen eines Menschen, der zu uns in die Praxis kommt, dahingehend befragen, welche mögliche Absicht eines inneren Wächters dahinterstecken könnte. Wir fragen uns nach seiner »guten Absicht« und wen oder was er mit seinem Verhalten, seiner Symptomerzeugung schützt. Aber eines ist wichtig: Die Logik, die den Schützer oder Wächter beseelt, ist kindliche Logik, also aus einer Zeit des präoperativen Denkens (Piaget), als er entstanden ist. Lassen Sie mich das mit einem kleinen Beispiel illustrieren:

> Die kleine 4-jährige Frieda leidet sehr darunter, dass Papa ausgezogen ist und sich Mama und Papa nur noch streiten. Sie versucht mit ihrem kindlichen Denken dem Ganzen einen Sinn zu geben und erinnert sich, dass Papa öfters geschimpft hatte, weil sie ihr Kinderzimmer nicht aufgeräumt hatte und manchmal so frech war. Sie beschließt, ab jetzt ganz ordentlich zu sein, weil sie will, dass Papa wieder bei ihnen einzieht. So entsteht ein Ego-State in ihr, der sie zum Bravsein ermahnt. Dass Papa eine Affäre mit seiner Sekretärin angefangen hat und Mama ihn daraufhin rausgeschmissen hat, weiß die kleine Frieda nicht.

Tatsächlich sind die meisten Wächter kindliche Teile, die ihre Strategie entwickelt haben, als sie jung und nicht in der Lage waren, auf geschicktere, reife Weise zu handeln. Deshalb sind viele ihrer Aktionen ungeschliffen und ähneln oft sehr denen von Kindern – diese Strategien nehmen wir mit, wenn wir erwachsen werden. Ist ein Beschützer mit einer Situation konfrontiert, die er als bedrohlich wahrnimmt, dann handelt er so, wie er es kennt – manchmal wie die buchstäbliche Axt im Walde. Er wendet die in der Kindheit erlernte Taktik an, die im Erwachsenenalter normalerweise dysfunktional ist – deshalb wirken Narzissten oftmals wie verzogene kleine Kinder. Wie so ein Wächter-Ego-State sich später im Erwachsenen zeigt, soll das folgenden Fallbeispiel illustrieren.

Fallbeispiel »Robert«:

Robert hat einen inneren Wächter, der die Strategie vertritt, es sei um jeden Preis wichtig, Konflikte in der Beziehung zu Paula zu vermeiden. Wenn Robert mit seiner Freundin über die Frage des Zieles des nächsten Urlaubs uneins ist, zieht sich Robert entweder zurück oder gibt sofort nach. Das liegt an seinem Beschützer/Wächter, den Robert in der Therapie den Allen-Rechtmacher (Konfliktvermeider) nennt. Dieser Teil in ihm hat furchtbar Angst vor jeder Auseinandersetzung, weil er meint, Robert würde dann wütend und aggressiv sein und die Freundin vielleicht sogar angreifen und schlagen. Außerdem fürchtet er, wenn Robert von der Freundin mit scharfen Worten verletzt würde, dann könnte er in Tränen ausbrechen. Dies sei keine sehr männliche Haltung und seine Freundin würde sich dann von ihm abwenden und ihn verlassen. Roberts Freundin ist inzwischen ziemlich frustriert, weil sie irgendwie zu Robert nicht durchdringen kann, und denkt ernsthaft an Trennung. Sie weiß nicht, dass sein Verhalten durch Erfahrungen in der Kindheit geprägt ist. Wenn Robert damals sich über Mutter und Vater ärgerte, weil sie ihm einen Wunsch verweigerten, bekam er manchmal Wutausbrüche und Weinanfälle, die außer Kontrolle gerieten und zu erheblichen Spannungen in der Familie führten. Sein Vater hatte ihn öfters deshalb streng bestraft und ihm gesagt, dass er so einen Sohn nicht mag, der sich nicht kontrollieren könne. In dieser Zeit entstand ein innerer »Konfliktvermeider«, der gelernt hat, sich vor den Auseinandersetzungen mit Roberts Eltern zu schützen, um Schaden zu vermeiden. Damals war diese Verteidigungsstrategie durchaus funktional, denn sie hat Robert davor bewahrt, emotional die Kontrolle zu verlieren und dafür vom Vater bestraft und entwertet zu werden. Es war damals die beste Strategie, die Roberts Beschützer unter diesen Umständen entwickeln konnte, da Robert noch unreif war und seine Eltern sehr streng und hart reagierten oder auch Spaß daran hatten, ihn vor anderen lächerlich zu machen. Nun ist Robert erwachsen, und der Konfliktvermeider zieht sich weiterhin bei jedem Anzeichen vor Konflikten zurück und hat sich in den Jahren zu einem servilen Allen-Rechtmacher entwickelt. Dieser kindliche Wächterteil meint es sicher gut, schützt aber mit den Strategien von vor 25 Jahren. Er weiß nicht, das Robert mittlerweile über eine erwachsene Seite verfügt, die gelernt hat, von einem stabilen Ort aus erwachsen mit Konflikten und Konfrontationen umzugehen, oder zumindest es in der Therapie oder im Coaching lernen kann, damit umzugehen.

Der Konfliktvermeider meint immer noch, die Führung übernehmen zu müssen, damit Roberts Gefühle nicht einfach unkontrolliert heraushüpfen. Wenn man gelernt hat, wegen des Ausdrucks von Ärger und Wut streng bestraft zu werden, dann würden wir uns alle zurückhalten. Das alles läuft außerhalb von Roberts Bewusstsein. Die Vermeidungsstrategie, die in seinem Elternhaus geholfen hatte, keine Probleme mehr mit dem Vater zu bekommen, ist jetzt dysfunktional und macht heute Probleme.

Unterschiedliche Strategien des Abwehrteams der Schützer bei psychischem Missbrauch

Im Folgenden möchte ich die Reparatursysteme der Seele beschreiben, die aufgrund von Verletzungen und Beschämungen des Kindes zustande kamen (seelischer Missbrauch) und nicht Folgen von Gewalttraumen und schweren Vernachlässigungen sind. Das ist wichtig zu unterscheiden, da wir bei dem Versuch, die Entstehung der narzisstischen Verwundungen in uns allen im Folgenden zu verstehen, eines festhalten müssen: Wir befinden uns mit meinen Überlegungen zur Choreografie der Innenteile im Bereich seelischen Missbrauchs und nicht im Feld von sexueller und körperlicher Gewalt. Um es theoretisch auszudrücken: Die verinnerlichten Elternrepräsentanzen, wie ich sie oben beschrieben habe, haben nicht das Format von bösartigen Täterintrojekten, wir finden noch keine täterimitierenden Selbst-Anteile. Zurück zu den heilsamen Copingstrategien.

Die Aufgabe des Beschützers, so hatte ich geschrieben, ist es, uns vor Schmerz und der Wiedererinnerung an einen schrecklich verletzenden Moment unserer Vergangenheit zu erinnern.

Diese Wächter sind proaktiv, das heißt, sie handeln vorausschauend, und zwar auf zwei unterschiedliche Weisen:

- **proaktive Schmerzblockierer:**
  Sie blockieren den Schmerz des »verletzten Kindes«, sodass er für uns nicht mehr spürbar wird. Dafür setzen sie »Amnesie« ein für Kindheitserfahrungen, sie schotten uns ab (Intellektualisierung), machen uns hartherzig (um Verwundbarkeit und Kummer vorzubeugen), lassen uns toll und einmalig fühlen (Grandiosität), blockieren unsere Gefühle (Gefühllosigkeit), produzieren psycho-

somatische Beschwerden, erzeugen Dissoziation, machen uns schläfrig, intellektualisieren, lenken ab, erzeugen Wut auf etwas anderes … die ganze Palette der Abwehrmechanismen, wie sie von Anna Freud (2006) schon im Jahre 1936 beschrieben wurde. Sie agieren als vorausplanend handelnde »Manager« in der Nomenklatur von Richard Schwartz.

- **proaktive Umgestalter:**
  Sie versuchen die äußeren Umstände im Leben des Menschen so umzugestalten, dass nichts geschieht, was Schmerz auslösen könnte, d.h., sie verhindern, dass durch einen äußeren Anlass das »Verletzte-Kind-State« getriggert werden könnte, schon im Vorfeld. Sie versuchen den Kontakt zu anderen Menschen auf das Nötigste einzuschränken, verstärken Selbstwertzweifel in Kombination mit den entwertenden Eltern-Introjekten der Achse 1, erzeugen Symptome usw. Ziel ist die Schaffung einer stressfreien Umgebung, in der eine Pseudo-Sicherheit angestrebt wird: effektiv kostet es das Individuum aber einen hohen Preis.

Im Laufe des Lebens lernen wir immer wieder Neues kennen und erweitern unseren Horizont und die Fähigkeit, mit schwierigen Situationen umzugehen. So erweitert sich auch unsere Möglichkeit, auf alte und neue Verletzungen zu reagieren. Die Wächter, die sich dann zusätzlich ausbilden, nenne ich nach Jay Earley (2010) die **Protektoren.** Diese stelle ich Ihnen nun vor, wenn ich die Achse 4 bespreche.

Ein Satz vorweg: Diese Protektoren-Wächter stellen eine Erweiterung des Drama-Dreiecks dar, indem ich die zeitliche Dimension berücksichtige. Je nach Lebenszusammenhang und Reife eines Menschen können im Laufe des Lebens verschiedene »Retter« zur Schmerz- und Leidvermeidung entstehen. Das, was es zu schützen gilt, der Teil, der den Schmerz der Verletzung in sich trägt, habe ich das »verletzte Kind« oder einen verletzten inneren Kindzustand genannt. Diese verschiedenen Mitglieder des Abwehrteams können sich ergänzen oder auch bekämpfen, was dann zu den sog. Polarisierungen im System führt. In Abbildung 3 habe ich die Protektoren nicht eigens eingezeichnet, sie sind aber Teil des Schutzsystems (Retter), und ich beschreibe sie nun in der Achse 4.

Achse 4: Die Protektoren-Opfer-Achse

Im Laufe der Jahre haben sich nun aber auch noch weitere innere Protektoren und Schützer gegen die Dominanz des ewigen Saboteurs, inneren Kritikers oder Destruktors der Achse 2 herausgebildet, die dem Patienten oft wie nervige Innenbewohner erscheinen und Leid verursachen. Auch ihr Ziel ist es, das Verletzte-Kind-Ego-State zu schützen. Jay Earley und Bonnie Weiss (2010) nennen das »Inner Defender«, die inneren Verteidiger oder auch Protektoren. Wenn man die Einteilung von Richard Schwartz verwendet, gehören sie ebenfalls zu der Gruppe der Manager wie auch die oben beschriebene Wächtergruppe der Achse 3. Der einzige Unterschied zu den Wächtern ist, dass sie **reaktiv und zeitlich nachgeordnet** entstehen, sozusagen als Anpassungsprozess auf die Spannung, die ständig zwischen Opfer und »Wächter/Schützer« im inneren System herrscht.

Davon sind mir fünf immer wieder begegnet, die ich exemplarisch erwähnen möchte:

- **Der innere Fürsprecher** – das ist ein Teil, der versucht, gegen den Wächter/Schützer der Achse 3 Gegenargumente zu finden. »So schlimm ist es doch auch nicht … jeder braucht eine Chance … es wird schon klappen« usw. Seine Chancen, dass er gegen den inneren Kritiker gewinnt, sind kurzfristig eher niedrig anzusetzen … sonst gäbe es ja das Problem nicht.
- **Das ressourcenreiche Ego-State:** Letztlich geht es hier um eine innere Stärke, eine Ressource, die gegen das aversive, unwillkürliche Erleben der inneren Anteile der Achse 2 und Achse 3 eingesetzt werden kann. Dieser Ressourcenteil ist kurzfristig gut wirksam, aber nicht nachhaltig, da ja die gute Absicht, die im Symptom, der Charaktereigenschaft – sprich dem lästig erlebten Wächteranteil – steckt, auf diese Weise zur Lösung nicht genutzt wird.
- **Der innere Rebell** – wenn der Dementor in Form eines sog. Täterintrojektes bei traumaassoziierten Erfahrungen zu stark und zu ausdauernd drängt, dann kann das Ganze plötzlich in Trotz und Verweigerung umschlagen, auch wenn das manchmal selbstdestruktive Züge bekommen kann. »Jetzt habe ich überhaupt keine Lust mehr … die können mich mal alle!« Diese letzte Bastion der Autonomie ist verständlich, führt aber in eine Art Bürgerkrieg mit

dem Wächter, der wie ein Täter/Kritiker oder Verfolger erlebt wird.

- **Der Stolz:** Die Anwürfe werden gemildert, indem ein Teil ständig auf die Erfolge, das Können und die Bewunderung durch andere hinweist. Das wirkt manchmal ziemlich übertrieben, und solche Menschen erscheinen uns, als hätten sie wenig realistische Selbsteinschätzung – dabei sind sie nur verzweifelt bemüht, gegen die gnadenlose innere Stimme des Gewissens etwas halbwegs Gutes zu setzen. Dies werden wir vor allem bei Menschen wiederfinden, deren Selbstwertentwicklung in der frühen Kindheit nachhaltig durch übergroße Frustration und grenzenlose narzisstische Überforderung beschädigt wurde.
- **Der Ankläger:** Eine letzte Instanz, die noch gegen gnadenlose innere Kritiker und Täterintrojekte aufgeboten werden kann, ist der Ankläger. Er ist in seinem Denken ganz rigoros und extrapunitiv: nicht ich bin schuld, sondern immer die anderen; dass die Forderungen des Introjektes nicht erfüllt wurden, liegt nicht an dem Inhalt der Forderung und auch nicht an der Person an sich, sondern am Umfeld, der Welt als solcher und dem Wetter im Besonderen. »Dass ich die Diplomarbeit nicht perfekt abliefern konnte, hat nicht an mir gelegen, sondern an dem Professor, der eine so schlechte Vorlesung gemacht hat – weil er nie Zeit hat und ständig in der Weltgeschichte rumgondeln muss …«

Am Beispiel der Patienten mit heftigen inneren Kritikern (innere Kontrolleure, Perfektionisten, Antreiber, Allen-Rechtmacher und Verurteiler) habe ich einige von den Protektoren ausführlicher beschrieben (Peichl 2014). Ich nenne sie hier an dieser Stelle zur besseren Unterscheidung die **Protektoren-Wächter:** das sind – wie bereits gesagt – im Lauf der Entwicklung eines Menschen weiter ausdifferenzierte Wächteranteile, die spezifische Funktionen erfüllen – je nach Alter und Erwerb von Lebenserfahrung. Sie können die proaktiven Wächter der Achse 3 unterstützen oder sich auch gegen sie polarisieren.

Der Notfallplan

Dann gibt es aber noch eine andere Gruppe von inneren Schützern, die eine sehr rustikale und kompromisslose Art haben zu verteidigen, indem sie eine Notfallreaktion aktivieren und das ganze innere System betäuben oder »herunterfahren«.

- **Feuerkämpfer-Wächter:** Diese reaktiven Wächter, die mit brachialer Gewalt zu verhindern suchen, dass die schmerzliche Wunde einer Verletzung, einer Kränkung, eines Verlassenwerdens usw. ins Bewusstsein steigt, nennt Richard Schwartz die »Firefighter« oder Feuerkämpfer. Wenn die verletzten Kind-Anteile drohen bewusst zu werden und das System mit Bildern, Gefühlen von Schmerz und Selbsterniedrigung in Gefahr ist, überschwemmt zu werden, dann reagieren die Feuerwächter kraftvoll und automatisch impulsiv oder lassen das Individuum zu Drogen und anderer Stimulation greifen, um einen anderen »State of mind« zu erzwingen.

So kann es geschehen, dass verschiedene Wächterteile in unterschiedlichen Lebensabschnitten entstehen, die sich zum Teil ergänzen oder gegeneinander kämpfen und eine Art inneren Bürgerkrieg führen. Es ist verständlich, dass Patienten Wächter, die mit viel Strenge und Druck arbeiten, wie eine Art »Täter« im Inneren erleben, der mundtot gemacht und in örtlicher Betäubung in der Therapie herausoperiert werden soll. Es ist dem Therapeuten vorbehalten, dem Patienten zu zeigen, dass auch diese Seiten eine gute Absicht verfolgen und versuchen, das System zu stabilisieren. Davon später mehr. All diese Teile auf der inneren Bühne könnte man nun das Drama-/Trauma-Dreieck im Selbstsystem nennen – alle im Tanz vereint nach dem Titel der Choreografie: »Wir alle sind gekommen, um zu helfen.«

Das gesamte Abwehrsystem der Wächter zeigt Abbildung 4 auf Seite 62.

Art der Wächter	Name	Funktion	Methoden
Proaktiv – sofort			
	Schmerzblockierer	Sie blockieren den Schmerz des »verletzten Kindes«, sodass er für uns nicht mehr spürbar wird	▪ Intellektualisierung und Rationalisierung ▪ Ungeschehen machen ▪ Symptombildung ▪ Gefühle der Grandiosität
	Umgestalter	Sie versuchen die äußeren Umstände im Leben des Menschen so umzugestalten, dass nichts geschieht, was noch Schmerz auslösen könnte	▪ Schaffung einer stressfreien Umgebung ▪ Einengung des Entwicklungs- u. Bewegungsspielraums
Proaktiv – später: Protektoren			
	Innerer Fürsprecher	Systemausgleich	Findet gute Argumente gegen die Verurteilung
	Ressourcenreiche Ego-States	Systemausgleich	Stärkt das Selbstvertrauen und den Selbstwert
	Innerer Rebell	Systemausgleich	Verweigert sich dem Druck
	Der Stolz	Systemausgleich	Flucht in Überlegenheit
	Der Ankläger	Systemausgleich	Schuldzuweisung nach außen: extrapunitiv
Reaktive			
	Die Firefighter	Notfallreaktion	Alkohol – Drogen – Selbstverletzung usw.

Abbildung 4: Das Abwehrsystem der Wächter

7 Der Systemorganisator und das Zusammenspiel der Teile

Systemorganisatoren in größeren Unternehmen planen und gestalten selbständig komplexe Organisationssysteme, entwickeln Organisationsstrategien und koordinieren Aufgaben im Gesamtbereich der Organisation unter Berücksichtigung der Belange des Unternehmens.

Diese Aufgaben müssen nach meiner Überzeugung auch von Strukturen im inneren System wahrgenommen werden, um die einzelnen Selbst-Anteile zusammenzuhalten und ein Gefühl der Kohärenz im Selbstsystem zu erzeugen. Dieser Teil im System wurde von Gunther Schmidt in seinem hypno-systemischen Modell das »Steuerungs-Ich« oder die »steuernde Instanz« genannt, die Transaktionsanalyse nennt es den »Erwachsenen-Ich-Zustand«, Frido Schultz von Thun in seinem Modell den »Häuptling« oder den »Chef«. Auch wenn es in meinem hypno-analytischen Ego-State-Modell viele Ähnlichkeiten und Überschneidungen mit den eben genannten Konzepten gibt, so unterscheidet sich mein Ansatz doch von einem noch nicht genannten Modell an diesem besonderen Punkt sehr deutlich: dem sog. »wahren Selbst« der IFS[12] von Richard Schwartz. Für mich ist das »Erwachsenen-Ich« oder »Alltags-Ich« ein Ego-State wie die anderen auch mit einer Spezialisierung in Systemsteuerung, Selbstreflexion, Einfühlung und Handlungsplanung. Es entspricht dem, was Gerald Hüther in seinen Büchern über die Funktion des präfrontalen Kortex, des Frontalhirns des Menschen, schreibt: »Ohne Frontalhirn kann man keine zukunftsorientierten Handlungskonzepte und inneren Orientierungen entwickeln, kann man nicht planen, kann man die Folgen von Handlungen nicht abschätzen, kann man sich nicht in andere Menschen hineinversetzen und deren Gefühle teilen, auch kein Verantwortungsgefühl empfinden. Unser Frontalhirn ist diejenige Hirnregion, in der wir uns am deutlichsten von allen Tieren unterscheiden.« (G. Hüther 2013, S. 42) Das Gehirn reift von hinten unten (Hirnstamm) nach vorne oben, und somit ist der präfrontale Kortex die jüngste Errungenschaft in unserer Hirnentwicklung. »Der frontale Kortex ist phylogenetisch der jüngste Teil des Neokortex. Es wurde immer wieder vermutet, dass die ›höchsten‹ integrativen Leistungen, die der Mensch auszuführen vermag,

12 IFS steht für »innere Familiensystem-Theorie« (Internal Family Systems Therapy).

durch diesen Teil des Kortex gesteuert und kontrolliert werden.« (Kammer und Karnath 2006, S. 496)

Dieses Ego-State-Verständnis des Systemorganisators ist eigentlich ganz sachlich, nüchtern, neurobiologisch und funktional und weit von der Dimension entfernt, die Schwartz für das »wahre Selbst« postuliert. »Wir haben alle einen Kern, der unser wahres Selbst ist, unsere spirituelle Mitte. (…) Verbunden ist das Selbst mit jenem tieferen Wesensgrund, von dem die spirituellen Lehrer sprechen und der manchmal ›Gott‹ genannt wird«, schreibt ein Schüler von Richard Schwartz (J. Earley 2014, S. 46). Dass es so eine Inneninstanz in unserem Selbstsystem zusätzlich auch noch gibt, kann ich mir gut vorstellen – ob sie aber den genannten Ich-Zuständen übergeordnet ist oder nur ein weiteres hoch spezialisiertes Ego-State ist, kann ich im Moment nicht entscheiden.

An diesem Punkt will ich mich von der klassischen Ego-State-Theorie, wie ich sie von John Watkins und seinen Schülern gelernt habe, abgrenzen: Das Alleinstellungsmerkmal der Ego-State-Therapie ist es, dass es unendlich viel Ego-States gibt und scheinbar keine Hierarchie – keinen inneren Teamleiter. In der Therapie hat sich die Imagination einer steuernden Innenperson für mich bewährt, die eine Geschäftsordnung vorgibt und auch darauf achtet, dass keiner im System zu kurz kommt, aber auch keiner bevorzugt wird. Diese Struktur kann integrierend wirken, um die Kooperation im System besser zu machen und damit das Problemlöseverhalten zu optimieren. Außerdem weiß man von Organisationen und Gruppen, dass diese am besten funktionieren, wenn sie eine flache Hierarchie und eine koordinierende Leitung besitzen – basisdemokratische Prozesse sind zwar wünschenswert, aber verbrauchen, um zum Konsens zu kommen, zu viel unnötige Energie und Ressourcen. Über die Nachteile des basisdemokratischen Führungsstils: »Ein Nachteil ist, dass die Entscheidungsgeschwindigkeit eventuell verlangsamt bzw. verzögert wird, da Mitarbeiter ausreichend informiert werden müssen, viele Köpfe Ideen produzieren und Mitarbeiter hinreichend qualifiziert sein müssen.« (Wikipedia) Und genau für diese Endlosdiskussionen, wie ich sie noch aus den Wohngemeinschaften der 70er-Jahre kenne, hat das Gehirn keine Zeit – es muss schnell reagieren und den Ego-State vorschicken, der das Problem am besten lösen kann.

Bei Richard Schwartz haben wir ein klar gegliedertes Modell von

Ego-States (Exil, Manager, Firefighter) und ein »wahres Selbst«[13], mit einem Selbst in Führung in Bezug auf die Teile. Andere Teilemodelle mit einer hierarchischen Struktur zwischen dem Selbst und den Teilen sind

- Das »Innere Team« von Schulz von Thun, mit einem Oberhaupt, Chef, Häuptling und den Teamspielern (Schulz von Thun 1998, 2004)
- »Das innere Parlament« bei Gunther Schmidt (2013)
- Die Theorie der »Psychosynthese« von Roberto Assagioli mit einem »Higher Self« und den »Subpersonalities« (Dönges; Brunner Dubey 2005)
- Die »Transpersonale Psychologie« von Ken Wilber mit dem »Transpersonalen Selbst« und den Parts, den »Subpersonalities« (Wilber K. 2000)
- Das Teilemodell von Kate Cohen-Posey, mit einer sehr detailliert ausgearbeiteten Hierarche des Selbst (= Vorstand) mit 4 Unterabteilungen (»corporate self«), einer Geschäftsführerebene (rollenabhängigen Teilen) und der Mannschaft der Kind-Anteile und von außen aufgenommenen Introjekten (Cohen-Posey 2008).

Nach meinem Verständnis braucht es in jedem inneren System einen Systemorganisator, wie immer man ihn nennen mag. Neben kindlichen und jugendlichen Ich-Zuständen jeden Alters gibt es sicher auch erwachsene Ich-Zustände, die aus den Erfahrungen im Umgang mit erwachseneren Themen, wie zielorientierte Planung der Berufsfindung und Start einer Ausbildung, der Partnersuche und Kindererziehung, die dazu reiferen kognitiven Hirnfunktionen nutzen. Damit werden diese sich bevorzugt zur schnellen Anpassung und Adaptation im Leben durchsetzen. Ich glaube auch nicht, dass die Ego-State-Bildung weitgehend in der Kindheit abgeschlossen ist, wie einige meiner Kollegen aus der Teiletherapie behaupten. Durch Nutzung der höheren mentalen Fähigkeiten entsteht automatisch so etwas wie ein erwachsener Ego-State, das die Funktionen des präfrontalen Kortex nutzt, um seine Funktion zu erfüllen. Irgendwie hat Watkins in seiner Theorie die Existenz eines Systemorganisators auch geahnt, auch wenn er die Existenz eines Erwachsenen-Ich-Zustands, so wie es ihn in der Transaktions-

13 Das »Selbst« ist bei Schwartz kein Ego-State.

analyse gibt, ablehnt. Aber unter einem anderen Namen findet sich etwas, das dem ähnlich ist, er nennt es »der objektive Beobachter«. »Manchmal finden wir Zugang zu einem nicht emotionalen Teil der Persönlichkeit. Er ist weise; er urteilt nicht; er hat Informationen hinsichtlich der inneren Landschaft; und er kann für den Therapeuten eine große Hilfe sein. Obwohl er nicht emotional ist, ist ihm der Erhalt des gesamten Systems wichtig, er ist daher wohlwollend gesinnt und bewirkt Gutes. Seine innere Funktion ist das Beobachten.« (Watkins 2003, S. 148–149)

Welche Eigenschaften werden in der Literatur dem Erwachsenen-Selbst zugeschrieben? Nach Günther Mohr (2001) findet sich:

- Es ist sachlich – hat also eine Funktion; es zeigt einen Ausdruck nach außen (kontextbezogen) und nach innen (Innerer Beobachter).
- Es hat etwas mit unserem Denken zu tun.
- Es filtert Reaktionen und Impuls der kindlichen Zustände und der Introjektionen (so wie im Strukturmodell der Psychoanalyse).
- Es kommuniziert die innere Dynamik zwischen den Teilen nach außen und setzt es in funktionale Ausdrucksqualitäten um.
- Es hat etwas mit Erwachsenwerden zu tun, mit verbessertem Realitätsbezug, mit realitätsgerechter Befriedigung von elementaren Bedürfnissen. Damit ist es kontextabhängig und verändert sich je nach Realitätskonstruktion.
- Es »fasst die heute realen (oder möglichen) Ich-Zustände, die die Person bildet, zusammen« (Bernd Schmid 1986, S. 12). Dann wäre es so was wie das Kern-Selbst bei Watkins?
- Es ist eine angemessene, erwachsene Reaktion auf die Gegenwart ohne zu viel »neurotische« Beimischung durch kindliche Anteile.

So viel zu dem Systemorganisator und seine wichtige Funktion im Zusammenspiel der Selbst-Anteile. Aber nach welchen Regeln geschieht dieses Zusammenspiel, diese Choreografie der Innenteile?

8 Grundregeln der Choreografie der inneren Selbst-Anteile

Die verschiedenen, oben erwähnten Teilemodelle beschreiben nach Rießbeck (2013), wie die biografisch entstandene Begegnung mit der Welt, die verschiedenen Erlebnisse und Verfasstheiten einer Person sich innerlich niederschlagen und sich in unterschiedlichen Lebenslagen ausdrücken. Die zentralen Fragen sind: Wie entstehen die unterschiedlichen Zustände, wie spielten sie früher zusammen und wie tun sie es jetzt? Wie bestimmen sie das, was wir Persönlichkeit nennen im Hier und Jetzt?

Für Watkins laufen bei der Entwicklung der Persönlichkeit zwei grundlegende Prozesse gleichzeitig ab: Zum einen ordnen wir aufgrund immer komplexerer Lernvorgänge immer mehr Phänomene einander so zu, dass wir sie gemeinsam verstehen; zum anderen gibt es immer genauere und klarere Unterscheidungsmöglichkeiten – das ist mit Differenzierung und Integration gemeint. So entstehen Ego-States nach Watkins nach den drei bekannten Mechanismen: normale Differenzierung, Introjektion der wichtigen anderen, Reaktion auf ein Trauma. Immer dann, wenn die vorhandenen States nicht ausreichen, um die Bewältigung einer Herausforderung zu gewährleisten, entsteht etwas Neues.

Ich-Zustände werden als Innenpersonen erlebt, sie haben ihre jeweils eigene Geschichte, Eigenschaften, Wahrnehmungsmodi und Affekte – aber nur eine begrenzte Rolle und Funktion im Gesamtsystem. Im Fall der Dissoziation ist ihre Dynamik von Differenzierung und Integration gestört. Auch innerhalb der Ego-States, schreibt Rießbeck (2013), kann die Besetzung mit Ich- oder Objektenergie[14], die normalerweise ausbalanciert ist, gestört sein. Watkins begreift Dissoziation als ein Kontinuum von Alltagstrance bis pathologische Dissoziation, und dies entspricht mehr der Auffassung von Morton Prince und W. James, aber nicht der von Pierre Jane (1859–1947), d.h. der Pariser Schule um Jean-Martin Charcot (1825–1893).

Die hypno-analytische Teiletherapie hat ein paar Grundannahmen, ein paar Regeln – sie ist weniger eine eigene Therapieschule als ein Denkprinzip, ein polypsychisches Denken in Innenteilen.

---

[14] Die Watkins favorisieren ein Energiemodell, das noch aus der Frühzeit von S. Freud herrührt – heute etwas altersschwach.

- Ego-States oder Ich-Zustände werden dynamisch gesehen: sie können lebenslang entstehen; wenn die »Stammmannschaft« nicht ausreicht, entstehen neue.
- Die Grundhaltung ist die einer Ressourcenposition: Alle kommen, um zu helfen, kein Teil kann entfernt werden.
- Die eigentliche Pathologie eines Menschen liegt nicht im Ego-State. Sie entsteht, wenn sich Teile vom Kontakt und der Kommunikation mit anderen fernhalten oder ferngehalten werden – Kompartimentierung von Erfahrung –, eine Form der Dissoziation.

Obwohl bei Watkins die Teile nicht – wie beim IFS von Schwartz – nach ihrer Funktion gruppiert werden, habe ich dieses basisdemokratische Prinzip in meinem Verständnis erweitert und eine hierarchische Struktur eingeführt, indem ich ein Erwachsenen-Selbst als Systemsteuerung postuliert habe (siehe oben). »Die einzig steuernde Instanz in diesem Modell ist die Gruppe der gemeinsam aktivierten States. Allerdings zeigt sich in der Praxis, dass die Ego-State-Therapie zweckmäßigerweise von einer kompetenten Jetzt-Persönlichkeit, die die Führung der inneren Mannschaft innehaben soll, ausgeht.« (Rießbeck 2013, S. 42)

Ziel einer Teiletherapie nach meinem Verständnis ist es, die ganz individuellen Bündnisse der Teile untereinander zu beschreiben und diese schrittweise hin zu mehr Transparenz, Flexibilität und Freiheitsgraden zu verändern. Dazu muss der Therapeut die individuelle Dynamik des inneren Systems seines Patienten kennenlernen und den Patienten motivieren, seinen Teilen gegenüber eine achtsame, freundliche, nicht verurteilende und nicht bewertende Haltung einzunehmen.

Folgende Grundannahmen wurden in meinem Teilekonzept aus der Hypnotherapie von Milton Erickson übernommen:

- Es gibt alltagszugängliche und dem Alltagsbewusstsein entzogene States (zu Letzteren ist der Zugang nur in Hypnose möglich).
- Das Unbewusste ist »weise«, kreativ und hält potentiell alle Lösungen bereit, die ein Mensch braucht, um sein Leben selbstbestimmt zu gestalten.
- Positive Ich-Zustände können neu geschaffen werden – innere Helferfiguren, ähnlich den Archetypen von C. G. Jung, können in der Imagination kreiert werden.
- Es gibt eine Instanz, die für eine gefühlte Kern-Identität zuständig

ist: das sog. »Kern-Selbst« nach John und Helen Watkins – ein konstantes Set von Erfahrungs- und Verhaltensmustern, die ein konsistentes Selbst- und Weltbild gewährleisten. Oder das Kern-Selbst ist die Summe aller Ressourcen, Fähigkeiten und Ziele, die uns wichtig sind, es kann sich selbst wahrnehmen und reflektieren – damit schlage ich eine Brücke zum Inneren Beobachter und Inneren Ratgeber von Claire Frederick.

- Ego-States können nicht abgeschafft oder eliminiert werden; sie können reifen und sich verwandeln.
- Aus der hypno-systemischen Therapie von Gunther Schmidt: Problem wie Lösungen sind selbst gewebte Teppiche unterschiedlicher Muster, es gibt keine symptomtragende States oder kranke Persönlichkeitsanteile an sich. Das eigentlich kompetente innere System ist nur durch eine Problemtrance unter Druck geraten und zeigt kontextabhängig Reaktionsmuster, die von monolinear denkenden Zeitgenossen als Symptom oder Krankheit bezeichnet werden. Schmidts Art der Teiletherapie ist ein ökologischer Ansatz, wobei die gegenseitige Beeinflussung der Teile wichtiger ist als die Verfasstheit jedes Teils für sich. »Und diese Aufstellung des inneren Systems wird bei jeder Anforderung der Gegenwart neu konstruiert.« (Rießbeck 2013, S. 51) Therapie ist das Umfokussieren von einer Problem- zu einer Lösungstrance.
- Zu den Grenzen zwischen den Teilen. Die Watkins haben eine organismische Idee: Die Inhalte der States werden durch eine virtuelle Membran getrennt, die Austausch erlaubt, aber auch Abgrenzung. Die Grenzen zwischen den States liegen in einer nicht geteilten oder nicht teilbaren Sinneserfahrung. Genetisch ältere Teile haben eine Zeitgrenze zu jüngeren Teilen. Selbst-Anteile, die auf sprachliche Verarbeitung ausgerichtet sind, haben eine Grenze zu averbalen oder sensumotorisch organisierten Teilen.
- Thema »Integration«: Die Choreografie zu verstehen, dient der Integration der Innenteile oder zeigt den Stand der Integration, zwischen Rigidität und Chaos (Eva Polani 2014).

Das sind einige Regel-Konzepte, wie die Teile miteinander in Kontakt treten, sich abgrenzen, Muster bilden und ihre Aufgaben im Selbstsystem erfüllen. Damit möchte ich den theoretischen Teil des Buches abschließen.

Wie die Choreografie im Selbstsystem sich bei den Menschen entwickelt, die schon früh in ihrem Leben verletzt wurden und deren Selbstwertgefühl dadurch nachhaltig gestört wurde, soll nun betrachtet werden. Dabei leitet mich nur ganz im Hintergrund die psychoanalytische Theorie der narzisstischen Störung (Heinz Kohut, Otto Kernberg), wie ich sie vor vielen Jahren am Lou-Andrea-Salome-Institut Göttingen gelernt und dann als Lehrer für Psychoanalyse weitergegeben habe – sie ist aber nur noch das Hintergrundrauschen. Primär werde ich mich an Konzepten der Hypno- und Ego-State-Therapie orientieren und versuchen, Ihnen ein Verständnis für die Entstehung und möglichen Heilung der narzisstischen Wunde in uns allen zu geben.

III Die narzisstische Verletzung der Seele

1 Allgemeines

»Männliche Narzissten prahlen, Frauen wollen eher perfekt aussehen. Menschen mit krankhaft narzisstischen Zügen, die weit über ein gesundes Selbstvertrauen hinausgehen, sind oft belastend für Familie und Freunde. Und sie nerven im Job. Besonders häufig sitzen Narzissten in der Chefetage« – schreibt die Frankfurter Rundschau zum Thema »Selbstüberschätzung« am 9.10.2013. Keine gute Presse für Menschen mit dem Etikett »Narzisst« oder »Narzisstin« auf dem »Boss«-T-Shirt, eher eine Art Schimpfwort für den Drang nach Selbstdarstellung. Dabei ist das Nachmittagsprogramm der privaten Fernsehkanäle voll mit Menschen, die sich für keine Selbsterniedrigung zu schade sind, um ganz groß rauszukommen. Sie räkeln sich mit ihrem neuesten Hit – Buch – Film – Auto – Schönheits-OP auf der Coach von »Wetten dass« und reißen sich das Fußballerhemd vom muskulösen Oberkörper, wie Mario Balotelli bei seiner berühmten Macho-Jubelpose in dem Spiel Italien gegen Deutschland bei der EM 2012. Wir schauen hin und sind irgendwie gebannt, fasziniert und auch angewidert, fassungslos. Wenn wir ehrlich sind, sind wir alle von solchen Tendenzen auch nicht ganz frei. Irgendwie sind wir alle ein bisschen Narzisst.

Protzen, angeben, zeigen, was man hat, dass man besser ist und immer kann: Dieses Verhalten wird gern Männern zugeschrieben. Doch es gibt auch die Form des weiblichen Narzissmus. Dieser sei eher verdeckt und zeige sich in Perfektionismus, Leistungsdruck und einem extremen Schönheitsideal, schreibt Bärbel Wardetzki (2000).

Während narzisstische Männer sich meist als grandios empfinden, schwanken Frauen häufig in ihrem Selbstwert hin und her, zwischen Größenwahn und Minderwertigkeitskomplexen. Der Kern des männlich-offenen und weiblich-verdeckten Narzissmus sei aber gleich: Das ganze Leben dreht sich nur um die eigene Person.

Bei all den Beschreibungen des sogenannten Narzissten schwingt immer etwas Verachtung und Distanzierung mit, was darauf verweist, dass es sich um ein psychologisch schwieriges Thema handeln muss, das uns alle nicht kalt lässt. Wenn der Narzissmus die Folge von frühen Verletzungen der Seele ist, von Erfahrungen von Entwertung, Verachtung oder Vernachlässigung durch die, auf deren Liebe wir existentiell angewiesen waren, dann berührt das die Frage unseres Selbstwertes, unseres Selbstgefühls, unseres Wunsches, wertvoll und anerkannt zu sein, ganz generell und basal. Mit der Frage nach dem Narzissmus ist die Frage nach der Liebe ganz eng verbunden – von anderen geliebt zu werden und sich selbst und andere lieben zu können. Die Überzeugung von der eigenen Großartigkeit ist das eine, die innere Einsamkeit, die Unfähigkeit zur Liebe das andere, was sich schon in der Sage von Narziss zeigt. Hier frei wiedergegeben meine Version:

> In der griechischen Mythologie ist die Figur des »Narzissus« der Sohn des Flussgottes Kephisos und der Nymphe Leiriope. Der Flussgott umschlingt die Nymphe mit seinen Mäandern und schwängert sie gegen ihren Willen. Der Vater fließt weiter, und Narziss wächst mit einer alleinerziehenden Mutter auf. Die Mutter, eine eher unsichere Person, will sichergehen, dass Narziss ein langes Leben beschert ist, und lässt sich diesbezüglich von einem Seher beraten. Der meint, das sei möglich, solange Narziss sich selbst fremd bleibe bzw. sich nicht erkenne. Der Sohn wächst als ungeliebtes Kind auf und ist selbst nicht in der Lage zu lieben, sondern er ist eitel, berauscht nur von seiner eigenen Schönheit. Er weist alle Verehrerinnen zurück, darunter auch die Bergnymphe Echo. Hierauf wird er durch die Göttin Aphrodite verflucht: Er möge sich selbst lieben und niemals glücklich sein – es ist sein Schicksal, sich unsterblich in sein Spiegelbild zu verlieben. Der Sage zufolge stirbt er, als er mal wieder am See sitzt, ins Wasser schaut und plötzlich ein Blatt ins Wasser fällt und sein Spiegelbild verzerrt. Schockiert von seiner Hässlichkeit, stirbt er.

Diese und andere Göttergeschichten der griechischen Mythologie scheinen mir wie die psychiatrischen Fallbeschreibungen von seelischem Elend, Vergewaltigung, psychischem und physischem Missbrauch und Lieblosigkeit zwischen uns Menschen, die vom Verfasser der Geschichten nur auf die Höhe des Olymp verlegt wurde – nichts Menschliches scheint den Göttern dort oben fremd zu sein.

Lassen Sie mich noch ein paar allgemeine Dinge zum Thema »Narzissmus« zusammentragen, bevor wir dann zu den Höhen der wissenschaftlichen Theorien hinaufsteigen. Erst mal assoziieren wir im psychotherapeutischen Feld Tätigen den Terminus »Narzissmus« mit Menschen mit geringem Selbstwertgefühl: Sie brauchen die Zuwendung von anderen in besonderem Maße, um sich selbst nicht abwerten zu müssen und ein Minimum an Selbstwert aufbauen zu können. Deshalb verhalten sie sich in einer Beziehung entweder so,

- dass sie sich anpassen, um geliebt zu werden (der minderwertige und depressive Narzissmus), oder
- stellen sich großartig dar, um bewundert zu werden (grandioser Narzissmus).

Hier eine Definition von Bärbel Wardetzki:

> »Narzissten sind in diesem Verständnis Menschen, die Probleme haben, ihr Selbstwertgefühl zu regulieren, und sich stattdessen in überhöhte Größenfantasien oder in die Verschmelzung mit einem idealisierten anderen retten, die auf nur wenig positiven Narzissmus im Sinne von Eigenliebe und Selbstwert zurückgreifen können und die im übersteigerten Maße auf äußere Bestätigung angewiesen sind, um sich wert zu fühlen.« (2013, S. 25)

Wie wir schon gesehen haben, scheint das Grundthema des Defizits an Selbstliebe und Selbstwert in zwei Variationen aufzutreten. Das soll das Thema des nächsten Abschnittes sein.

2 Zwei narzisstische Typen oder Reaktionsmuster

Wir hatten gerade gesagt, dass Menschen mit schlechtem Selbstwertgefühl sich ständig beweisen müssen, gut, klug, anerkannt, schön usw. zu sein. Deshalb versuchen sie ihr narzisstisches Defizit durch Zuwendung, Anerkennung, Erfolg, Beliebtheit und Status auszugleichen. Wenn sie geliebt werden, zweifeln sie, ob diese Liebe, diese Anerkennung echt ist.

In der psychoanalytischen Literatur (z. B. Otto Kernberg) werden zwei narzisstische Typen oder Reaktionsmuster bei Menschen unterschieden:

1. **Der offene (oder grandiose, unbeirrte und dickhäutige) Typus**
   Er ist der Macher, hört kaum zu, wenn andere etwas sagen.
   Charakteristisch ist: Dominanzstreben, Misstrauen, Arroganz, Aggressivität, Egozentrismus, Überheblichkeit, geringe Empathie – meist männlich. Die grandiosen Narzissten halten eigentlich auch nicht viel von sich, überdecken den Mangel aber durch Großspurigkeit und versuchen sich einzureden, sie seien super. Sie erlauben sich die Selbstzweifel gar nicht und projizieren sie auf andere. Diese sind dann dumm, unzulänglich, sie selbst aber überlegen.
2. **Der verdeckte (oder minderwertig-depressive, hypervigilante, dünnhäutige) Typus**
   Hört genau zu, um sofort Ablehnung und Kritik zu hören; höchst sensibel gegenüber anderen, vermeidet es, im Zentrum zu stehen.
   Charakteristisch ist: Empfindlichkeit, Gehemmtheit, Depressivität, Scham, Gefühle von Demütigung – meist weiblich. Die depressiv-narzisstischen Menschen glauben nicht, dass jemand sie wertschätzt, vermuten überall Ablehnung, lassen nichts Positives für sich gelten, bzw. nur dann, wenn sie übersteigerte Erwartungen an sich erfüllen wollen. Sie müssen besser sein als alle anderen; aber sie können dieses Idealbild nicht erfüllen und fühlen sich deshalb als Versager.

Im Klinik-Alltag nannten wir Menschen mit dem grandiosen Reaktionsmuster die **kalten Narzissten** und die mit der überzogen depressiven Verleugnung die **warmen Narzissten.**

Ich hatte schon angedeutet, dass die beiden Reaktionstypen auch mit der Geschlechterrolle und den kulturellen Erwartungen an die Rolle verbunden sind. Wenn es stimmt, dass Narzissmus dann entsteht, wenn die grandiosen und die minderwertigen Seiten einer Persönlichkeit nicht integriert sind und der Mensch zwischen den beiden Polen Grandiosität und Minderwertigkeit schwankt, dann müssen wir diese Entwicklung eines sog. »falschen Selbst« in Bezug zum weiblichen und männlichen Rollenstereotyp setzen.

Während Männer mit einem durch Grandiosität geprägten Typus des Narzissmus fast zwanghaft um Autonomie kämpfen und immer befürchten, sie in der Nähe einer Frau zu verlieren, passen sich Frauen in überstarkem Maß an und hoffen dadurch Anerkennung zu erhalten. In Beziehungen reagieren sie mit Überanpassung und Aufgabe der eigenen Identität und verhalten sich symbiotisch anpassend, sind aber zur wirklichen Anpassung genauso unfähig wie der grandiose Narzisst.

Bärbel Wardetzki hat in ihrem Buch »Weiblicher Narzissmus. Hunger nach Anerkennung« (1991) die Eigenschaften des weiblichen und männlichen Narzissmus aufgelistet und sehr überzeugend beschrieben.

Beide Formen sind Ausprägungen derselben Grundstörung, die aber jeweils die entgegengesetzte Seite der Medaille nach außen zeigen: Die weibliche Seite klammert (lebt die depressive Seite aus), die männliche Seite vermeidet Kontakt (lebt die grandiose Seite). Beide verstecken die jeweils entgegengesetzte Seite in sich, zeigen sie aber nicht nach außen. Unter der grandiosen Fassade liegt die Depression und hinter der Depression die Grandiosität verborgen (zum Beispiel: Schönheitswahn). Diese unterschiedlichen Ausprägungen hängen natürlich stark mit den Sozialisationsbedingungen und der Genderproblematik in dieser, unserer Zeit und Gesellschaft zusammen.

3 Kurzer psychoanalytischer Überblick über das Phänomen des Narzissmus

Ich widerstehe an dieser Stelle einer narzisstischen Versuchung, Ihnen nun eine psychoanalytische Theorie nach der anderen im Einzelnen und bis ins Detail zu offerieren, so bestechend, geistreich und auch kontrovers sie alle auch sein mögen. Zumindest ist viel von vielen dazu geschrieben worden, und die wichtigsten Autoren finden Sie in der folgenden kurzen Zusammenstellung, die Sie für die Entstehungsgeschichte des Narzissmus sensibilisieren soll.

Sigmund Freud betrachtete Narzissmus als den Abzug der Libido von der äußeren Welt und seine Konzentration auf das Selbst. Er glaubte, dass aus diesem Grund Patienten mit einer narzisstischen Störung schwer zu behandeln seien, da sie keine Übertragung zum Psychoanalytiker eingehen würden (1914). *Otto Kernberg* (1975, 1996 a + b) schrieb in mehreren Arbeiten über die Unterschiede zwischen normalem und pathologischem Narzissmus, und er meinte, dass Patienten mit einer narzisstischen Persönlichkeit an einem pathologischen Narzissmus leiden, der sich von anderen Formen des erwachsenen oder kindlichen

Narzissmus unterscheidet. Pathologischer Narzissmus ist nicht eine Besetzung des Selbst, wie Sigmund Freud dachte, sondern eine übergroße libidinöse Besetzung einer pathologischen Selbststruktur. Dieser Narzissmus geht von einer pathologischen Ich- und Über-Ich-Struktur aus, die aus pathologischen Objektbeziehungen resultiert und der Borderline-Störung sehr nahe steht. Für *Heinz Kohut* (1973, 1979) litten Menschen mit einer narzisstischen Persönlichkeit an einem Mangel an Internalisierung von archaischen Selbstobjekten, d.h. den idealisierten Elternfiguren, und zeigen damit eine Fixierung auf einer primitiven Stufe der Selbstentwicklung. Therapie sollte bei diesem Strukturdefizit ansetzen und dem Patienten helfen, die unerledigten Entwicklungsschritte zusammen mit dem Analytiker über Hunderte von Therapiestunden nachzuholen. *James F. Masterson* (1978, 1993, 2003) schrieb, dass ein gesunder Narzissmus für eine gesunde Anpassung an die Umwelt notwendig sei; ohne ihn könnten Selbst-Repräsentanzen gar nicht mit positiven Gefühlen besetzt werden, was wiederum die Voraussetzung für ein stabiles Selbstwertgefühl, für Selbstbehauptung, einer Interessenverfolgung, Idealen und Ambitionen ist. *Stephen Johnson* (1987, 1994, 2005) spricht in seinen Originalarbeiten von 1987 von den »drei Gesichtern des Narzissmus« (S. 67) und nennt diese Seiten das »grandiose Selbst«, das »symptomatische Selbst« und das darunter liegende »reale Selbst« – alles uns bis heute sehr vertraute Begriffsbildungen. Die Liste der psychoanalytischen Autoren ließe sich noch unendlich fortsetzen, kaum jemand mit Rang und Namen, der sich nicht dazu geäußert hat.

Schon an der Stelle eine Anmerkung: Auch ich war viele Jahre von der Stimmigkeit psychoanalytischer Theorien überzeugt. Seit Autoren der Säuglingsforschung, allen voran Martin Dornes und Daniel Lichtenberg, in den Neunzigerjahren des letzten Jahrhunderts Zweifel an vielen Behauptungen über den angeblich »primär narzisstischen Säugling« anzumelden begannen, da wurde ich sehr nachdenklich[15]. Heute weiß ich besser, dass die Wahrheit, die »richtige« Erklärung eines Phänomens auch nur eine narzisstische Illusion ist. Was wir heute brauchen, sind nicht kunstvoll gedrechselte Theoriegebäude, die man voller Ehrfurcht nicht infrage stellen darf, sondern nachvollziehbare Kon-

---

[15] Siehe dazu: Martin Dornes: Der kompetente Säugling. Die präverbale Entwicklung des Menschen. Frankfurt a. M.: Fischer Taschenbuch Verlag, 2011, 13. Aufl.

zepte über ein psychologisches Phänomen, welches sich in der Praxis bewährt und veränderungsoffen ist. Mein Ziel in diesem Buch ist, den »Narzissten oder die Narzisstin« durch Komplexitätsreduktion besser für den Alltag verständlich zu machen. Lassen Sie uns deshalb nun den Bogen zur Ego-State-Therapie und zum Teilekonzept schlagen.

4 Narzissmus als Störung des Selbstwertes und die therapeutischen Möglichkeiten mittels Hypnose und klassischer Ego-State-Therapie

Auch Shirley McNeal, eine Schülerin von John und Helen Watkins, beschäftigte sich in zwei Arbeiten (2003, 2007) mit der narzisstischen Störung. Interessant für mich sind ihre Überlegungen zur Diagnose einer Persönlichkeitsstörung im Allgemeinen, die sie dem Leser als Extrakt ihrer sehr umfänglichen Literatursichtung anbietet:

Sie war in der Fachliteratur bezüglich der unterschiedlichen Persönlichkeitsstörungen immer wieder auf drei wichtige konzeptuelle Gesichtspunkte gestoßen:

1. Die Unterscheidung zwischen normalen und pathologischen Charakterzügen bei Menschen,
2. die Art der basalen Prozesse und Strukturen, auf denen die normalen und pathologischen Aspekte der Persönlichkeit beruhen, und
3. einen kategorialen[16] vs. dimensionalen Zugang zur Einordnung von überdauernden Persönlichkeitszügen und -stilen. Das führt zur Frage: Sind die extremen Symptome der Persönlichkeitsstörung die Endpunkte auf einem gedachten Kontinuum oder sind sie eigenständige pathologische Entwicklungen?

McNeal favorisiert einen dimensionalen Zugang mit einem gedachten Kontinuum – auf dem einen Pol die gesunden Charakterzüge der Persönlichkeit und auf dem anderen Pol die pathologischen Charakterzüge der Persönlichkeit. Für die Narzisstische Persönlichkeitsstörung (zur

[16] **Kategorial** bedeutet: nach dem DSM oder ICD-10 hat der Patient eine Persönlichkeitsstörung, wenn er 4 oder 5 Kriterien erfüllt, die eine Kategorie definieren. Da viele Kategorien sich überlappen, kann er mehrere Persönlichkeits-Diagnosen haben.
Dimensional bedeutet: ein maladaptiver Persönlichkeitszug ist eine Variation der normal funktionierenden Persönlichkeit.

Erinnerung: im Folgenden NPS abgekürzt) bedeutet das: die narzisstischen Stile des Verhaltens und die Symptome der NPS auf der einen Polseite des Kontinuums können durch effektive Therapie zu gesunden Persönlichkeitszügen des anderen Pols verwandelt werden; vor allem können ein gesunder Narzissmus und ein gesundes Selbstwertgefühl entwickelt werden. Das kann durch Interventionen erreicht werden, die die Entwicklung des Ich und des Selbst mittels Ego-State-Therapie tangieren.

McNeal geht davon aus, dass es ein primäres Charakteristikum der NPS ist, den eigenen Selbstwert wahrzunehmen und zu regulieren, d.h. die kognitive und emotionale Fähigkeit entwickelt zu haben, das Selbst in Bezug auf die eigene Kompetenz und den einen Wert zu evaluieren.

Gesunder Narzissmus ist ein Teil dieses realistischen Selbstwertes und meint: die Akzeptanz der eigenen Verwundbarkeit und Beschränkung als auch eine realistische Einschätzung der eigenen Stärken und Möglichkeiten. Wie sehen nun die hypnotherapeutischen Therapiekonzepte der narzisstischen Störung aus und was kann die Ego-State-Therapie nach Watkins dazu beitragen?

Therapeutisches Vorgehen

Innerhalb der klinischen Hypnose finden sich hypnotische Kurzzeit-Therapie-Interventionen zur Verbesserung des Selbstwertes und zur Schaffung eines positiven Selbst-Konzeptes. Zu nennen sind der US-Amerikaner D.C. Hammond, der im »Handbuch der hypnotischen Suggestionen und Metaphern« (1990) ein eigenes Kapitel dazu schrieb, in dem er Metaphern und Skripte beschrieb, um das Ich mit direkt und indirekt ich-stärkenden Suggestionen zu stärken. Claire Frederick und Shirley McNeal (1999) publizierten weitere Übungen und Hypnoseanleitungen in ihrem Werk »Inner Strengths: Contemporary Psychotherapy and Hypnosis for Ego-Strengthening«, und D.P. Brown (2002) stellte ein spezielles Hypnoseprotokoll zur Steigerung des Selbstwertes bei NPS in einem Tagungsreferat vor. Er hatte eine Theorie der Selbst-Anteile entwickelt und meinte, dass Patienten mit NPS nicht in der Lage seien, gute Gefühle im Inneren aufrechtzuerhalten, sich damit ständig von anderen abhängig zu machen. Die Hypnose sei ideal geeignet, die inneren positiven Gefühle zu erzeugen und auch zu erhalten, dem Frederick und McNeal in ihren Arbeiten 1999 ausdrücklich zustimmten.

Wie könnten nun die Möglichkeiten der Ego-State-Therapie aussehen, um das Ich zu stärken und reifen zu lassen:

Aus psychoanalytischer Sicht kommt ein positives Selbstwertgefühl daher, dass die libidinösen Besetzungen des Selbst die aggressiven Besetzungen übersteigen, das heißt, die positiven Selbst-Anteile sind wirksamer als die negativen. In der Sprache der Ego-State-Therapie hieße das: Die Therapie muss auf ein Überwiegen von positiven, reifen und hilfreichen Ich-Zuständen gegenüber unreifen, feindseligen und primitiven Ego-States hinarbeiten. In der Logik der Ego-State-Therapie hat jeder Teil eine protektive Funktion für das Gesamtsystem, auch wenn er als »böse« und »verfolgend« angesehen wird – Ziel der Therapie ist es, dysfunktionale und fixierte Verhaltensweisen dem aktuellen Geschehen anzupassen.

Übelwollende Ego-States (»malevolent ego states«) sind meist Introjekte von wichtigen Menschen aus dem Leben des Patienten, zu denen er schwierige und pathologische Beziehungen hatte. Ziel ist die Transformierung und Integration. Nach McNeal (2007, S. 27 ff.) kann der Therapeut als ein Übergangsobjekt in der Übertragung fungieren und so im Laufe der Zeit als ein positives Ego-State integriert werden. Die wachsende Fähigkeit des Patienten, zu diesen positiven, inneren Ego-States Zugang zu haben, sie zu halten und affektiv als hilfreich zu erfahren, ist die Basis dafür, dass die Objektkonstanz sich verbessert, um gesunden Narzissmus zu entwickeln.

Auch ich habe lange Zeit von diesem Verständnis des Ego-State-Konzeptes aus therapeutisch gearbeitet und bezog mich in meinen Interventionen in der Praxis auf die oben genannten Arbeiten, vor allem auf das bisher leider nur auf Englisch vorliegende Buch von Frederick und McNeal: »Inner Strengths« (1999).

Wie das konkret aussah und was ich noch vor ein paar Jahren meinen Patienten für den Heilungsprozess anbot, will ich an einem Fallbeispiel erläutern:

> Die 28-jährige Patientin kam Anfang 2008 zu mir und klagte darüber, dass sie sich nicht zutraue, das Leben zu meistern, ihr Selbstwertgefühl sei immer schon mies gewesen und es falle ihr sehr schwer, Wünsche äußern zu dürfen. Andere Probleme waren die Schwierigkeit, dem Ehe-

partner und dem Sohn Grenzen zu setzen und auch einmal Nein zu sagen, sie fühlte sich von der Akzeptanz und Meinung anderer abhängig. Sie kam aus einem Elternhaus mit einer eher kühlen und distanzierten Mutter und einem abwesenden Vater, der viel auf Geschäftsreise war. Schon damals versuchte sie, durch Bravsein und gute Leistung in der Schule die Aufmerksamkeit der Eltern zu gewinnen. Sie fühlte sich selbst gegenüber ärgerlich und setzte massive Selbstkritik ein, um sich zu Hochleistungen zu motivieren. In ihrem Leben war sie nur damit beschäftigt, basale Bedürfnisse zu regeln. Ihre eigentlichen Bedürfnisse und Wünsche unterdrückte sie sowohl in der Ehe als auch bei der Arbeit.

Für mich lag hier die depressive Variante einer NPS vor mit niedrigem Selbstwert, einem Leben voller kompensatorischer Leistungsansprüche an sich selbst (und heimlich gegenüber anderen), »erlernter Hilflosigkeit« und Pessimismus – sie erlebte sich meist nur im Defizit und wertete sich daher ab.

Ich schlug der Patientin ich-stärkende Methoden aus der Hypno-Therapie vor und machte sie mit den Möglichkeiten der Ego-State-Therapie nach Watkins vertraut. Meine Therapieziele zur Entwicklung eines gesunden Narzissmus und die Förderung des Selbstwertes waren:

- die positiven und hilfreichen Ego-States suchen und nutzen,
- die Teile suchen, die Symptome tragen; diese darin zu unterstützen, ihre Bedürfnisse anders als durch Symptombildung befriedigt zu bekommen – das meint es, wenn wir von Reifung eines Ego-States sprechen.
- Die Kommunikation zwischen den Teilen verbessern:
  lernen, Mitgefühl gegenüber verwundeten Teilen auszudrücken, die Funktion der kritischen und strafenden Ego-States verändern, den Zusammenhalt, die Kooperation und die Zusammenarbeit zwischen den Teilen fördern.
- Integration: ein verstärktes Wir-Gefühl fördern,
- dazu nutze ich neben der expliziten Ego-State-Arbeit ich-stärkende und selbst-beruhigende hypnotische Techniken.

Gegen diese aus psychoanalytischer Sicht ich-strukturelle Arbeit mit Verbesserung des Selbstwerterlebens ist sicher nichts einzuwenden, aber was den Einsatz von Konzepten der Teiletherapie angeht, ist sie letztlich unspezifisch. So würden wir bei jedem Symptom, jeder Diagnose vorgehen, um auf der inneren Bühne einen Kommunikationsprozess zwischen den Teilen in Gang zu setzen. In der Ego-State-Therapie nach Watkins geht es um die Arbeit an den einzelnen Teilen mit dem Ziel der Integration. Lassen Sie mich dieses Denken an einer Metapher erläutern:

Sie bringen Ihre Uhr, die nicht mehr läuft, zum Uhrmacher. Der öffnet den Deckel und prüft die einzelnen Rädchen, Schrauben und Federn. Da gibt er einen Tropfen Öl dazu, dort reinigt er vom Staub, justiert die Zahnräder, zieht eine Schraube an und tauscht vielleicht etwas aus. Wenn es gut geht, läuft die Uhr wieder. Das ist prima – aber wie die Uhr funktioniert, warum jedes Rädchen an welchem Platz ist und wieso das so sein muss, das kann er nicht erklären: Er versteht das System, die Mechanik der Bewegung nicht und somit auch nicht den Fehler.

Das genau war mein Dilemma: Ich hatte therapeutische Mittel, Bewegung auf der inneren Bühne zu erzeugen (und hoffte auf die heilende und kreative Wirkung des Unbewussten), aber ich hätte gerne verstanden, was die Welt des Narzissten im Innersten zusammenhält – frei nach Goethes »Faust« (der war sicher auch ein Narzisst). Die Ego-State-Theorie von John und Helen Watkins, in der ich ausgebildet wurde, kennt leider keine innersystemische Theorie über das Zusammenwirken der einzelnen Teile. Ich hatte Ihnen ja schon im zweiten Kapitel dieses Buches eine allgemeine Idee der Choreografie der Innenteile präsentiert und hatte dabei die Annahmen der Ego-State-Theorie um die funktionalen und um systemische Aspekte aus dem IFS von Richard Schwartz erweitert. Um das »System Narzissmus« aus teiletherapeutischer Perspektive besser zu verstehen, schaute ich jetzt über den Zaun zu den »Schematherapeuten« und »Transaktionsanalytikern«, die in den letzten Jahren dankenswerterweise Modelle des Narzissmus aus teiletherapeutischer Sicht entwickelt haben.

5 Narzissmus aus Sicht der Schematherapie

Hier fand ich, was ich suchte: ein dynamisches Modell, wie das innere System bei Menschen mit Selbstwertstörung aufgrund von Kindheitserfahrungen entstanden ist und funktionierte und welches ich mit dem

Ego-State-Ansatz der beiden Watkins hilfreich verbinden konnte. Aus meiner Sicht hat der schematherapeutische Ansatz allein durchaus seine Schwächen und bedarf einer Ergänzung durch systemisches Denken.

Nach Jeffrey Young, Janet Klosko & Marjorie Weishaar (2005) kann die Kindheitssituation von Menschen mit NPS durch vier Faktoren beschrieben werden:

- Die Erfahrung von Einsamkeit und Isolation,
- die Erfahrungen, dass von außen unzureichend Grenzen gesetzt wurden,
- das Erleben, von den primären Bindungspersonen benutzt und manipuliert zu werden, und
- eine von der Erfüllung hoher Erwartungen abhängige Bestätigung.

Diese Beschreibung der frühen entbehrungsreichen und lieblosen Kindheit deckt sich mit vielem, was wir heute in der psychotherapeutischen Literatur und der Babyforschung über die Entstehung der NPS finden. Die theoretische Basis der von Jeffrey Young entwickelten Schematherapie basiert auf dem Postulat von vier Kernkonzepten, den frühkindlichen maladaptiven Schemata, den Schemadomänen, den maladaptiven Copingstilen und den Schemamodi – diese werde ich an dieser Stelle nicht referieren, und ich verweise auf die Literatur (z. B. E. Roediger 2009 a + b, 2010). Dieses Theoriegebäude ist aus meiner Sicht überkomplex und mit seinen 18 maladaptiven Schemata, denen von Young fünf Schemadomänen zugeordnet wurden, sowie den dazugehörigen Modi verwirrend und intellektuell unflexibel. »Schematherapie ist eine Weiterentwicklung der kognitiven Verhaltenstherapie (KVT) … und zeichnet sich durch eine Integration kognitiver, emotionaler und behavioraler Methoden aus verschiedenen Therapierichtungen aus und legt einen Schwerpunkt auf die Gestaltung der therapeutischen Beziehung.« (Jacob & Arntz 2011) So weit die Werbebroschüre. Mein Hauptkritikpunkt neben der Überkomplexität der unterschiedlichen kognitiven Konstrukte ist, dass ich die Schematherapie in ihrem Ansatz defizitorientiert und monolinear finde und systemisches Denken bei der Bestimmung des Ursprungs und der Funktion eines Schemas oder Modus kaum eine Rolle spielt. Da bleibt sie dem lange überholten monokausalen Denken der kognitiven Verhaltenstherapie leider treu. Ein weiterer Punkt, zumindest bei Eva Dieckmann (2011), ist, dass die geläufige Unterscheidung zweier narzisstischer Reaktionstypen – offener vs. verdeckter Narzissmus – im Konzept der Schematherapie nicht genau unterschieden wird und mit »narzisstisch« immer nur der grandiose, exhibitionistische Narzisst gemeint ist. Im Sinne der von mir in der Einleitung erwähnten Komplexitätsreduktion versuche ich nun, die Teile des schematherapeutischen Konzeptes, die mich überzeugen, zu verbinden mit dem bewährten Ego-State-Konzept, um damit zu einem praktikablen und ressourcenorientierten Ansatz zu gelangen.

Dass der Begriff »Modus« und der von mir eingeführte Terminus »Ego-State« fast Identisches meinen, geht aus dem Zitat von Eva Dieckmann (2011) hervor: »Ein Modus – in Ähnlichkeit zum Ego-State-Konzept psychodynamischer Modelle – stellt einen zu einem bestimmten Zeitpunkt dominierenden und per definitionem vorübergehenden Affektzustand oder eine Seite der Persönlichkeit eines Menschen dar, der Denken, Fühlen und Handeln bestimmt. Er umfasst als ›Paket‹ Schematrigger, Schemata und Bewältigungsstrategien, die zu einem gegebenen Zeitpunkt in einer Person dominieren.« (S. 36) Diese Modi sind bei jedem Menschen zu beobachten und erstrecken sich auf einem Kontinuum zwischen den Polen funktional (= gesund) und dysfunktional (= pathologisch). »Ein psychologisch gesundes Individuum kann die verschiedenen Anteile seines Selbst integrieren und ein Identitätsgefühl aufrechterhalten.« (Dieckmann 2011, S. 35 – 36)

Der **einsame Kindmodus** (entspricht dem einsamen Kind-Ego-State) speist sich aus der schmerzlichen Erfahrung, dass zentrale Bedürfnisse durch die Eltern nicht befriedigt wurden. Das Kind erlebt *emotionale Entbehrung* (spürt emotionalen Mangel, fühlt sich missverstanden, um Liebe betrogen, leer, unsichtbar und ungeliebt) und leidet an *Unzulänglichkeit/Scham* (fühlt sich minderwertig, schlecht, leidet an chronischem Gefühl der Scham). Die Forderungen und Entwertungen von kühlen, distanzierten und meist überfordernden Eltern werden im »Modus des fordernden Elternteils« abgebildet.

Dieser einsame Kindmodus ist unerträglich und soll als Erwachsener nie wieder erlebt werden müssen. Er war in der Kindheit schon unerträglich und wurde dort nur mittels einer Kompensation, einer kreativen Überlebensstrategie gemeistert.

Kompensation 1: narzisstische Selbsterhöhung = Grandiosität

Diese Kompensation ist das bei der NPS zentrale Schema der Anspruchshaltung oder Grandiosität. Die Patienten fühlen sich nicht mehr entwertet oder beschämt, sondern empfinden sich als etwas Besonderes, einer Elite zugehörig, mit eigenen Rechten und Privilegien ausgestattet. Die Schematherapie nennt das den Modus der Selbsterhebung, d.h. den ständigen Versuch, Überlegenheit zu demonstrieren – ein Modus, in dem sich Patienten mit grandioser NPS die meiste Zeit befinden, um eine Regression in den einsamen Kindmodus zu verhindern.

Beispiel Jan:

Jan zeigt sich in fast jeder Beziehung zu anderen als jemand, der ständig konkurrieren muss, und neigt dazu, andere abzuwerten und manchmal auch zu bekämpfen. Er fühlt sich dann den anderen überlegen und wird von seinem Gegenüber oft als arrogant und kühl distanziert erlebt. Jan erlebt dieses Verhalten fast wie einen inneren Zwang, den er nicht kontrollieren kann, und ist häufig beschämt, wenn es ihm wieder passiert ist. In der Therapie meint er, dieses Verhalten passe eigentlich gar nicht zu ihm, er wolle doch ein geschätzter und toleranter Gesprächspartner für andere sein. Er sucht in der Therapie nach einer Möglichkeit, diese sog. »arrogante Seite« wegsperren oder gar vernichten zu können. Als ich mit diesem Innenteil von Jan sprach, wurde uns klar, dass dieses »Grandiositäts-Ego-State« ihn seit Jahren vor dem Wiedererleben von Minderwertigkeit und dem Gefühl der Unterlegenheit schützt und ihm hilft, sich wertvoll, stark und wichtig zu fühlen. Die einzige Strategie, die diese Seite dafür kannte, war, sich über andere zu erheben. Hinter dieser Sehnsucht nach Grandiosität fanden wir einen kleinen beschämten Jan, der von seinen Eltern immer gehört hatte, er sei nichts wert und als spät Geborener nach der älteren Schwester eigentlich nicht mehr nötig gewesen – eine Art peinlicher Betriebsunfall.

Kompensation 2: Der Modus der distanzierenden Selbstberuhigung

Die Entwicklung des grandiosen Selbst-Anteils hat ja nur Sinn, wenn er in Beziehung zu anderen eingesetzt wird: Es geht immer darum, einen anderen davon zu überzeugen, »dass ich doch etwas wert bin!« Hierfür werden Aggression und Feindseligkeit eingesetzt, wenn Mitmenschen seine Bedürfnisse nicht erfüllen, auch Dominanz und Tyrannei, um andere unter Kontrolle zu halten, und ein ständiges Konkurrieren, ein Streben nach Macht und Perfektion – das ist typisch für grandiose Narzissten.

Aber wenn niemand zur Manipulation und Ausbeutung anwesend ist, um das Ego aufzufüllen? Was tun, um dieses schrecklich verhungerte Kind im Inneren nicht spüren zu müssen? Dafür hat Jeffrey Young den Begriff der »distanzierten Selbstberuhigung« oder den Modus des distanzierenden Beschützers gefunden. Die Patienten mit NPS widmen sich Aktivitäten, die sie auf irgendeine Weise beruhigen oder von ihren Gefühlen ablenken, um ja nicht in den Ego-State des »einsamen Kindes« zu regredieren. Zu nennen sind: Arbeitssucht, Drogenkonsum, Alkoholkonsum, Internetpornografie, gefährliche Sportarten, Computersucht, Dauertelefonieren usw. All diese Aktivitäten sollen helfen, Gefühle von Leere und Wertlosigkeit zu vermeiden.

Beispiel Hans:

Normalerweise hat Hans als Immobilienmakler eine 60-Stunden-Woche und ist gut ausgelastet, wie er sagt. Wenn er am Wochenende einmal nicht arbeitet, befürchtet er, sehr schnell in eine Phase des Grübelns und depressiver Verstimmungen abzustürzen. In letzter Zeit bemerkt er die Zunahme einer Gereiztheit und Unzufriedenheit, die er, wenn er allein ist, mit verstärktem »Pornogucken auf you-porn« und mit Alkoholtrinken versucht zu überdecken. Obwohl er sich eigentliche Kontakte zu Frauen wünscht, schreckt er vor einer realen Begegnung zurück und surft lieber stundenlang im Internet bei »Elite-Partner« und gibt sich Fantasien von einer Traumfrau hin. Am Montag ist er häufig froh, wieder arbeiten gehen zu können. Auch in der Kindheit, so erinnert sich Hans, habe er oft stundenlang selbstvergessen in seinem Kinderzimmer gesessen und mit den Modellflugzeugen gespielt. Nach draußen auf die Straße zu gehen, seine Schulfreunde zu besuchen, traute er sich nicht, da er ihren Spott fürchtete und sich nicht zu wehren wusste. »So richtig anzugeben und mich in die erste Reihe zu drängen, habe ich erst in der Pubertät gelernt, aber da bin ich oft mit allen in Streit geraten und fühlte mich blöd.«

6 Narzissmus aus Sicht der Transaktionsanalyse

Der Transaktionsanalytiker Aaron Lederer veröffentlichte 1996 und 1997 zwei interessante Arbeiten, »Das unerwünschte Kind« und »Die narzisstische Abwehr des unerwünschten Kindes«, deren wesentliche Ideen ich Ihnen hier vorstellen möchte, da sie für meinen lösungsorientierten Ansatz von großer Bedeutung sind.

Die Ursache der NPS ist für Lederer eine misslungene Beziehung zur primären Bezugsperson, meist zu einer Mutter, die selbst wenig Empathie zeigen kann; deshalb können diese Menschen später keine nahen Beziehungen eingehen und glauben, sie seien unerwünscht und gänzlich ungeliebt.

Aus Sicht der Transaktionsanalyse bilden sich nun innerseelische Strukturen, damit das Kleinkind in den defizitären äußeren Strukturen überleben kann:

- **Schritt 1 – Der basale Mangel und die Entstehung des »abhängigen Kindes«:** Ein gutes, verlässliches Mutterintrojekt (meist wegen früher Trennung) kann nicht verinnerlicht werden. Das Kleinkind empfindet: »Ich bin unerwünscht und gänzlich ungeliebt und auch nicht liebenswert« – die Mutter wird innerlich nicht repräsentiert –, das ist der basale Mangel. Ohne verinnerlichte Mutter kann es kaum gelingen, Trennungserfahrung heil zu überstehen und die Gewissheit zu behalten, heil zu überleben – es entsteht das »abhängige Kind« (im Original: »dependent child«).
- **Schritt 2 – Die Spaltung:** Die existentielle Bedrohung kann nur durch eine Spaltung im Selbst überstanden werden, damit auf diese Weise die Möglichkeit entsteht, dass ein Teilselbst sich um einen anderen Teil kümmert – das Selbst versucht so die fehlende Mutter zu ersetzen und spaltet die enttäuschende Mutter (P1) ab. Es entsteht ein »tough kid«. Es verkörpert die Gewissheit: »Ich brauche niemanden, ich traue niemandem, ich schaffe alles selbst.« Bowlby

(1977) beschreibt seine Qualitäten sehr treffend mit »zwanghaft eigenständig«, um dem Schicksal der Einsamkeit zu entgehen. So entkommt es dem schmerzlichen Erleben mit der Selbstzuschreibung »Mich kann man eh nicht lieben« und dem daraus folgenden niedrigen Selbstwert und der geringen Selbstwirksamkeit. Dieser Teil übernimmt eine Elternfunktion und schützt das abhängige, verwundete Kind.

Aus Sicht von Lederer umhüllt das »tough kid« als Schutzhülle den verletzten Kern, das verlassene Kind. Siehe dazu Abbildung 5.

Das »tough kid« übernimmt die Selbstbemutterung (Mutter-Substitut), um das verletzte Kind unter allen Umständen vor der unerträglichen Leere und Langeweile zu schützen:

- der »tough-kid«-Teil isoliert das verletzte Kind von allen Kontakten, um erneute Verletzungen zu vermeiden,
- es kann die »Gut-genug-Mutter« nicht ersetzen, da es ja selbst nur ein Kind-Anteil ist,
- der verletzte Teil wird immer einsamer – Leere breitet sich aus.

Nach Lederer ist das »tough kid« für viele beim Patienten auftretende Lebensprobleme und Symptombildungen zuständig, die dieser Selbst-Anteil einsetzt, in der guten Absicht, vor einer weiteren Verletzung und Kränkung zu schützen – das Feuer ist gelöscht, aber das Haus ist unbewohnbar.

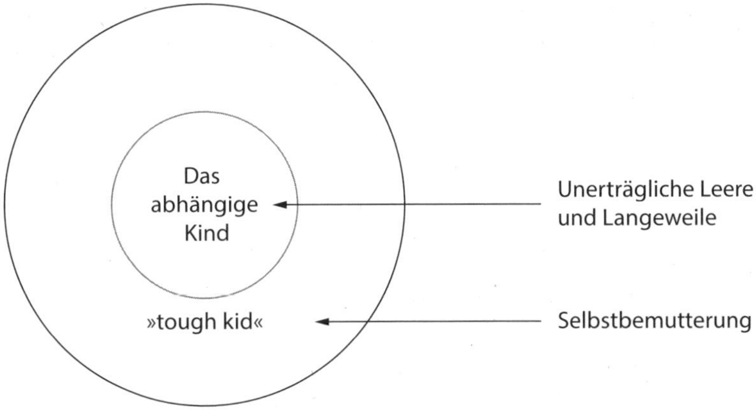

Abbildung 5: Die innerseelische Strukturen des unerwünschten Kindes nach Aaron Lederer 1996

Folgende Strategien nutzt das »tough kid«, um seine Ziele zu erreichen:

- Depressionen
- Psychologische Symptome
- Charaktereigenschaften, um das Bewusstwerden der Einsamkeit zu verschleiern
- Abhängigkeiten (Substanzmissbrauch), um den verletzten Kind-Anteil zu anästhesieren
- Psychosomatische Erkrankungen (z. B. Esssucht, Schmerzstörungen usw.)
- Störungen des Sozialverhaltens.

Das »tough kid« behält zeitlebens die Erinnerung an die Verwundung der Kindheit bei und tut alles, um die Erfahrung nicht zu wiederholen. Somit fungierte es als eine **Wächterinstanz** in der Art, wie ich es oben in Kapitel II ausgeführt habe.

Auch wenn in diesem Konzept der Transaktionsanalyse der Begriff des »grandiosen Selbst« als einer kompensatorischen Struktur für die kindliche Verletzung so nicht vorkommt und es keine Unterscheidung in grandios-exhibitionistischen und minderwertig-depressiven Narzissmus – wie auch in der Schematherapie von Jeffrey Young – gibt, klingt in den Ausführungen von Lederer über die Rachegefühle etwas an, was der grenzenlosen Wut und der destruktiven Verachtung des offenen, grandiosen oder dickhäutigen Typus sehr nahe kommt:

Hinter all der oben beschriebenen Abspaltung, die durch die Verlassenheit und unempathische Behandlung durch die Eltern induziert wird, sitzt, gut verborgen, eine Seite voller Hass und Verlassenheitstrauer im »tough kid«, dem knall-harten Kind-Ich-Zustand, der so seinem Namen alle Ehre macht. So wird der von Lederer gewählte Begriff »tough kid« auch verstehbar – der Teil schützt, kann aber auch knallhart verletzend sein –, das kennen wir vom grandiosen Selbst.

Das »tough kid« verwickelt die reale Mutter in heftige Konflikte, zum Teil, um die Wut loszuwerden, zum Teil, um sich vor der eigenen hilflosen Trauer zu schützen. Das ist die narzisstische Wut, die hilft, den Schmerz ungeschehen zu machen, ohne Rücksicht auf den anderen, ohne Zögern dem anderen das anzutun, was einem selbst angetan wurde. Von der Mutter abgelehnt und noch nicht in der Lage, die eigenen Bedürfnisse selbst zu erfüllen, muss das Kind versuchen, Strukturen zu bilden, die ein Überleben möglich machen; dazu gehört, die Absichten der Mutter zu kontrollieren. Ohne verlässliche Bindung macht das Kind nun das Zweitbeste: Kontakt durch Feindschaft. Wenn ich Rache plane, habe ich mich vom Objekt selbst noch nicht getrennt (ich klebe am Objekt) – so ist der Hass eine Form, die Beziehung zu halten und gleichzeitig sich scheinbar unabhängig zu machen –, Hass klebt noch besser als Liebe.

Dies alles sind sehr wertvolle Überlegungen und Verstehensmodelle der Teiletherapeuten aus dem Lager der Schematherapie und der Transaktionsanalyse zu unserem Thema, der Entstehung des Narzissmus. Als eine Gemeinsamkeit können wir festhalten:

- Es gibt einen verletzten Kern, der als kindlicher Ich-Zustand die Erfahrung von Schmerz, Verlassenheitsangst, Selbstentwertung usw. in sich trägt – im Folgenden von mir das **»verletzte Kind-Ego-State«** genannt.
- Es gibt eine zeitgleich entstehende Kompensationsstruktur (Abwehrmechanismus), die das System schützt, die oben beschriebene Erfahrung erneut zu machen – im Folgenden das **»Schützer/Wächter-Ego-State«** genannt. In der Abwesenheit von Menschen entwickelt schon das Kind einen **»inneren Selbstberuhiger«.**
- Im Lauf des Lebens kommen, bei zunehmender Reifung der Persönlichkeit, noch weitere Kompensationsstrukturen dazu, die ich im Folgenden – wie in Kapitel II dargestellt – als **Protektoren** oder **»Protektor-Ego-States«** bezeichne.
- Im Schutz dieser innerpsychischen Strukturbildung auf der inneren Bühne kann eine relativ alltagstaugliche Persönlichkeit sich entwickeln – im Folgenden als **»Alltags-Selbst«** oder **»Erwachsenen-Ego-State«** bezeichnet.

Abbildung 6 auf Seite 90 zeigt diese beschriebenen prototypischen Teile in der Nomenklatur der verschiedenen Theorien.

	Schematherapie	IFS-Schwartz	TA Aaron Lederer	Drama-Dreieck	Mein Teilekonzept
Verinnerlichte Bezugspersonen	Modus des fordernden Elternteils	Manager (Terrorist)	Eltern-Ich-Zustand P1	Täter	Introjektsystem Eltern-Ego-State
Verletzter Kind-Anteil	Einsamer Kind-Modus	Exil	»dependent Kid«	Opfer	Verletzter Kind-Ego-State
Überlebensstrategie in Gesellschaft	Grandioser Selbstüberhebungs-Modus	Manager	»Tough Child«	Helfer 1	Wächter/Schützer: Grandioser Selbst-Anteil: Offen oder verdeckt
Überlebensstrategie in Einsamkeit	Distanzierter Selbstberuhiger	Firefighter		Helfer 2	Innerer Beruhiger
Spätere Charakterentwicklungen				Helfer 3	Protektoren-Ego-States
Erwachsenen-Selbst	Erwachsenen-Modus	Das wahre Selbst	Erwachsenen-Ich-Zustand	Schreiber der Geschichte	Erwachsenen-Selbst Alltags-Selbst; Systemorganisator

Abbildung 6: Die verschiedenen Teilekonzepte und ihre Bezeichnungen

IV Die Choreografie des Narzissmus – mein hypno-analytisches Teilemodell

»Zurückweisung und missbräuchliches Verhalten dem Kind gegenüber lässt eine narzisstische Wunde entstehen und führt zu der Selbstüberzeugung einer ›Sei-nicht‹-Botschaft.« (Heathcote 2006, S. 228)

Die Grunderfahrung in der Frühzeit dieser Kinder speist sich aus der Erfahrung, dass zentrale Bedürfnisse durch die Eltern nicht befriedigt wurden. Das Kind erlebt emotionale Entbehrung (fühlt emotionalen Mangel, fühlt sich missverstanden, um Liebe betrogen und leer) und Unzugänglichkeit/Scham (fühlt sich minderwertig, schlecht, leidet an chronischer Scham).

Lassen Sie mich aus dem bisher Gesagten Folgendes festhalten: Die Grunderfahrung des Kindes ist, nicht anerkannt oder erkannt zu sein, einsam, verletzt usw. Die oben von Young et al. (2005) beschriebenen Erfahrungen der psychisch missbräuchlichen Kindheitssituation von Menschen mit NPS können einzeln auftreten oder in Kombination zusammenwirken, sodass am Ende ein unerträglicher, kindlicher Zustand daraus resultiert: Ich werde mit meinen persönlichen Bedürfnissen nicht gesehen. Diesen Aggregatzustand kindlicher Not kann man das einsame, das verletzte oder das ausgebeutete Kind-Ego-State nennen, je nach individuellem Schicksal. In der Abbildung 3 auf S. 45 habe ich diesen Ego-State »das verletzte Kind« genannt. Infolge dieser missbräuchlichen Ausbeutung bildet sich nun eine Kompensationsstruktur, ein Wächtersystem, welches die Aufgabe hat, dem Kind weitere Entwicklung und Wachstum zu ermöglichen, trotz des verletzten Selbstwertes (Achse 3, S. 51 ff.). Dieses Reparatursystem und seine Funktion habe ich in Kapitel II ausführlich beschrieben. Der Ego-State, der im Innensystem das grandiose Selbst repräsentiert, ist einer Plombe im hohlen Zahn vergleichbar – in der Abbildung 3 auf S. 45 erscheint es als »Wächterteil«, als Sofortreaktion auf den psychischen Missbrauch. Über die Jahre entwickeln sich neben der Abwehrstruktur der ersten Reihe (Sofortreaktion) auch noch weitere Strukturen, die ebenfalls eine

Schutzfunktion für den verletzten Kind-Ego-State haben, diese habe ich die Protektoren genannt (Achse 4, S. 59 ff.).

Im Modell der »Schematherapie« findet sich noch eine Differenzierung, die mir so aus der klassischen Ego-State-Therapie neu war: die Unterscheidung des Kompensationsmusters (Wächter-Ego-State) für das verletzte Kind nach außen, also im sozialen Kontakt (Selbstüberhöhung), und wenn er allein auf sich gestellt ist – genannt der innere Selbstberuhiger. Diese Ergänzung finde ich sehr hilfreich. Ich komme später darauf zurück und übernehme sie in mein Repertoire.

Meine Grundannahme über den Narzissmus aus teiletherapeutischer Sicht – die ich jetzt im Einzelnen begründen möchte – lautet:

> Das grandiose Selbst eines Narzissten schützt als Abwehr (Wächter) den verletzten Kind-Ego-State und ist somit eine hoch kompetente Leistung des inneren Systems.

1 Das Dilemma zwischen Bindung und Individuation

Lassen Sie uns noch einmal zu der Stelle in der Individuation eines Menschen zurückkehren, an der die narzisstische Plombe »Grandiosität« als eine Überlebensstrategie entsteht. Mit Gerald Hüther teile ich die Wertschätzung für Wachstum und Individuation, und deshalb sind meine folgenden Ausführungen auch nachhaltig von seinen Ideen geprägt (siehe dazu Hüther 2008 a + b, 2013, 2015).

Wenn wir als Hypnotherapeuten unsere Patienten zu Imaginationsübungen einladen, so verbinden wir damit mindestens zwei Absichten:

- wir aktivieren nach Jaak Panksepp (1998) das Aktionssystem »Spielen« und damit das Neugierverhalten. Dieses wiederum kann das Gefühl von Sicherheit und Geborgenheit im Hier und Jetzt erhöhen, und
- wir stimulieren durch die Imagination die beiden basalen Grundbedürfnisse, mit denen wir schon auf die Welt gekommen sind und die uns fortan durchs Leben begleiten: Individuation und Bindung.

Hüther meint, dass allein die Tatsache, dass wir im Uterus in den neun Monaten die Erfahrung machen, zum einen sicher an das Versorgungssystem unserer Mutter gebunden zu sein, bei gleichzeitigem Erleben des Wachsens und des Sichentfaltens, dass dieses in uns eine unzerstörbare Erfahrung dieser beiden Erlebnisqualitäten (auf körperlicher Ebene) verankert. So entsteht in unserem Gehirn eine Repräsentanz dieser beiden Zustände, und wir kommen mit der Erwartung auf die Welt, dass es so weitergehen wird – und wenn es gelingt, dann tut es das auch.

Diese Idee einer »vor-strukturierten Interaktionserwartung« des Säuglings, mit dem er in die Welt kommt, findet sich auch in den Arbeiten des norwegischen Entwicklungspsychologen Stein Bråten (2011), der annimmt, der Säugling komme mit der Hoffnung in die Welt, dass da ein anderer ist, und einer inhärenten Annahme, wie dieser sein solle, um mit ihm zu kommunizieren – eine angeborene Erwartung, mit der der andere freudig begrüßt würde und mit der auch der andere im Voraus rechnen könne.

Dieses in der Erwartung des Säuglings ausgedrückte Grundbedürfnis der Bindung, der Verbundenheit zu den uns wichtigen Bezugspersonen und die daraus folgenden Nähe- und Zärtlichkeitswünsche sind in den Imaginationsübungen bildlich gesprochen die Wurzeln, die wir in die Erde senden, die Bäume, die Felsen, die fest verankert stehen und uns festen Halt geben. Und das Grundbedürfnis der Individuation, des »Über-sich-hinaus-Wachsens«? Das findet sich wieder in den Flügeln, die wir uns wachsen lassen, um als Vögel aus dem kalten Norden in südlichere Gefilde zu fliegen, die Reisen in ferne Länder und den Aufgaben, die wir zu meistern haben.

Dies alles ist von Anfang an da, das junge Gehirn ist lernbegierig und äußerst plastisch, aber die Situation, der Kontext, in den viele Patienten hineingeboren wurden, ist alles andere als hilfreich, um in ihnen die individuellen Möglichkeiten optimal zu entfalten – »werde, der du bist« kann auch eine schale Illusion bleiben. Diese kleinen Kinder wurden dann zu einem Teil eines Systems, in dem sie schon seit dem Moment der Zeugung (und vielleicht auch schon lange davor) von anderen verplant wurden: Sie waren dazu da, anderen einen Sinn im Leben zu geben, deren Frustrationen in der Beziehung und in der Arbeit erträglicher zu machen oder einfach nur zur Befriedigung in jeglicher Form zur Verfügung zu stehen. Die Aufzählung der Delegationen und Zuschreibungen, mit denen Kinder auf die Welt kommen, ließe sich noch lange fortsetzen.

Die Aufgabe, die zwei Enden eines Seiles – der Wunsch nach Bindung und die Sehnsucht nach Individuation – sinnvoll und tragfähig für ein anstrengendes Leben, das vor einem liegt, zu verbinden, das ist eine Kunst und der erste kreative Akt, den ein Kleinkind mithilfe der Menschen, die ihn lieben und ihn unterstützen, vollbringen muss. Normalerweise stürzt uns das in ein heilloses Dilemma, weil wir beides gleichzeitig wollen: gebunden bleiben und raus in die Welt (den Sandkasten, den Kindergarten, die Schule), wo es viel zu sehen und zu lernen gibt, und gleichzeitig daheim, damit Mutter, Vater nicht traurig sind und uns vorwerfen, wir wären zu viel weg und damit undankbar. In der Regel kriegen wir das einigermaßen hin, auch wenn es bei jedem von uns irgendwo knirscht und zwickt. Aber das, was die eigentliche Botschaft ist, die wir wirklich im wahrsten Sinne des Wortes »ver-inner-l-ich-en« (da ist das Wort »innen« und das Wort »Ich« drin!), lautet in etwa so: das Dilemma zu lösen, endlich eine Mischung aus Bindung und Individuation hinzukriegen, gesättigt zu sein, das ist gut, aber nur die halbe Miete.

Das Eigentliche, so schreibt Hüther (2008), sei die innere Gewissheit, es immer wiederherstellen zu können. Um es in einem Bild zu sagen: So schön es ist, nach der Ankunft auf dem Bahnhof in einem fernen Land zu wissen, dass wir zu Hause sicher gebunden sind und uns dort entwickeln durften, so ist die Gewissheit noch wichtiger, dass wir im Hier und Jetzt voller Zuversicht wissen: Auch hier werde ich genau das wiederherstellen können, auch wenn es eine Zeit dauert und der Weg kein leichter sein wird. Und dazu braucht es Selbstvertrauen in die eigenen Fähigkeiten, Beziehungs- und Bindungsfähigkeit, ein bisschen Mut, Werte und emotionale Intelligenz. Die Psychologen würden das vielleicht »Selbstwirksamkeit« oder »Selbstgewissheit« nennen.

2 Die narzisstische Wunde – die Entstehung der verletzten Kind-Anteile

Ich schlage vor, den Terminus »verletztes Kind« oder »verletzter Kind-Ego-State« oder »verletzter-Kind-Ich-Zustand« synonym mit dem Begriff »der einsame Kind-Modus« der Schematherapie, der Bezeichnung »das abhängige Kind« der Transaktionsanalyse und dem Funktionsbegriff »Exils« der IFS von R. Schwartz zu verwenden. Alle meinen für mich das Gleiche:

Der Terminus verweist auf einen basalen Mangel der frühen Kindheit, wo ein gutes, verlässliches Mutterintrojekt (meist wegen innerer oder äußerer Abwesenheit der Mutter) nicht verinnerlicht werden konnte. So beginnt das Kleinkind früh zu denken: »Ich bin unerwünscht und gänzlich ungeliebt und auch nicht liebenswert.«

Doch wichtig ist festzuhalten: Unterschiede in der primären Kindheitssituation führen zu unterschiedlich verletzten Kind-Anteilen als Reaktion auf die vorherrschende Erziehungspraxis; sie finden wir dann bei unseren Patienten in der Praxis wieder, wenn wir versuchen, Kontakt zu dem »verletzten Kind« im System aufzunehmen.

Die Kindheitssituation der narzisstischen Patienten war nach Ansicht von Young, Klosko & Weishaar (2005) gekennzeichnet von

1. **Einsamkeit und Isolation:** Diese Patienten haben als Kind einen starken emotionalen Mangel durch Beziehungspersonen erlitten, durch Menschen, die selbst zu Empathie und Mitgefühl nicht in der Lage waren – eine Art transgenerative Weitergabe von Gefühllosigkeit.

   Der zu erwartende kindliche Selbst-Anteil im erwachsenen Patienten: der **einsame Kind-Ego-State.**

Beispiel Bruno:

Dabei muss ich an meinen Patienten Bruno denken, einem 35-jährigen Bankangestellten, der mir sehr eindringlich die Atmosphäre in seinem Elternhaus als einer »Gruft« schilderte. Er, als Einzelkind geboren, streunte oft verloren durch das große Haus auf dem Land, auf der Suche nach seiner Mutter. Diese litt seit dem Wegzug aus der Großstadt unter depressiven Verstimmungen, lag meistens im Wohnzimmer auf der Couch und las einen Liebesroman nach dem anderen. Sie schien Bruno in einer anderen Welt zu leben, unerreichbar, und er erinnert sich an den genervten Satz bei seinem Eintreten: »Was willst du denn schon wieder!«

2. **Unzureichende Grenzen:** Diese Kinder wurden verwöhnt, aber nicht mit Emotionen, sondern mit materiellen Geschenken. Sie durften tun, was sie wollten, es wurden keine Grenzen gesetzt, so-

dass die Kinder nicht lernten, Rücksicht auf andere zu nehmen. Wir wissen ja heute: die Folgen von Verwöhnung können genauso katastrophal sein wie die durch Entbehrung.

Der zu erwartende kindliche Selbst-Anteil im erwachsenen Patienten: der **rücksichtslose, fordernde Kind-Ego-State**.

Beispiel Mona:

Mona erinnert sich in der Therapie, wie leicht sie ihre Mutter beim Einkaufen vor der Kasse durch »wilde Tobsuchtsanfälle« und »Hinwerfen auf den Boden« unter Druck setzen konnte, die Schokolade zu bekommen, die sie ersehnte. Da es der Mutter immer peinlich war vor den anderen Menschen, wenn Mona versuchte, ihren Willen durchzusetzen, gab sie schnell nach. Dieses Verhalten wurde zu Hause auch noch durch den Vater belohnt, weil die Aufsteigerfamilie, aus der er kam, nach dem Glaubenssatz handelte: Im Leben wird einem nichts geschenkt, man muss sich mit Ellbogen durchsetzen. Mona lernte, fordernd zu sein und sich über andere im Kindergarten und der Schule einfach hinwegzusetzen, sei ein positiver Wert.

3. **Erlebt Benutzt-werden und Manipulation:** Die Kinder mussten die emotionalen (manchmal auch sexuellen) unerfüllten Bedürfnisse eines Elternteiles erfüllen – bekamen nur Aufmerksamkeit, wenn sie bestimmte Bedingungen erfüllten: das Kind sollte besonders niedlich sein, intelligent, draufgängerisch oder die kleine Prinzessin für Mama und Papa.

   Der zu erwartende kindliche Selbst-Anteil im erwachsenen Patienten: der a**usgebeutete Kind-Ego-State.**

Beispiel Eva:

Eva war für ihre Mutter das lange ersehnte Kind, nachdem mehrere künstliche Befruchtungen fehlgeschlagen waren. Der Wunsch, ein Kind zu bekommen, war in den Jahren vor Evas Geburt immer drängender geworden, da die Mutter von der Ehe und ihrem Mann enttäuscht war und hoffte, endlich ein Ziel in einem »sinnlosen, öden Leben« zu haben. Ihre Mutter versuchte alles perfekt und richtig zu machen, versuchte den Vater weitgehend von der Erziehung fernzuhalten (»das ist mein Kind!«) und erwartete im Gegenzug von Eva, eine Art »Wunderkind« zu werden, auf das sie uneingeschränkt stolz sein könne. Eva spürte bald, dass es ihre Aufgabe war, die vom Leben enttäuschte Mutter glücklich zu machen.

4. **Von der Erfüllung hoher Erwartungen abhängige Bestätigung:** Diese Kinder fanden keine selbstlose, echte Liebe vor. Um nicht ignoriert oder entwertet zu werden, mussten sie festgelegte, hohe Erwartungen der Eltern erfüllen. Schon früh streben sie deshalb nach Vollkommenheit. Es kann sich keine stabile Selbstachtung entwickeln, sie sind immer vom Lob der anderen abhängig.

   Der zu erwartende kindliche Selbst-Anteil im erwachsenen Patienten: der **gnadenlos-ehrgeizige Kind-Ego-State.**

Beispiel Bruno:

Noch einmal zurück zu meinen Patienten Bruno, dem 35-jährigen Bankangestellten. Nachdem die Mutter in den depressiven Rückzug gegangen war und ihm deutlich signalisiert hatte: Du bist mir zu viel, wandte Bruno sich an den Vater. Dieser war Reitlehrer auf dem Gestüt, auf dem die Familie lebte, und hatte den Ehrgeiz, Bruno zu einem »Kinderstar« im Turnierreiten zu machen. Mit fünf Jahren bekam Bruno sein erstes Pferd und hörte immer wieder, dass man gar nicht früh genug anfangen könne zu trainieren, um »in die Weltelite zu reiten«. Wenn er erfolgreich war, strahlte der Vater – wenn nicht, zeigte er ihm deutlich, wie enttäuscht er war. Zusätzlich war es auch noch selbstverständlich, dass »sein Sohn in der Klasse der Beste ist«. Bruno sagte mir: »So lernte ich schnell, dass Zuwendung von erbrachter Leistung abhängig war!«

Und was passiert dort, wo dieser Prozess der »bezogenen Individuation« (Stierlin 1994) scheitert? Wenn die beiden Grundbedürfnisse Bindung und Individuation nicht in Balance kommen können?

In keinem Fall der oben beschriebenen vier Kernkonzepte von Young, Klosko & Weishaar (2005) ist die Balance zwischen Bindungsangebot, Sicherheit und Entwicklung der Eigenständigkeit und Selbstverwirklichung gewahrt – das Kind ist immer unter- oder überstimuliert. Einmal dominiert die Verweigerung von sicherer Bindung (= das einsame, isolierte, nicht gesehene und entwertete Kind), das andere Mal dominiert das Desinteresse am Erlernen von Selbststeuerung in eigenen Grenzen (das hilflos-grenzenlose Kind) oder die Wahrung der Autonomie und Unverletzlichkeit der Persönlichkeit (das benutzte und ausgebeutete Kind). In allen Fällen verhindern die Eltern, dass das Kind eine Balance zwischen beiden Grundbedürfnissen herzustellen lernt und vor allem, dass es mit der Gewissheit aufwächst, diesen Prozess des Herstellens autonom und selbstverantwortlich regulieren zu können. Das erleben Kinder, die von den Bezugspersonen »verhätschelt« werden, genauso wie Kinder, die »ignoriert« werden.

Und wenn das Kind es nicht schafft, mit seiner eigenen Fantasie und der eigenen Suche nach Lösungen das scheinbar Unvereinbare zu verbinden? Dann gibt es auch eine kreative Lösung, denn der Säugling, das Kind will ja überleben und sich weiterentwickeln – aber eine Lösung mit Narben auf der Seele und einem hohen Preis später in den erwachsenen Jahren. Diese kreative, hoch kompetente, aber häufig parafunktionale Lösung[17] nenne ich die narzisstische Wunde.

Die narzisstische Wunde eines Menschen ist die kreative, hoch kompetente, aber häufig parafunktionale Lösung für ein Kindheitsdilemma zwischen Bindung und Individuation.

Eine mögliche Lösung bestünde darin, die eigenen Wünsche nach Individuation aufzugeben, um sich den Werte- und Normenvorstellungen des Familiensystems optimal anzupassen und sich damit Lob und Anerkennung zu sichern. Diese Verinnerlichung der vorgelebten Elternstruktur nennt Kohut die Internalisierung des idealisierten Elternimago (Kohut 1973). Bei der Fixierung an die archaische Eltern-Imago misslingen den Patienten die natürliche Entidealisierung der Eltern und der Aufbau eines soliden Selbstwertgefühles, und sie bleiben zeitlebens abhängig, sei es von Autoritätspersonen oder aber von Stoffen, an die sie suchtartig gebunden sind. Das grandiose Selbst bleibt hinter einer Fassade von sozialer Ängstlichkeit und wenig Selbstvertrauen versteckt. Diese Lösung des Dilemmas deckt sich mit der Strategie von sog. verdeckten Narzissten, die versuchen, ihr Selbstwertgefühl über die Idealisierung von anderen zu erhöhen, durch die Suche nach Zustimmung durch andere. Im Modell von Bärbel Wardetzki (2000) wäre ein Prototyp dafür der sogenannte (weibliche) »Komplementärnarzisst«.

[17] Michael Bohne hatte vorgeschlagen, nicht mehr von dysfunktionalen Lösungen zu sprechen, da dabei ein Anklang von Entwertung mitschwingt – ich schließe mich dem an.

Die zweite, genauso extreme Lösung bestünde in einer Aufgabe der Bindungs- und Sicherheitswünsche und einer Idealisierung der rücksichtslosen Individuation, losgelöst von jeder Rückbezüglichkeit zu dem System, aus dem man kommt: Ich bin frei, ich brauche niemanden und verachte alle anderen. Dies führt zum Aufbau eines sog. exhibitionistischen Selbst oder eines »grandiosen Selbst« mit Selbstüberschätzung, Großspurigkeit und Arroganz – der sog. männliche oder offene Narzisst (B. Wardetzki 2000).

In beiden Lösungen gibt es keine Balance mehr zwischen den Grundbedürfnissen Bindung und Individuation, nur noch extreme Lösungen um jeden Preis. Zwischen diesen extremen Polen sind viele Zwischenlösungen und Übergänge als Versuche der Kompromissbildung denkbar.

> Der offen-grandiose und verdeckt-depressive Narzissmus sind die extremen Lösungsversuche für das Dilemma von Bindung und Individuation.

Spricht man mit narzisstischen Patienten, so haben alle mehr oder weniger das Gefühl, versagt und die Balance nicht hinbekommen zu haben; und sie spüren das als einen tiefen Schmerz in sich, etwas, das in unerreichbare Ferne gerückt scheint, aber schmerzlich ersehnt wird. Dieses Leiden an den unerfüllten Bedürfnissen erzeugt auf Dauer Stress im Gehirn. Und dieser Dauerstress führt dazu, dass das Kind eine Ersatzbefriedung finden muss, um den Stress herunterzufahren. Meist sind es Befriedigungen, die schnelle Entspannung versprechen, orale Stimulantien wie Süßigkeiten, später Drogen, Essen oder deren Verweigerung, bestimmte Verhaltensweisen wie Fernseh-, Computer- oder Handysucht, aber auch Leistungsfanatismus in Schule und Sport usw. Damit wird die Unruhe im System im Gehirn für eine kurze Zeit betäubt, man erlebt ein Erfolgserlebnis, und das Spannungsniveau fällt – diese Strategien kommen besonders dann zum Zuge, wenn diese Menschen allein sind und nichts mit sich anzufangen wissen. Die Erleichterung durch »Belohnungsverhalten« hält eine gewisse Zeit an, bis der Druck wieder ansteigt und eine neue Befriedigung fordert. So entsteht Sucht, so entsteht Gier.

3 Das grandiose Selbst aus Sicht der Teiletherapie

Das grandiose Selbst, das sich infolge wiederkehrender Verletzungen und psychischer Misshandlungen des Kindes durch seine »Schutzbefohlenen« bildet, ist ein kreativer Reparaturversuch der Psyche und im psychoanalytischen Sinn eine Abwehrstruktur gegen unerträglichen Schmerz, Einsamkeit und Verlassenheitsangst. Er ist die sogenannte Plombe im Selbst, gegen das Gefühl der Minderwertigkeit und Wertlosigkeit. Für diese Tat gebührt dem grandiosen Selbst unsere ganze Anerkennung und Wertschätzung. Es dient in der Kindheit dem seelischen Überleben, ist aber in der Pubertät und in der Erwachsenenzeit eher parafunktional, da es zu einer massiven Störung des Bindungsverhaltens führen kann. Nach meinem Verständnis handelt es sich dabei nicht um einen einzelnen Ego-State, welcher diese ganze Reparaturarbeit für die frühe Verletzung der Selbstwertstörungen des Kindes übernehmen muss, sondern es bildet sich eine Gruppe von Ich-Zuständen heraus, die eine zeitüberdauernde Persönlichkeitsstruktur (Trait) bilden, die, wie wir sehen werden, in zwei Varianten beobachtet werden kann.

> Das grandiose Selbst ist ein kreativer Reparaturversuch der Psyche (eine Abwehrstruktur) gegen unerträglichen Schmerz, Einsamkeit und Verlassenheitsangst.

Spätestens an dieser Stelle ist es notwendig, in der Entwicklung dieser narzisstischen Selbst- und Weltsicht eine hoch kompetente, kreative und auf das Überleben hin orientierte Leistung eines verletzten Kindes zu sehen. Auch wenn die offen oder verdeckt ausgelebte grandiose Selbstüberzeugung für andere oft schwer erträglich ist, so gilt auch hier der Satz der hypno-systemischen Therapie: Das Symptom (z. B. die narzisstische Verhaltensweise) ist nicht das Problem, sondern die Lösung eines Problems. Das Problem ist der Mangel an Selbstwert und Selbstliebe und die Lösung die »selbst erschaffene« Egozentrik oder die klaglose Bescheidenheit.

Dieses grandiose Selbst, so hatte ich im letzten Kapitel in Bezug auf den offenen und verdeckten Narzissmus geschrieben, zeigt sich als Abwehrstruktur gegen den frühen psychischen Missbrauch in zwei Varianten der narzisstischen Persönlichkeit, die auf den ersten Blick wenig miteinander gemeinsam haben:

- der selbstbewusst auftretende, großspurige Angeber, der sich in den Mittelpunkt drängelt und sich von anderen bewundern lässt – ich nenne sie die **Superman/Supergirl-Persönlichkeit** oder das **Größen-Selbst,** und
- die selbstlose, selbstaufopfernde, überempfindliche Schüchterne, die es allen recht machen will – die **Mutter-Teresa-Persönlichkeit** oder das **Kleinheits-Selbst**[18].

Der erste Typus ist als sogenannter Narzisst sofort erkennbar und mobilisiert im näheren Kontakt in uns Abwehr und Vorbehalte; der zweite Typus scheint auf den ersten Blick eher das Gegenteil von narzisstisch zu sein und löst in uns Mitleid, Bewunderung und Rücksichtnahme aus. Weil es so schwer ist, die beiden Persönlichkeiten als zwei Seiten der Narzissmusmedaille zu sehen, habe ich lange überlegt, ob die völlig unterschiedlichen Bewältigungsstrategien für eine frühe Verletzung nicht doch zwei differente Krankheitsbilder darstellen. In der Therapie zeigt sich aber bald, dass beide etwas eint: deutliche offene oder versteckte Größenfantasien, starke Egozentrik und überzogene Anspruchshaltung.

> Das grandiose Selbst ist eine Abwehrstruktur der Seele gegen die darunter liegende narzisstische Verletzung und zeigt sich als Superman/Supergirl-Persönlichkeit (Größen-Selbst) oder als Mutter-Teresa-Persönlichkeit (Kleinheits-Selbst).

Diese Ausgestaltung der einen wie der anderen oben skizzierten Persönlichkeit mit ihren spezifischen, unterscheidbaren Merkmalen würden John und Helen Watkins das »Kern-Selbst« (core self) einer Person nennen[19]. »Man könnte es als das Kern-Ich bezeichnen, das eine Reihe von Verhaltens- und Erfahrungselementen enthält, die bei einem normalen Individuum mehr oder weniger konstant sind und die – sowohl in den Augen des Individuums selbst wie auch der Welt gegenüber – das einigermaßen konsistente Bild bestimmen, wie jemand selbst und andere sein ›Selbst‹ wahrnehmen.« (Watkins 2003, S. 46) Für dieses

[18] Beide Varianten können grundsätzlich bei beiden Geschlechtern auftreten.

[19] Bei Watkins werden Kern-Selbst und Kern-Ich synonym gebraucht.

»dickhäutige« und für dieses »dünnhäutige« Kern-Selbst braucht es nicht nur ein Ego-State, sondern eine Reihe von Ego-States auf der inneren Bühne, die die anfangs erwähnte Choreografie miteinander tanzen, die verschiedene Funktionen ausfüllen, um eine »Corporate Identity« der Persönlichkeit zu erschaffen. Diese innere Mannschaftsaufstellung wollen wir nun näher betrachten.

Die innere Mannschaft

Die kindlichen Selbst-Anteile, die verletzten Kind-Ego-States, habe ich schon ausführlich vorgestellt. Jetzt soll es um die »Wächtersysteme« im Drama-Dreieck gehen, die zu ihrem Schutz in der Zeit der Verletzung in der Kindheit und danach geschaffen wurden. Wenn ich an die Gespräche mit Menschen im ambulanten wie klinischen Bereich zurückdenke, die wegen der narzisstischen Verletzung ihrer Seele psychotherapeutische Hilfe aufsuchten, dann habe ich den Eindruck, dass zwei sehr unterschiedliche Mannschaften von Selbst-Anteilen das versteckte Kind schützen: eine Task Force von Ego-States, die mit Mega-Selbstwertgefühl wie ein Superman oder Supergirl daherkommt (eine Art Ich-AG), oder ein Team von Ego-States, die bescheiden und scheu auftreten, ein bisschen wie Mutter Teresa, selbstlos, nur dem Helfen verpflichtet und die eigene Person in den Hintergrund stellend.

Beide Teams der Wächter-Ego-States – **»Superman/Supergirl«** und **Mutter Teresa** – schienen wie eine miteinander verbundene Gruppe von Protagonisten für ein Stück auf der inneren Bühne zu sein, das einmal den Titel hatte: »Ich bin der/die Größte und die anderen sind nichts« (offener Narzissmus) oder aber »Ich bin nichts und die anderen sind alles« (verdeckter Narzissmus). Beide Teams legten sich mächtig ins Zeug, um das verletzte Kind, welches »Stubenarrest« verordnet bekommen hatte, zu schützen. Wie ich mir das schematisch vorstelle, zeigt Abbildung 7.

Um uns einen Überblick zu verschaffen, welche Selbst-Anteile beim Persönlichkeitsbild des offenen und welche beim verdeckten Narzissmus zusammen auf der Bühne sind, schlage ich vor, wir beschäftigen uns nun mit den beiden Subtypen der NPS im Einzelnen. Ich finde das deshalb so wichtig, weil der dünnhäutige oder verdeckte Narzissmus von vielen KollegInnen gar nicht als solcher erkannt wird und eher als Depression fehldiagnostiziert wird.

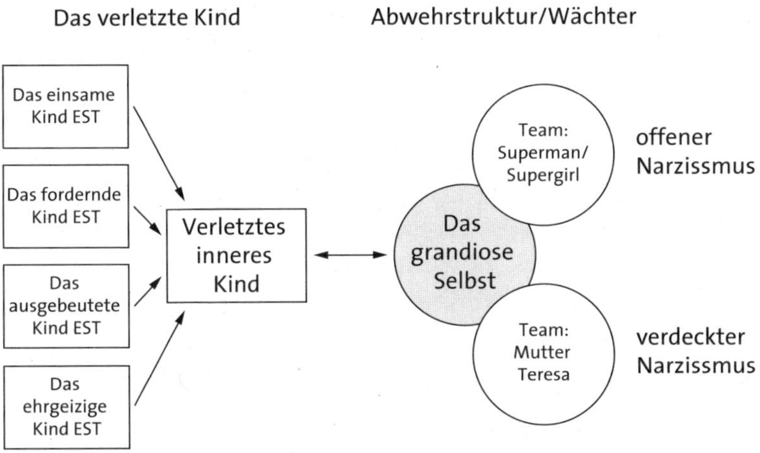

Abbildung 7: Die Achse 3 bei der narzisstischen Verletzung

Die Frage, die mich dabei interessiert, ist: Wie unterscheiden sich die beiden Subtypen dickhäutiger (progressiver) und dünnhäutiger (regressiver) Narzissmus hinsichtlich ihrer Phänomenologie, ihrer Entstehung (Ätiologie) in der Kindheit, welches unterschiedliche Erziehungsverhalten der Bezugspersonen liegt dem zugrunde, gibt es genetische Faktoren und wie entwickelt sich das gelernte Bindungsverhalten dann beim Erwachsenen weiter? Und ganz speziell: Was hat das mit den Grundbedürfnissen von »Bindung und Individuation« zu tun?

Die Phänomenologie des grandiosen Selbst

Wie oben erwähnt, tritt uns das grandiose Selbst in zwei phänomenologisch unterscheidbaren Ausformungen entgegen. »Unterschieden wird anhand der Phänomenologie in der Regel zwischen einer offenen (grandiosen) Form, bei der die Symptomatik im Wesentlichen der NPS gemäß den Kriterien des DSM-IV-TR entspricht, und einer verdeckten (vulnerablen) Form, bei der sich eine eher depressive Symptomatik mit sozialem Rückzug und abgespaltenen Größenfantasien findet« (Allroggen & Ludolph 2011, S. 454).

Diese Aussage, so eindeutig sie formuliert ist, ist doch irgendwie verblüffend: Es gibt also zwei Former narzisstischer Grandiosität, die sich diametral unterscheiden und die ich bereits in Abbildung 7 dargestellt habe. Der eine Mensch zeigt Verhaltensweisen, die wir üblicherweise mit Narzissmus in Verbindung bringen (Arroganz, emotionale Kälte, Selbstzogenheit usw.), und der andere Mensch ist nett, schüchtern, vielleicht etwas devot, unsicher usw., aber sicher nicht grandios. Bei Letzteren, wenn sie zu uns in die Praxis kommen, würden wir eher an eine selbstunsichere, gehemmte Persönlichkeit, eine depressive Neurose, eine Soziophobie denken. Dass hinter der depressiven Freundlichkeit und der Neigung zur Selbstaufopferung ein grandioser Kern mit Größenfantasien und überzogener Anspruchshaltung stecken könnte, erschließt sich erst nach vielen Stunden Therapie. Deshalb wurde die narzisstische Persönlichkeit trotz Einigkeit der Gutachter über die diagnostischen Kriterien nicht ins ICD-10 aufgenommen. Dies liegt an der Schwierigkeit bei der Diagnoseerstellung: Die Diagnose ist nur reliabel und valide zu erstellen, wenn man ein klinisches Interview durchführt oder den Patienten über mehrere Stunden kennt. Aber zurück zur offenen und verdeckten Form der narzisstischen Kompensation für ein verletztes inneres Kind.

Ich möchte im Folgenden diese beiden Termini »offener Narzissmus« und »verdeckter Narzissmus« verwenden, wenn ich die theoretischen Erkenntnisse der sehr komplexen Therapieforschung für diese Persönlichkeitstypen meine und von »Team: Superman/Supergirl« (offen) und »Team: Mutter Teresa« (verdeckt), wenn ich die Ego-States beschreibe, die die Persönlichkeit bilden. Wichtig ist mir, dass das so wenig wie möglich diskriminierend für die Menschen dargestellt ist, die diese Strukturen als kompetente, kreative Leistungen entwickelten, um seelisch zu überleben.

Der offene und der verdeckte Narzissmus – ein Literaturüberblick

Narzissmus ist erst einmal ein Persönlichkeitsmerkmal, welches durch ausgeprägten Egozentrismus und Selbstbezug zum Ausdruck gebracht wird.

Paul Wink beschreibt schon 1991 in »Two faces of narzissism« zwei unterscheidbare Formen, die er als den »offenen« und den »verdeckten« Narzissmus bezeichnet:

> **Offen:** Ihre Unterscheidung besteht vor allem darin, dass der offene Narzissmus durch die Dimension »Grandiosität-Exhibitio-

nismus« beschrieben wird und Merkmale wie Selbstsicherheit, Aggression und die Ignoranz fremder Bedürfnisse aufweist. »Wenn er (der Narzissmus, J. P.) offen ist, dann führt die narzisstische Grandiosität zu einem direkten Ausdruck von Exhibitionismus, Selbstbedeutsamkeit und der ständigen Beschäftigung damit, Aufmerksamkeit und Bewunderung von anderen zu erhalten.« (Wink 1991, S. 591) Damit ist zu erwarten, dass eine Person, die diesen Prototyp entwickelt hat, all die Persönlichkeitszüge trägt, die man gemeinhin von einem Narzissten, einer Narzisstin erwarten würde. Offener Narzissmus korrespondiert mit der DSM-IV-Konzeptualisierung der narzisstischen Persönlichkeitsstörung (NPS) und wurde wissenschaftlich intensiv untersucht (siehe dazu Neumann 2010).

Verdeckt: Dagegen beschreibt die Dimension »Vulnerabilität-Sensitivität« den verdeckten Narzissmus, für welchen Eigenschaften wie Defensivität, Hypersensitivität, Ängstlichkeit und sozialer Rückzug typisch sind. Diese Person zeigt sich phänomenologisch nach außen ganz anders, eher depressiv-zögerlich, leicht irritierbar und entspricht erst mal gar nicht dem Klischee des typischen Narzissten; ihre sozialen Fertigkeiten sind deutlich besser als bei der offenen Form. Um unser Verständnis für diese Form des Subtypus zu vertiefen, noch einmal ein paar in der Literatur vorkommende Beobachtungen:

Verdeckter Narzissmus wird an vielen Stellen als die stärker vulnerable Form des Narzissmus beschrieben, bei der die erhöhte Kränkbarkeit offen erkennbar ist. Die zentralen Merkmale sind Angst vor Zurückweisung und Kritik, hohe Sensitivität gegenüber den Bedürfnissen und Reaktionen anderer, Introversion, Unterwürfigkeit, Schüchternheit, geringe Selbstsicherheit, geringe Lebenszufriedenheit und Bescheidenheit (Dickinson & Pincus 2003; Gabbard 1989; Glickauf-Hughes & Mehlman 1995; Masterson 1993; Miller 1983; Rose 2002; Wink 1991).

Mehrere Untersuchungen dieser genannten amerikanischen Forscher belegen den positiven Zusammenhang zwischen Extraversion und Narzissmus. Dies überrascht nicht, da die ausgeprägte Extraversion dem Narzissten dabei hilft, andere für das Erreichen seiner Ziele zu gewinnen. Während der offene Narzissmus positiv mit der Extraversion korreliert, weist der verdeckte Narzissmus einen negativen Zusammenhang mit Extraversion auf. Dementsprechend vertreten die meisten Forscher, die Zusammenhänge mit den »Big-Five«-Persönlichkeitsdimensionen gestellt haben, die Hypothese:

- der offene Narzissmus korreliert positiv mit Extraversion, gutem Selbstwert und Offenheit, während
- der verdeckte Narzissmus negativ mit Extraversion, Verträglichkeit und Offenheit sowie positiv mit Neurotizismus korreliert (Neumann 2010).

Gemeinsamkeiten der Subtypen

An Gemeinsamkeiten der beiden Ausprägungen wird in der Literatur genannt, dass beide Subtypen

- Selbstinteresse,
- Anspruchshaltung und
- das Bedürfnis nach Bewunderung zeigen.

Beide versuchen, ihren Selbstwert durch die Bewunderung von anderen zu regulieren (Dickinson & Pincus 2003; Rovik 2001). Mehrere Autoren betonen immer wieder die beiden Typen gemeinsame innere Überzeugung, mit ihrem Verhalten etwas ganz Besonderes auszudrücken: offenes Zur-Schau-Stellen des eigenen Wissens und Könnens – oft basiert die Übertreibung auch auf einer wirklichen Begabung und einem Können – und dem versteckten, häufig nur vorbewussten Gefühl, in der Bescheidenheit und Aufopferung für andere doch »ein bisschen« besser zu sein und über den Mitmenschen zu stehen.

Da in beiden Selbstbeschreibungen die eigene Besonderheit eine Rolle spielt – einmal grandios offen und einmal grandios versteckt –, habe ich die Wächterstruktur, die den frühen Schmerz des Nicht-Gesehen- und -Geliebt-Werdens schützt, für beide das grandiose Selbst genannt. Die Entwicklungslinien der beiden Subtypen wollen wir uns nun genauer ansehen.

4 Die verschiedenen Entwicklungslinien der beiden Subtypen

In der klinischen Forschung wurde in den letzten Jahren der Versuch gemacht, die Ätiologie der beiden Subtypen empirisch besser zu erforschen. Otway und Vignoles (2006) fanden, dass Erinnerungen an elterliche Kälte und exzessive elterliche Bewunderung sowohl zum offenen wie auch zum verdeckten Narzissmus in Beziehung standen. Es lag also kein einfacher Zusammenhang zwischen elterlicher Überevaluation und offener und elterlicher Kälte und verdecktem Narzissmus vor. Allerdings war die Erinnerung an Überevaluation stärker bei offenem Narzissmus. Verdeckter Narzissmus stand zudem in Beziehung zu einer ängstlichen Bindung.

Interessant scheint mir der Punkt, warum in der Beschreibung der NPS im DSM-IV die grandios-exhibitionistische Form über- und die vulnerable Form unterrepräsentiert ist und im ICD-10 gar nicht erst vorkommt. Vielleicht, so meinen einige Forscher, ist das so, weil die offene Grandiosität, die kalte Entwertung und Ignoranz im Kontakt häufig leichter zu erkennen sind und die Diagnostik des vulnerablen Narzissmus hingegen viel schwieriger ist, da die Phänomenologie eher an eine depressiv-ängstliche Persönlichkeit als an einen typischen »Narzissten« erinnert.

Mit Dickinson und Pincus (2003) nehme ich auch an, dass es für die Diagnose des vulnerablen Subtypus neuer Kriterien bedarf, um unsere Aufmerksamkeit zu schärfen. Die Autoren heben drei Bereiche hervor:

- fluktuierender Selbstwert,
- narzisstische soziale Vermeidung und
- beschämte Leugnung interpersoneller Bedürfnisse als Reaktion auf Enttäuschungen.

So weit die klinische Forschung, jetzt wieder zurück zur Praxis der Teiletherapie und zu Befunden, die für unsere therapeutische Arbeit interessant sein könnten.

Aus meiner Sicht liegt der Gedanke nahe zu überlegen, wie die frühkindlichen Entwicklungslinien des offenen und des verdeckten Narzissmus sich entfalten und möglicherweise unterscheiden. Dazu wäre es hilfreich, den Hintergrund der unterschiedlichen Erziehungsstile der Eltern, der genetischen Komponenten des Säuglings und der lebensgeschichtlich weiteren Verarbeitung der seelischen Verwundung mit einzubeziehen.

Lassen Sie mich zur Erinnerung zuerst etwas Grundsätzliches wiederholen: Alle Kinder gehen durch eine normale Phase des Narzissmus, wo sie ihren Unmut hinausschreien, und die Welt antwortet. Wenn alles gut geht, dann wird die kindliche Grandiosität Schritt für Schritt durch Frustrationen abgebaut – wo nicht, ist es ein Zeichen für eine schwierige und oft misslungene Interaktion. Wo der gemeinsame Dialog zwischen Kind und Eltern nicht gelingt, bleibt eine tiefe seelische Verletzung im Selbstgefühl und muss aus Überlebensgründen durch eine Wächterstruktur geschützt werden – das grandiose Selbst. Das ist uns schon bekannt.

Ein Warnung: Die Literaturlage ist bis heute nicht eindeutig, was die unterschiedliche Ätiologie zur Entstehung des offenen und des verdeckten Narzissmus angeht. Ein Problem ist, dass sich die meiste Forschung auf die Befragung von Erwachsenen über ihre Kindheit begründet – post-fact also. Wie hoch die Verzerrung für die Schilderungen über kalte, gefühllose oder verwöhnende, grenzenlose Eltern ist, ist schwer zu sagen.

Nach Sichtung der Literatur der letzten Dekaden habe ich versucht, ein ziemlich kohärentes Bild der Ätiologie des offen-exhibitionistischen Narzissmus und des verdeckt-hypersensitiven Narzissmus zusammenzustellen, indem ich die immer wieder genannten Faktoren des Erziehungsverhaltens der Eltern, angeborene Faktoren des Kindes, Besonderheiten der Beziehung zur Peergroup und die Phänomenologie des Erwachsenenverhaltens aufeinander bezog (Wink 1991; Heathcote 2006; Otway & Vignoles 2006; Neumann 2010; Allroggen & Ludolph 2011).

Die Entwicklungslinie des offen-grandiosen Narzissmus: die Entstehung des Größen-Selbst

»Eine offene Form des Narzissmus entwickelt sich vor dem Hintergrund von Erziehungserfahrungen, die durch Idealisierung und eine gleichzeitig bestehende emotionale Distanz der Eltern geprägt ist.« (Allroggen & Ludolph, S. 456) Solche Kinder wurden »hochgelobt«, verwöhnt und mussten nie die Erfahrung der narzisstischen Verwundung machen. Diese sogenannten verhätschelnden Eltern waren übermäßig beschützend und blockierten aus selbstbezogenen Gründen das Kind darin, eigene Erfahrungen zu machen und Emotionen zu erleben. Diese selbstunsicheren Eltern brauchten ein außergewöhnliches Kind, ein Wunder-Kind, um eigene narzisstische Bedürfnisse zu befriedigen – so gaben sie immer nach, setzten keine Grenzen, ließen gewähren. Auch wenn die Leistungen gar nicht so besonders waren, hieß die Devise: »Du bist etwas ganz Besonderes!« So kommt es zu einer anhaltenden Überforderung des Kindes. Manchmal werden kindliche Defizite übersehen oder gar geleugnet, was das Kind noch weiter unter Druck bringt. Diese Idealisierung bei gleichzeitig gespürter emotionaler Distanz ließ im Kind ein unrealistisch positives Selbstbild entstehen, welches aber wegen der emotionalen Distanz brüchig war und immer abhängig von der Bestätigung von außen blieb – diese Menschen brauchen später die anderen als Spiegel zum Erfolg und viel Applaus.

Kommt nun »Extraversion« als eine genetische Komponente dazu, dann entsteht bevorzugt ein »Größen-Selbst« mit den Eigenschaften: offene Grandiosität, Arroganz, Gefühllosigkeit und proaktive Aggression, was ich als Superman/Supergirl-Ego-State bezeichnet habe. In der Pubertät, wo eine Korrektur möglich gewesen wäre, sind die hohe Extraversion, die geringe Verträglichkeit im Kontakt mit Peers und die Neigung zur Dominanz und Manipulation nicht fördernd für eine Korrektur des eigenen Selbstbildes.

Menschen mit dem **Superman/Supergirl-Ego-State** zur Abwehr des beschämten Kindes tief in ihrem Inneren sind bindungsvermeidend, sie scheuen Nähe und Intimität. Das ist verständlich, denn die primäre Bindung in der Kindheit brachte für sie kein Gefühl der Sicherheit und Geborgenheit, sondern eher das Empfinden, von anderen emotional ausgebeutet zu werden (emotionaler Missbrauch). Von den oben dargelegten Grundbedürfnissen des Menschen, »Bindung vs. Individuation«, sind sie den Weg der »Hyper-Individuation« gegangen: »Ich brauche niemanden, ich schaffe es mit mir alleine.«

Fallbeispiel Herr K.:

Herr K. war Teamleiter eines mittelständischen Unternehmens, der auf Druck seiner Vorgesetzten und seiner Ehefrau zu mir in Therapie gekommen ist. Er war ein Jahr zuvor von seiner Funktion als Teamleiter entbunden worden, weil er nach einem jährlich stattfindenden Kritikgespräch von seinem Team sehr negativ bewertet worden war. Diese meinten unisono, er könne keine Gefühle zeigen und sich nicht in andere hineinversetzen; in die Formulierung von Unternehmenszielen habe er seine Mitarbeiter nicht einbezogen oder deren Anmerkungen und Zweifel arrogant vom Tisch gewischt. Auch im Kontakt zu Kunden sei er wenig wertschätzend gewesen und habe sich schwergetan, in einen konstruktiven Dialog zu gehen. Weiter sei er von seinen Mitarbeitern in der Beurteilung als distanziert, kühl und zum Teil arrogant beschrieben worden.

Da das Unternehmen aber seine hohe Intelligenz, sein rationales Denken und seine Arbeitsdisziplin schätzte, wurde für ihn eigens eine Stelle ohne Mitarbeiterkontakt geschaffen mit der Zielvorgabe der Prozessoptimierung im Betrieb. Nach erfolgreicher Erstellung dieser Konzepte sollten diese nun in den Filialen des Betriebs umgesetzt werden, was nun wiederum zu den gleichen Problemen, wie oben beschrieben, geführt hatte. Man befürchtete, dass so die Kooperationsbereitschaft für das Veränderungsmanagement im Team langfristig getrübt werden könnte.

Bei unserem ersten Gespräch lernte ich einen 38-jährigen, korrekt gekleideten Mann kennen, den man als taff-taff und sehr kühl distanziert bezeichnen könnte. Er signalisierte mir gleich, dass er nur auf Anraten seines Chefs hier sei und eigentlich keine Therapie brauche, das Problem läge eher bei den Mitarbeitern und nicht bei ihm. Er versuche doch nur die Unternehmensziele durchzusetzen und verhalte sich entsprechend der Regeln des Marktes.

Als es mir gelang, diese seine Fähigkeiten erst mal positiv zu konnotieren und wertzuschätzen, taute Herr K. etwas auf und war bereit, sich ein Stück zu öffnen und die geschilderten Schwierigkeiten in einen größeren Lebenszusammenhang zu stellen. Es zeigte sich in den darauf folgenden Stunden, dass der Vorwurf »Du hast wohl kein Gefühl!« schon mehrfach in der Schulzeit aufgetaucht war und in den Beziehungen zu Frauen von diesen bestätigt wurde.

Ich sagte ihm, dass er sicher gute Gründe gehabt habe, sich zu schützen, und bot ihm an, ihm zu helfen, mehr über diese Seite von sich zu erfahren. In der Teilearbeit wurde deutlich, dass hinter diesem grandiosen Selbst-Ego-State ein sehr verbitterter und verschüchterter Kind-Ego-State steckte. Dieser erzählte mir von Eltern, die es »immer anders haben wollten, ich bin nie richtig und gut genug gewesen, sowohl für die Mama als auch für die Lehrer«. Man habe von ihm eigentlich nur

Großes erwartet und wäre immer enttäuscht gewesen, wenn er nicht der Beste gewesen sei. Er habe sich früh angewöhnt, seine Gefühle für sich zu behalten, um nicht zu zeigen, wie verletzt und gekränkt er war. Als ich auch dies als eine Fähigkeit von ihm interpretierte, seinen Rest positiver Selbstwertschätzung auf diese Weise zu schützen, meinte er: »Sie sind der Erste, der mir keine Vorwürfe macht, so wie ich bin.« Herr K. berichtete weiter: Er sei nie positiv gespiegelt worden, die Eltern waren eher distanziert und kühl abwartend. Schwächen hätten in seiner Familie nicht sein dürfen oder er habe gegen den übermäßigen Druck eine Haltung entwickelt, als müsse er sich ständig wehren. Er spürte die Gefahr, über den Tisch gezogen zu werden, wenn er mache, was andere von ihm erwarten, um dann hilflos und ausgeliefert zu sein. Seine Erkenntnis aus der Kindheit war: Gefühle zeigen macht verletzlich, verletzt zu sein fördert das Ausgeliefertsein. Sich arrogant und kühl fordernd zu verhalten, war eine Art »Vorwärtsverteidigung«, war sein Schutz gegen die Wiederholung der erlebten Ausbeutung durch die Eltern.

Die Entwicklungslinie des verdeckt-grandiosen Narzissmus: die Entstehung des Kleinheits-Selbst

»Bei der Entwicklung der verdeckten Form narzisstischer Störungen spielen davon abweichende Faktoren eine Rolle. Bei primären Beziehungserfahrungen, die vor allem durch Misshandlung und Vernachlässigung geprägt sind, entwickelt sich bei entsprechender Prädisposition ein primär negatives Selbstbild, das gegebenenfalls durch ein Größenselbst kompensiert wird.« (Allroggen & Ludolph, S. 457)

Hier ist der Narzissmus eine Abwehr gegen die Gefühle von Verlassensein und Vernachlässigung. Als Kind finden sich die Patienten im Rückblick von den Eltern »ignoriert«, diese seien kühl und distanziert gewesen und hätten Liebe und Anerkennung immer an gute Leistung gebunden – die zugeteilte »Liebe« sei häufig materieller Art gewesen.

Die psychische Misshandlung dieser Kinder führt – wie eben beschrieben – zu einem negativen Selbst und in Folge zu einem kompensatorischen Größen-Selbst, welches aber mit Bescheidenheit getarnt wird. Zusammen mit einer Verstärkung durch die angeborene Introversion (wenig Offenheit) und einem erhöhten Neurotizismus mündet diese Entwicklungslinie in eine verdeckte Grandiosität mit sozialem

Rückzug, Angst vor Kränkung und Neigung zur Scham. Das Kleinheits-Selbst entsteht.

Das niedrige Selbstwertgefühl zwingt zur Regulierung des eigenen Wertes durch den ewigen Wunsch nach Zugehörigkeit und Zustimmung durch andere. Deshalb korreliert diese Form des verdeckten Narzissmus mit einer ängstlich gefärbten Bindungsstörung: In Paarbeziehung lauert die ständige Angst, nicht genug geliebt und dann verlassen zu werden. Man könnte zusammenfassend sagen: Das verdeckt-grandiose Kleinheits-Selbst dient der narzisstischen Abwehr und der darunter lauernden Verlassenheitsangst des verletzten Kind-States. Von den oben dargelegten dialektischen Grundbedürfnissen des Menschen, »Bindung vs. Individuation«, ist hier die andere polare Seite betroffen: unter Vernachlässigung der eigenen Individuation wird diese der Sucht nach »Hyper-Bindung« zu Menschen geopfert, in deren Bestätigung und Glanz man glaubt, wichtig zu sein.

Diese Variante im grandiosen Selbstsystem des verdeckten Narzissmus möchte ich **Mutter-Teresa-Ego-State** nennen.

Fallbeispiel Frau L.:

Frau L. ist 54 Jahre alt und Leiterin einer Pflegeeinrichtung der Kirche für Demenzkranke. Bei einer betriebsärztlichen Untersuchung, wo sie über massive Symptome von Burn-out klagte, wurde sie, wie sie sagte, »genötigt«, zum Hausarzt zu gehen und sich krankschreiben zu lassen. Der stellte einen erhöhten Blutdruck und eine Reihe anderer psychosomatischer Beschwerden fest und empfahl eine Psychotherapie. Die Patientin kam mit der Überweisungsdiagnose »Somatisierungsstörung« und »Mittelgradige Depression« zu mir. Frau L. schilderte sich als angepasst, scheu, sehr leistungsorientiert, mit einem großen Herz für »meine Patienten und meine Mitarbeiter«. Sie lebte allein, hatte einen 10 Jahre älteren Partner, den sie nur selten wegen der vielen Überstunden, die sie leistete, sehen konnte. Im Laufe der Zeit lernte ich auch noch eine andere Frau L. kennen: Sie erzählte mir von Schwierigkeiten mit jüngeren Mitarbeitern, von denen sie sich nicht wertgeschätzt fühlte und die mit ihren hohen Standards von Arbeitsmoral nichts anzufangen wüssten. »Die kommen und gehen, wann sie Lust haben … machen einfach blau, wenn sie mal Schnupfen haben, und sind nur scharf aufs Geld … Ich war in den letzten 10 Jahr nie krank!« Nach einer aktuellen Streitsituation um den Weihnachtsdienstplan kam Frau L. gekränkt, depressiv klagend und übersensibel in die Stunde und beschwerte sich »über die böse, rücksichtslose Welt«. Ich bat die Patientin, einmal mit dem gekränkten Teil in ihr Kontakt aufnehmen zu dürfen, der mir vielleicht erzählen könne, was da gestern passiert war. Ich sprach mit einem sehr fragilen und dünnhäutigen Ego-State, der sehr empfindlich, leicht kränkbar, gehemmt, scheu, übertrieben bescheiden war und sich in dieser, und in vielen früheren Situationen, schnell beschämt oder gedemütigt gefühlt hatte. Sein Name war »die Sensible«. Als er davon sprach, was er alles leiste, dass der »Laden schon lange zusammengebrochen wäre, wenn ich nicht bis zum Umfallen arbeiten würde – und keiner dankt es«, da wirkte er verdeckt überheblich und in seinen Ansprüchen grandios abgehoben und unmenschlich gnadenlos. Dahinter tauchte dann ein kindlicher Selbst-Anteil bei Frau L. auf, mit großer Beschämungsangst und Sehnsucht nach Liebe und Anerkennung durch die Umwelt. Aus der Biografie wusste ich, dass Frau L. das jüngste Kind nach zwei älteren Brüdern war und immer schon als still und überempfindlich in der Kindheit gescholten wurde, man nannte sie »das Sensibelchen«. Sie zeigte ein vermeidendes Bindungsverhalten und litt unter frühkindlichen Ängsten und Scham. So wurde mir verständlich, warum Frau L. die Arbeitsbelastung vorschob, um partnerschaftliche Intimität und Nähe zu meiden.

In beiden Fällen mündet die Entwicklungslinie in ein unrealistisch positives Selbstbild, einmal offen in der Beziehung mit anderen gezeigt und zur eigenen Selbsterhöhung offen inszeniert, einmal im Verborgenen gehalten zugunsten einer Fassade der Bescheidenheit und moralischem Altruismus. Die Zusammenfassung des eben Gesagten findet sich in Abbildung 8 auf Seite 114: Die zwei Gesichter des grandiosen Selbst mit dem Größen-Selbst und dem Kleinheits-Selbst.

Das elterliche Erziehungsverhalten

Aus didaktischen Gründen habe ich das Erziehungsverhalten der Eltern von narzisstischen Persönlichkeiten sehr gegensätzlich beschrieben. Die einen Eltern über-idealisieren aus eigener Bedürftigkeit nach Selbstbestätigung das eigene Kind als »mein grandioser« Besitz und vergessen dabei, dem Kind Grenzen zu setzen, die anderen missachten, verletzen und entwerten das eigene Kind und zwingen es so, die er-

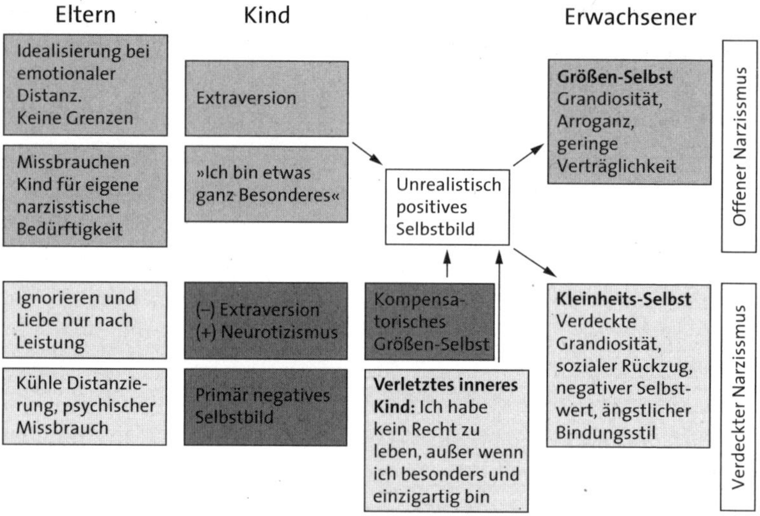

Abbildung 8: Das unrealistisch positive Selbstbild – der offene und verdeckte Narzissmus

lernte Selbstentwertung durch Grandiosität zu übermalen, also Narzissmus als Abwehrmechanismus.

Aber warum »über-idealisieren« die einen und geben dem Kind das Gefühl, es wäre etwas ganz Besonderes und hätte ein Recht zu fordern? Eltern, die ihr Kind verhätscheln und verziehen, tun das nicht, weil sie ihr Kind so ganz besonders lieben. Würden sie es wirklich lieben, würde sie Verantwortung für seine Entwicklung übernehmen und vorsichtig Grenzen setzen. »Narzisstische Eltern sind meist die, die sich selbst so sehr lieben, dass sie die Zurückweisung durch ihr Kind nicht ertragen könnten (weil Kinder es hassen, ein »Nein« zu hören), deshalb verziehen sie es, um Konfrontation und Zurückweisung zu vermeiden. Denn manchmal fürchten Eltern mit niedrigem Selbstwert die Zurückweisung durch ihr Kind. Manchmal fällt es solchen Eltern schwer, ihrem zu einem 30-jährigen Rumhänger herangewachsenen Kind einmal »Nein« zu sagen, das bei ihnen lebt oder das sie weiter unterhalten und das ihr Geld für Drogen und Abhängigkeit nutzt.« (Meier et al. 2009, S. 22)

Die Eltern dieser ersten Gruppe scheinen selbst narzisstisch sehr bedürftig zu sein und gebrauchen die Hoffnung in die Einzigartigkeit ihres Kindes dafür, sich selbst im Glanz dieses erhofften »Wunderkindes« dann besser fühlen zu können. Eine Neigung, in unseren Kindern etwas ganz Besonderes zu sehen, das kennen sicher alle von uns, die Eltern sind.

Die andere Gruppe von Eltern scheint derart mit sich selbst beschäftigt zu sein mit der Beziehung, mit dem Beruf, den Hobbys usw., dass der Säugling für sie eine Belastung und auch eine Überforderung darstellt. Diese Kinder, die schon früh emotional vernachlässigt werden, können nicht die Gewissheit internalisieren, ich bin wichtig für meine Eltern und ich bin liebenswert – die Voraussetzung, dass sich ein gutes Selbstwertgefühl bilden kann. »Wenn Eltern eine unrealistische Vorstellung davon haben, was die Bedürfnisse eines Säuglings und kleinen Kindes sind, und auf ihre Kinder mit unguten emotionalen Ausbrüchen reagieren, dann müssen sich diese Kinder in Gedankenwelten flüchten, die helfen, sich davor zu schützen, emotional überwältigt zu werden.« (Meier et al. 2009, S. 26) Ein möglicher Gedanke ist: ich nerve nur … bin es nicht wert, geliebt zu werden, ich bin eine Last. Meier et al. (2009) schreiben, dass narzisstische Eltern dieses Typs alle Signale von eigenem Denken und Willen bei ihren Kindern unterdrücken, weil sie als störend empfunden werden. Diese Eltern können auch keinen Fehler zugeben oder sich für irgendetwas entschuldigen. So lernt das Kind, dass Vater oder Mutter unerreichbare »Götter« sind, die alles richtig machen und Widerspruch sinnlos ist. »In der Tat haben narzisstische Eltern eine bemerkenswerte Fähigkeit, in Millisekunden die Sache einfach umzudrehen, und sie beschuldigen ihre Kinder für die eigenen Handlungen. Die Eltern haben das getan, weil die Kinder sie dazu ›gedrängt haben‹. Die Kinder internalisieren ganz viel Angst und Selbstzweifel, die auf ihnen abgeladen wurden.« (Ebenda S. 28 – 29) Gefangen in dieser Fremdabwertung von außen, machen sich diese Kinder das elterliche Fremdbild zum Selbstbild und finden sich selbst auch wenig liebenswert, dumm und überflüssig. Um in dieser kalten Atmosphäre zu überleben, beginnen sie sich zur Abwehr der Depression in grandiose Fantasien zu flüchten, in denen sie toll, unangreifbar und unabhängig sind. Beginnen sie diese überhöhten Selbstdarstellungen auszuleben, provoziert das weitere Entwertung und Herabsetzung durch die Beziehungspersonen.

Häufig teilen sich diese zwei aus der eigenen narzisstischen Verunsicherung der Eltern stammenden Verhaltensweisen auf die beiden Elternteile auf. Im Folgenden ein Beispiel aus meiner Praxis:

Die heute 27-jährige Elke sei als Kind das »Ein und Alles« für den »Papsi« gewesen. Als sie mit neun Jahren begann, in der Schülermannschaft Feldhockey zu spielen, habe er sie zu allen Spielen gefahren und immer wieder davon gesprochen, wie stolz er auf sie sei. Zu Beginn habe sie das sehr glücklich gemacht, aber im Lauf der Zeit habe sie gespürt, wie unrealistisch er sie, gemessen an ihrer Leistung und ihrem Talent, idealisierte, und habe sie damit unter enormen Druck gesetzt. Vor Scham, ihn zu enttäuschen, strengte sie sich übermäßig an und hielt sich »phasenweise für etwas Besonderes, obwohl ich Hockey hasste«. Erst heute kann sie erkennen, wie hoch dieser Druck war, seine Erwartungen zu erfüllen und ihn »glücklich zu machen«. Die Mutter reagierte auf die zeitintensive Hinwendung ihres Mannes zu Elke und seine »permanenten Lobhymnen« mit Sarkasmus und wartete nur auf Augenblicke, »mir eine reinzuwürgen, wenn ich mal was nicht konnte«. Die Mutter fühlte sich, so schien es mir aus der Außenperspektive, durch die Verherrlichung der Tochter durch den Ehepartner als Frau und Partnerin bloßgestellt und reagierte mit Eifersucht, Neid und Häme. Ihren Zorn und die Rachefantasien ließ sie an der Tochter Elke aus, der gegenüber sie sich kühl und distanziert verhielt.

5 Das grandiose Selbst: der Wächter des verletzten inneren Kindes mit zwei Gesichtern

Oben hatte ich das unterschiedliche Erziehungsverhalten der Eltern beschrieben, welches uns von Menschen mit offener oder verdeckter narzisstischer Persönlichkeit im Rückblick in der Therapie geschildert wurde: einmal ignorierend, kühl distanziert und einmal verhätschelnd und verwöhnend. Beide Entwicklungslinien, so wissen wir bereits, münden in einen brüchigen Selbstwert und ein unrealistisch positives Selbstbild als Abwehr der inneren Verletzung und der narzisstischen Wunde des emotionalen Missbrauchs.

Was könnte die Vorstufe für das grandiose Selbst sein?

In all den oben nach Young, Klosko & Weishaar (2005) beschriebenen Kindheitssituationen der narzisstischen Patienten, bei all den Erinnerungen dieser Menschen in der Therapie an die Kindheit als »umsorgte und verhätschelte« oder »ignorierte und entwertete« Kinder tauchen immer ähnliche Zuschreibungen auf: es fehlte an selbstloser Zuwendung, an Augenkontakt, Körperkontakt, an wirklichem Interesse, Spiegelung der Reaktionen des Kindes usw. Die Unmöglichkeit, ein gesundes Selbst aufzubauen, kann Kinder dazu verleiten, ein »Superman/Supergirl-Ich« zu kreieren und innerlich mit diesem Spielgefährten zum Trost in Kontakt zu treten. Das passiert umso leichter, als Kinder bis zum sog. »Vernunftalter« (zwischen 3. und 6. Lebensjahr[20]) auf natürliche Weise egozentrisch und selbstgerichtet sind – wir alle waren mal kleine Narzissten. Sie schaffen Alter-Egos, die sie im Rollenspiel verkörpern, mit denen sie sich identifizieren. Erst ab sechs Jahren, wenn die bisherige Entwicklung gut gelungen ist, beginnt sich ein ehrliches, authentisches Selbstbild zu formen.

»Die meisten Kinder mit imaginären Spielgefährten geben diese Entitäten zum Zeitpunkt der Einschulung auf oder verdrängen sie. Ist ein solcher Ich-Zustand nur verdrängt, dann kann es sein, dass er später, aufgrund eines Konflikts oder wenn die betreffende Person unter großen Druck vonseiten der Umgebung gerät, wieder mit Energie aufgeladen wird und erneut an die Oberfläche tritt, und manchmal in bösartiger, sich selbst bestrafender Form …« (Watkins 2003, S. 52) Die Gefahr, dieses »Superman/Supergirl-Ego-State« beizubehalten, scheint mir größer, wenn das Kind sich tief im Inneren minderwertig, ungenügend und psychisch missbraucht fühlt. Aus dem Superman/Supergirl-Anteil kann nun das unrealistische positive Selbstbild, das grandiose Selbst entstehen (das Größen-Selbst).

In Abbildung 8 hatte ich die Entwicklungswege des verletzten inneren Kindes zum Größen-Selbst und Kleinheits-Selbst hin nachgezeichnet. Die unempathisch-kühle oder entwertende Haltung der Eltern, dieser Liebes- und Bestätigungsmangel durch Mutter (kein Glanz im Auge der Mutter!) wird im ersten Schritt für das Kind zu der Erfahrung von Abgewiesensein und existentieller Angst führen und dann erst im Zweiten zu Minderwertigkeitsgefühlen und Selbstunsicherheit. Somit ist das Kleinheits-Selbst immer die Basis der Erfahrung, das Größen-Selbst ist ein Versuch der kindlichen Überkompensation. Es leuchtet schnell ein, dass ein Kind, welches Begabungen aufzuweisen hat, wel-

---

[20] Ab dieser Zeit hat das Kind die Fähigkeit zu metallisieren, d. h., es kann sich in andere hineinversetzen, die Dinge aus verschiedenen Perspektiven betrachten.

ches extrovertiert auf die Umwelt reagiert und durch äußere Attraktivität punktet, dass dieses Kind bessere Chancen hat, die Eltern auf sich aufmerksam zu machen, als ein stilles und zaghaftes Kind. Zumal, wenn Eltern sich durch die »Wunderbegabung« des Kindes, sein nettes Äußeres in ihrem eigenen Selbstwertdefizit aufgebläht fühlen dürfen.

> Das Kleinheits-Selbst ist immer die Basis der Erfahrung von Vernachlässigung und seelischer Verletzung, das Größen-Selbst der Versuch der kindlichen Überkompensation.

Um diese Grunderfahrungen werden nun im Laufe der Entwicklung verschiedene Ego-States aufgebaut, die alle zusammenspielen müssen, um als Team die zwei möglichen Persönlichkeitsausprägungen zu formieren:

- grandios-exhibitionistisch (Team Superman/Supergirl) oder
- depressiv-verletzbar (Team Mutter Teresa).

Die Bildung des Teams der Superman/Supergirl-Ego-States – grandios ich-zentriert

Der Wächter, der in diesem Fall das verletzte Kind schützt, setzt auf die Regulation des Selbstwertes durch offene Strategien, z. B. indem er andere erniedrigt, wenn sie den Selbstwert bedrohen. Er ist einem rabiaten Türwächter in einem Tanzclub, einem »Gorilla«, vergleichbar, der versucht, jedem den Zutritt zu den verletzlichen Seiten eines Menschen unter allen Umständen zu verwehren. Sein Thema ist die »Hyper-Individuation«: Ich brauche niemanden und glaube nicht an die wahre Liebe – deshalb plädiert er für kontrollierte Nähe zu anderen Menschen und meidet Intimität.

Gehen wir einmal davon aus, dass der »Ich-bin-super«-Ego-State einen guten Job macht und Spezialist ist in seinem Fach für Ich-Zentriertheit, was ist dann seine Hauptaufgabe? Wenn ich als Kind hochgelobt und in meinen Fähigkeiten überschätzt wurde, wenn die Eltern unbedingt ein »Wunderkind« in mir sehen wollten, mich idealisierten, aber emotional nicht sehr präsent waren, dann habe ich eins nicht gelernt: zuverlässig zu wissen, was ich wirklich kann und was nicht, wer ich bin und wer nicht. Da ich nicht enttäuschen durfte und wollte, lebte ich eine Art »Hochstapler-Existenz« mit vielen Selbstzweifeln im Hintergrund. Ich durfte nicht abstürzen … sonst wäre alles vorbei und sie würden mich nicht mehr lieben.

Es war und ist meine Urangst, von anderen entwertet zu werden, und so muss ich immer glänzen und meine unterschwelligen Defizite möglichst mit meiner Grandiosität zudecken und verschleiern.

Niemand soll sehen, dass das, was da schimmerte, nur Katzengold war und »dass der Rücken des Habichts auch nur grau ist«, heißt es bei August Strindberg in »Fräulein Julie« über den Diener Jean, der hoch hinaus wollte. So bildet sich zuallererst ein Ego-State, welches lernt zu verschleiern, was man wirklich kann, auch wenn man mit vielen guten Gaben ausgestattet ist, wie viele offene Narzissten. Aber gut ist nie gut genug, und der innere Perfektionist, der innere Antreiber und der gnadenlose Be- und Verurteiler kennen keinen Feierabend. Das ist das, was Sachse (2011) meinte, als er schrieb, er kenne nur Menschen mit NPS, die ständig von Selbstzweifeln, von Furcht vor Misserfolg, einer Grundangst, scheitern zu können, begleitet werden. Dieser Mensch befindet sich in einer Endlosschleife der Überkompensation, um keinen Moment an die Wunde erinnert zu werden, die er tief in sich trägt.

Das Größen-Selbst, welches sich in dem nach Anerkennung und Zuwendung durch die Eltern gierenden Kind bildet, ist aus hypnosystemischer Sicht eine hoch kompetente und kreative Leistung des Selbstsystems, mit einer guten Absicht: der immer weiter bestehende Wunsch, durch Anstrengung, Bemühungen und Leistungen die Erwartungen der Eltern (später Vorgesetzte, Partner usw.) zu erfüllen. Aber es ist leider eine unerfüllt bleibende Sehnsucht nach liebevoller Bestätigung. Um das weiter bestehende tiefe Minderwertigkeitsgefühl zu verleugnen, werden verschiedene Ego-States im Lauf der Jahre kreiert, die alle die gleiche Funktion und Aufgabe als Wächtersystem haben: nie wieder die Wunde der Missachtung spüren, immer etwas abgehoben und über allem schweben – unangreifbar und unverletzbar werden.

Die Grundbedürfnisse Bindung vs. Individuation:
Hyper-Individuation und Verzicht auf Bindung sind die Strategien des grandiosen ich-zentrierten Teams der Superman/Girl-Ego-States.

Wenn wir in der Ego-State-Therapie versuchen, Kontakt zu den Selbst-Anteilen des Superman/Supergirl-Teams aufzunehmen, dann ist es oft nicht leicht, Einzelne überhaupt zu einem Dialog zu motivieren. Vor allem der Teil, der für das grandiose Hochgefühl zuständig ist, ist schwer zu erreichen. Er verhält sich kühl, arrogant und desinteressiert und zeigt uns zuerst seine autonome und autarke Seite. Auf der anderen Seite ist er aber einer echten Wertschätzung und einem Interesse an seiner Funktion und seiner aufreibenden Tätigkeit durchaus zugänglich. Wichtig ist, dass wir ihn nicht verurteilen und entwerten, denn seine Reputation im inneren System ist nicht sehr gut. Er fühlt sich isoliert und wird von vielen anderen Teilen häufig bekämpft. Auch sollten wir nicht versuchen, uns an ihm vorbei zum »verletzten Kind« zu drängen, um den armen Kind-Ego-State schnell mal zu retten und in die Gegenwart zu holen. Das würde seine Mühen um Schutz und Sicherheit konterkarieren und seine »überhebliche Art« und Grandiosität nur verstärken. Wir müssen ihn als Verbündeten gewinnen, denn er trägt in sich eine wirklich positive Botschaft: Du bist wichtig als Mensch und hast ein Recht, dich gut zu fühlen und stolz zu sein auf dich – auch wenn sie dir früher etwas anderes suggeriert haben. Diese Botschaft sollten wir verstehen und ihm helfen, seine kindliche Überlebensstrategie als Superman oder Supergirl zu überdenken.

Welche einzelnen Ego-States sich im Laufe der Jahre bilden und als die oben beschriebenen Protektoren das primäre proaktive Wächtersystem unterstützen, ist nach meiner Erfahrung von Patient zu Patient unterschiedlich. Alle in einer inneren Landkarte der Teile auftauchenden Ich-Zustände können im Dienst der Abwehr des inneren Mangels und der Sehnsucht nach Selbstbestätigung stehen. Schulz von Thun[21] meinte in einem Seminar über »Narzissmus als kommunikative Herausforderung« (2013): Das Kind hat Angst, die anderen werden schlecht über mich denken, das wäre der wunde Punkt im Selbstgefühl des Kindes. Der Wächter (Manager) sagt: »Es darf nicht sein, dass sie schlecht über mich denken!« Er mobilisiert »Protektoren« (alle können auch weiblich sein!):

- den Rechtfertiger,
- den Imponierer und
- den Schmeichler.

[21] persönliche Mitschrift

Diese Reihung kann ich nur bestätigen und möchte sie noch ergänzen:

- den Schamvermeider,
- den Manipulierer,
- den Don Juan,
- den Adrenalin-Chunkie,
- den übermäßig Leistungsbereiten usw.

Alle Ego-States sind nur so gut, wie sie es schaffen, die Depression und den Schmerz der narzisstischen Wunde abzuwehren – sie heilen nicht, sie machen das Leben nur leidlich erträglich.

Die Bildung des Teams der Mutter-Teresa-Ego-States – grandios selbstlos

Der Wächter, der in diesem Fall das verletzte Kind schützt, setzt auf die Regulation des Selbstwertes durch verdeckte Strategien, z. B. indem er im Schlagschatten eines Gegenübers, der als »Star« selbstsicher wirkt und etwas Besonderes darstellt, das eigene Image aufwertet. Er leiht sich den Selbstwert vom anderen, weil er glaubt, es nicht wert zu sein, gesehen zu werden und eine eigenständige Bedeutung zu haben. Das sich in dem nach Bestätigung und Zuwendung durch die Eltern sehnenden Kind bildende Kleinheits-Selbst ist aus hypno-systemischer Sicht ebenfalls eine hoch kompetente und kreative Leistung des Selbstsystems mit einer guten Absicht: »…, durch Schwächen, Fehler, Ungeschicklichkeiten, Hemmungen und Versagen die Sorge der Eltern zu provozieren« (Maaz 2014, S. 32).

Ich binde mich an die anderen und beanspruche nichts für mich. Ich bin selbstlos und mein Wunsch ist es, nicht aufzufallen – so werde ich von anderen gebraucht, und das gibt mir ein Gefühl, nicht allein und verlassen zu sein – in servando consumo[22].

Diese grandiose Selbstbescheidung musste vom Kind schon früh im Leben eingeübt werden, da der Aufbau grandioser Fantasien hier eine Abwehr gegen die Gefühle von Verlassensein und Vernachlässigung

[22] »In servando consumo« (Im Dienen verbrauche ich mich) steht auf den Kirchenkerzen, die auf dem Altar stehen.

waren. Diese Kinder bauen sich innerlich eine Fantasiewelt auf, in der sie als Held bewundert, als Prinzessin gefeiert werden und alles können, dürfen und auch besitzen, was sie sich ersehnen. Im Rückblick berichten diese Patienten, sie hätten das Gefühl gehabt, von den oft verzagten und unsicheren Eltern »ignoriert« zu werden. Diese seien kühl und distanziert gewesen, und sie hätten sich wie in einem Vakuum gefühlt. Liebe und Anerkennung seien immer an gute Leistung gebunden gewesen – die zugeteilte »Liebe« sei häufig materieller Art gewesen. Ein schönes Beispiel dafür ist »Pippi Langstrumpf«, die übergroße Kräfte besitzt und alles macht und kann, was sie will – die Mutter ist früh verstorben und der Vater als Kapitän auf hoher See und nie zu Hause.

Der grausamste Satz, der wie eine verbale Misshandlung sich ins Gedächtnis eingräbt, sei gewesen: »Ich wünschte, du seiest nie geboren.« Im Ursprung kommt dieser Satz aus einer Tötungsfantasie, denn er bedeutet etwas verdeckt: sei nicht da (Infantizid). Dass eine solche Botschaft und auch das Gefühl, wie in einem Vakuum mit den anderen zu leben, Verlassenheitsängste mobilisiert, ist sehr verständlich. Um zu überleben, bleibt einem nur, alles Eigenständige, alle Sehnsucht nach Individuation und Selbstverwirklichung aufzugeben und getrieben von Verlassenheitsangst mich an Stärkere anzuklammern, ohne wirklich lieben zu können. Selbstlosigkeit wird zur Kardinaltugend und führt zur totalen Abhängigkeit der eigenen Selbstwertregulation von anderen. Das Mutter-Teresa-Ego-State-Team ist ein Spezialist darin, diese Anpassung an die anderen Menschen oder eine »große Idee« zu erreichen und gleichzeitig im Geheimen eine grandiose Fantasie zu entwickeln, dass man deshalb etwas Besonderes sei. »Auch wenn ich nur ein kleines Licht bin … aber ohne mich würden sie das nie schaffen, wäre alles schon zusammengebrochen, einer muss sich halt opfern …« könnten heimliche Gedanken sein. In dem heute häufig abwertend gemeinten Begriff vom »Gutmenschen« steckt genau dieser Verdacht, dass das Gutsein auch adelt.

Die psychische Misshandlung dieser Kinder durch Ignoranz und wenig Wertschätzung, durch Mangel an primärer Bestätigung führt – wie oben beschrieben – zu einem negativen Selbst und in Folge zu einem kompensatorischen Größen-Selbst. Das Kind identifiziert sich mit den negativen Zuschreibungen, und dieses negative Selbstbild wird zur Schablone für alles, um in einem gefühllosen Vakuum zu überleben: Ich mache mich klein, damit du dich groß fühlst und dich um mich kümmerst.

> **Die Grundbedürfnisse Bindung vs. Individuation:**
> **Bindungsabhängigkeit und Verzicht auf Individuation sind die Strategien des grandios selbstlosen Teams der Mutter-Teresa-Ego-States.**

Die Mannschaft der Ego-States, die sich um die Stabilisierung des angeschlagenen Selbstwertes kümmert, kann wiederum sehr unterschiedlich zusammengesetzt sein. Auch hier gilt: Jeder Teil auf der inneren Bühne ist daraufhin zu prüfen, ob er eine Wächterfunktion im Team Mutter-Teresa zum Schutz des verletzten Kind-Ego-States spielen kann. Die elterlichen Botschaft »Du bist nicht okay«, »Du bist eine Enttäuschung« oder »Du bist nicht zu ertragen« wird das Kind vermutlich so verstehen, dass es sich mehr als andere Kinder (oder Geschwister) anstrengen muss, besonders brav und pflegeleicht zu sein. Neben einem »angepassten, braven Kind-Ego-State« finden wir dann in der folgenden Entwicklung weitere Protektoren, die die grandiose Selbstbeschädigung unterstützen:

- ein oder mehrere »Helfer-Ego-States«,
- die Bescheidene,
- die schusselige Ungeschickte,
- die selbstlose Kämpferin für andere,
- das Mauerblümchen usw.

Aufgrund individueller Begabungen und familiärer Interessen werden sich die Teams bilden, immer mit der Idee: ich bin klein und unbedeutend und tanke Sonne im Schatten des anderen.

Das Hin und Her zwischen grandioser Ich-Zentriertheit und grandioser Selbstlosigkeit

Ein Kontinuum in der Psychologie hat den pädagogischen Vorteil, dass man gut die extremen Auslenkungen an den Polen beschreiben kann. Die klinische Praxis zeigt aber, dass Patienten zwischen den Polen »Größen-Selbst« und »Kleinheits-Selbst« schwanken und das eine zur Abwehr des anderen benützen. Ich möchte dies an einem Fallbeispiel ausführlich erläutern.

Fallbeispiel Frau Sabine R.:

Die kleine sechsjährige Sabine bastelt gerne mit dem Papa am Wochenende an Modellflugzeugen, die sie dann zusammen fliegen lassen. Es ist aber für sie schwer, mit der Laubsäge umzugehen, und häufig geht etwas schief und das dünne Holz zerbricht. Manchmal schimpft Papa, und Sabine ist beschämt und möchte es doch so gerne recht machen, damit Papa strahlt. Sie kennt von Papa je nach seiner Laune zwei Reaktionen:

1. Papa schimpft und ist genervt, hilft ihr nicht und sagt: »Du bist zu blöd dazu, wenn du ein Junge wärest, könntest du das!« In der Folge entstehen in Sabine ein Innerer Kritiker (Perfektionist) und ein beschämtes Kind.
2. Manchmal aber schimpft Papa, kommt aber zu Hilfe und zeigt ihr, wie man es richtig macht, und beide sind sich plötzlich ganz nahe. Das ist schön für Sabine.

Sabine will Papas Aufmerksamkeit und konkurriert mit dem achtjährigen Bruder Kai, der sich nicht für Flugzeuge, aber für Fußball interessiert. Der innere Beobachter (das sechsjährige beobachtende Selbst von Sabine als Kind) überlegt: »Wenn ich etwas nicht kann oder mich dumm stelle, kümmert sich Papa liebevoll um mich!« Sie macht mehr davon und hat Erfolg: eine Lösungstrance entsteht. Sie behält die Rolle von der »ungeschickten Sabine« bei und schaltet auf Automatik, je besser es wirkt – auch außerhalb der Familie in der Schule, bei Freunden (Generalisierung einer erfolgreichen Strategie). Es entsteht aus der Lösungstrance eine Problemtrance, und das älter werdende Alltagsselbst von Sabine »schläft ein« – d. h. wehrt sich nicht mehr gegen den Ego-State der »ungeschickten Sabine«, weil es Vorteile hat.

Jahre später: Sabine R., eine jetzt 36-jährige erfolgreiche Geschäftsfrau, kommt zu mir in Therapie und beklagt sich, dass bestimmte Männer sie so behandeln, als sei sie »etwas dumm« – meist sind es ihre Liebespartner. Es zeigt sich, dass Sabine Männer als Partner auswählt, die zur Abwertung von Frauen neigen – um sich so selbst aufzuwerten – und sie als »etwas dumm« behandeln. Es ist die in der Zeit eingefrorene Sechsjährige, die sich »dumm stellende Sabine«, die die Männer auswählt nach dem Vorbild von Papa und dann die bewährte, automatisierte Strategie anwendet, um Zuwendung und Liebe zu bekommen. Das, so schreibt Stephen Wolinsky (1995), ist die dunkle Seite des inneren Kindes: das innere Kind hypnotisiert das Erwachsenen-Selbst von Sabine R. und zwingt es, die Gegenwart als Wiederholung der Vergangenheit zu erleben.

Auf der anderen Seite kann diese ständige Angst vor dem Verlassenwerden in eine kühle Verteidigungsstrategie umschlagen: Wenn ich ihm sowieso zu blöd bin, angeblich nicht kochen kann und er nicht wertschätzt, was ich für ihn tue, dann brauche ich dieses ewige Beziehungstheater auch nicht und schaue lieber zu, dass ich im Beruf vorwärtskomme. Ich weiß, dass ich als Frau attraktiv bin und Männer um den Finger wickeln kann, wenn es sein muss. Schon Papa war stolz auf mich, wenn ich mit den blonden Locken in meinem Kleidchen »süß« aussah, und hat mich »meine Prinzessin« genannt. In mir steckt etwas Besonderes, ich muss nur eine Chance bekommen, es zu zeigen – auch wenn ich meine beste Freundin dafür mobben muss. Ob ich mich wirklich auf die frei werdende Leitungsstelle bewerben soll? Ob ich das kann, dieses betriebswirtschaftliche Denken in diesem großen Konzern? Vielleicht bin ich doch zu blöd dazu und Vater hatte recht, ich bin halt kein Junge, wie mein Bruder Kai, der hat in der Schule immer alles gekonnt, ohne einen Strich dafür zu tun ... so sollte es auch sein: ohne Anstrengung ganz nach oben, wo die richtigen Entscheidungen getroffen werden, einfach durchstarten usw.

Dieses Hin und Her der einzelnen Ego-States setzt sich in meiner Patientin Sabine R. in einem steten inneren Dialog fort – mal gibt das Größen-Selbst Hoffnung auf Momente des Glücklichseins, die vom Kleinheits-Selbst wieder zerstört wird und in Depression mündet.

Wie könnte nun die Therapie für Menschen nach dem Teilemodell aussehen, die über die Jahre eine innere Choreografie entwickelt haben, um früh verletzte innere Kinder in der Gegenwart des erwachsenen Lebens zu schützen? Bevor wir dazu kommen, noch ein paar Überlegungen zu den Strategien des grandiosen Selbst nach außen in Gesellschaft, in Paarbeziehungen und nach innen in Momenten der Einsamkeit.

6 Das grandiose Selbst als Überlebensstrategie – nach außen und innen

Im letzten Kapitel haben wir verschiedene Ich-Zustände kennengelernt, die als Überlebensstrategie in der psychischen Matrix des einsamen und verletzten Kindes in der frühen und späteren Kindheit ausgebildet wurden, um den Schmerz des Nichtgeachtetwerdens im Kontakt mit anderen oder im Schmerz des Verlassenseins zu mildern. Beide Subformen der NPS, der offene und der verdeckte Narzissmus, korrelieren unterschiedlich zu den Bindungsdimensionen Vermeidung und Angst: Der offene Narzissmus neigt zur Bindungsvermeidung – das heißt zur Tendenz, partnerschaftliche Intimität und Nähe zu meiden. Der verdeckte Narzissmus neigt aufgrund der früh erworbenen ängstlichen Bindungsstörung zu Angst in Beziehungen, d. h. »... die Sorge, vom Partner nicht genügend geliebt und beachtet und möglicherweise verlassen zu werden« (Neumann 2011, S. 22). Letztere Patienten streben Bindungen zwar an, opfern sich für den anderen aber depressiv auf und ziehen ihren Selbstwert und ein Gefühl der heimlichen Überlegenheit daraus, für den Partner »überlebenswichtig« zu sein.

Die Narzissten mit dem Team »Superman/Supergirl« auf der inneren Landkarte gehen Beziehung kurzfristig ein, lassen den umworbenen Menschen aber »wie eine heiße Kartoffel« aus dem Nichts heraus fallen, wenn er nicht mehr für die eigene Grandiosität verwertbar ist. Dann sind sie aber allein, und was dann? Hier findet sich eine Besonderheit, die bei verdecktem Narzissmus mit dem Team Mutter Teresa weniger in den Vordergrund tritt.

Besonderheiten im Team »Superman/Supergirl«

Zuerst einmal gibt es da das Abwehrsystem

- Größen-Selbst, welches wir vor allem dann sehen, wenn Patienten mit NPS sich im Kontakt mit anderen Menschen finden – in der Schematherapie kennen wir das als den *Modus der Selbstüberhebung oder die Entwicklung des grandiosen Selbst-Anteils;*
- und dann eine Struktur für den Moment der Einsamkeit, der als Selbstbefriedigung unerfüllter Bedürfnisse agiert und so die innere Spannung, die Leeregefühle erträglich macht – ein Teil, den wir den **»Inneren Selbstberuhiger«** nennen können. Wir begegnen ihm

in Gestalt eines »süchtiges Ego-States«, eines »Inneren Perfektionisten«, »als Zwangs-Ego-State« usw. In der Schematherapie ist dieses der *Modus der distanzierten Selbstberuhigung.*

Hat der Größen-Selbst-Ego-State in der Öffentlichkeit die Führung bei einem Menschen übernommen, dann erleben wir den anderen so, wie er im DSM-IV unter der Diagnose »narzisstische Persönlichkeit« beschrieben wird. Typisch für den »Überheblichkeits-Modus« (Schematherapie) in der Gemeinschaft sind folgende Charakterzüge:

- Aggressiv und feindlich, wenn jemand die Bedürfnisse nicht befriedigt – notfalls auch Gewalt,
- Dominanz und überheblich sein, um die Situation zu kontrollieren – Versuche, den anderen einzuschüchtern,
- Streben nach Anerkennung und Status, um Minderwertigkeit zu überspielen – viel Neid auf andere, und
- Manipulation und Ausbeutung, um zu bekommen, was man will – die anderen werden als Objekt behandelt.

Ist der Patient aber allein und nicht in Gesellschaft, dann vermeidet er die Regression in den einsamen Kind-Modus durch Wechsel in den oben beschriebenen Modus der distanzierten Selbstberuhigung – er aktiviert seinen inneren Selbstberuhiger-Ego-State. Zur Erinnerung: Das ist ein Zustand der Schmerzvermeidung, durch Beschäftigung mit Hobbys von suchtartigem, zwanghaftem Charakter: Arbeitssucht, gefährliche Sportarten, Porno, Drogen zur Vermeidung von Leere und Wertlosigkeit.

Beide Formen – nach außen arrogant, kompetitiv, unempathisch usw. und nach innen überstimuliert, angestrengt und süchtig nach Ablenkung – sind zwei Strategien, aber dennoch liegt ihnen ein Muster zugrunde: alles tun, um zu vermeiden, dass das verletzte Kind tief im Inneren gespürt wird und die Angst vor erneuter Entwertung und Verlassenheit einen überwältigt.

Zusammenfassung:
Die verwundbare, dünnhäutige verdeckte Narzisstin/Narzisst ist dem offenen, grandiosen-exhibitionistischen Narzissten/Narzisstin in einem wichtigen Punkt sehr ähnlich: beide Subtypen der NPS haben grandiose Fantasien, Erwartungen und Ansprüche an andere, sie haben eine

Offenes Gradiositäts-Selbst	Verdecktes Grandiositäts-Selbst
▪ korrespondiert mit der DSM-IV-Konzeptualisierung der narzisstischen Persönlichkeitsstörung ▪ häufig männlich ▪ neigt dazu, seine Ansprüche rigoros durchzusetzen ▪ können gewalttätig gegenüber anderen sein, wenn ihr dominantes und grandioses Selbst bedroht wird ▪ Der offene Typ zeichnet sich durch die Idealisierung von sich selbst und die Abwertung anderer aus	▪ korrespondiert eher mit der selbstunsicheren Persönlichkeit oder der depressiven Störung ▪ häufig weiblich ▪ Angst vor Zurückweisung und Kritik, hohe Sensitivität für die Bedürfnisse und Reaktionen anderer, Introversion, Unterwürfigkeit, Schüchternheit, geringe Selbstsicherheit, geringe Lebenszufriedenheit und Bescheidenheit ▪ versuchen durch Einstimmung und Empathie kritische oder negative Reaktionen anderer zu minimieren ▪ suchen konstant andere, die sie bewundern für ihre Fähigkeit, selbstlos zu sein, und verfügen kaum über Selbsterhöhungsstrategien, um ihren Selbstwert zu regulieren ▪ richten Aggressivität eher gegen sich selbst ▪ der verdeckte Typ richtet die Idealisierung auf andere und die Abwertung auf sich selbst
Der **dickhäutige, unbeirrte, grandiose Narzisst:** Arroganz, Gier, Größenfantasien bis Größenwahn, Idealisierung der eigenen Person, Egozentrik/Egoismus, grenzenloser Bedarf an Bewunderung, ausbeuterisch in Beziehungen, Mangel an Empathie; beim Scheitern: Schuld auf andere schieben	Der **dünnhäutige, verletzliche, fragile Narzisst:** sehr empfindlich, leicht kränkbar, gehemmt, scheu, übertrieben bescheiden, fühlt sich schnell beschämt oder gedemütigt; verdeckt überheblich
Grundbedürfnis Bindung-Individuation: Hyper-Individuation bei Bindungsvermeidung	**Grundbedürfnis Bindung-Individuation:** Bestätigungssucht in der Bindung bei Hypo-Individuation
Gemeinsamkeiten	
Beide Typen zeigen ein Selbstinteresse, Anspruchshaltung und das Bedürfnis nach Bewunderung. Beide versuchen ihren Selbstwert durch die Bewunderung von anderen zu regulieren.	

Abbildung 9: Das offene und das verdeckte Grandiositäts-Selbst – Unterschiede und Gemeinsamkeiten

mehr oder weniger offene Überzeugung, etwas Besonderes zu sein, und zeigen einen starken Willen, andere Individuen für ihren eigenen Gewinn zu missbrauchen. Ein fundamentaler Unterschied zwischen offenen und verborgenen Narzissten ist der, dass grandiose Narzissten ihr Selbstwertgefühl durch sichtbare Strategien (sich selbst erhöhen, Entwertungen von Menschen, die ihr Selbstwertgefühl bedrohen könnten) versuchen zu erhöhen, wohingegen verwundbare Narzissten so tun, als sei ihr primäres Interesse, dem anderen zu dienen und es ihnen recht zu machen. Letzte haben einen viel höheren Grad an sozialer Kompetenz.

Eine zusammenfassende Übersicht der unterschiedlichen Strukturen und Strategien des offenen (grandios ich-zentriert) und verdecken (grandios selbstlos) Abwehrsystems zum Schutz des verletzten inneren Kindes zeigt Abbildung 9 auf Seite 128.

7 Musterunterbrechung und Textmarkierung

Pattern Interruption (= Musterunterbrechung) ist eine Variante der Veränderungsarbeit, die, so habe ich in meiner Ausbildung gelernt, auf Milton Erickson zurückgeht und auf der Unterbrechung von unerwünschten Mustern und deren Ersetzen durch neue alternative Muster aufbaut.

Im Rahmen einer Therapiesitzung kann diese Unterbrechung auf verschiedene Weise erreicht werden, etwa durch unerwartete Worte, Kommentare, bewusstes Missverstehen oder überraschendes Verhalten, starke Inkongruenz etc.

Unser Gehirn ist es gewohnt, in Mustern zu arbeiten, das spart Zeit und Energie. Warum sollte ich mir als Gehirn immer wieder neue Lösungsstrategien ausdenken, wenn alte Muster sich bewährt haben? Andauernd werden in unserem Gehirn alte Reaktionsmuster trainiert und gefestigt und neue geschaffen. Nur wenige Millisekunden braucht unser Gehirn dafür, um ruckzuck und vollautomatisiert reagieren zu können. Eine ganz sinnvolle Einrichtung, eigentlich. Ohne diese extrem schnelle Rechenleistung wäre zum Beispiel Hochleistungssport gar nicht möglich – z. B. Formel-1-Rennen, Basketball, Skifahren usw. Nun kann uns aber genau diese Ressource auch zum Verhängnis werden, vor allem dann, wenn unwillkürliche Muster in uns blitzschnell aktiviert werden, die früher durchaus sinnvoll, heute aber parafunktional sind. In unserem Zusammenhang sind das vor allem Muster, die in der Frühzeit unseres Lebens im Rahmen von Hochstressreaktionen geprägt wurden, in Momenten der Beschämung, der Verletzung oder der Traumatisierung. Da diese Reaktion damals eine Art Überlebensreaktion darstellte und uns half, uns irgendwie – wenn auch mit Wunden auf der Seele – zu stabilisieren, wurde das Muster gebahnt und »fest verdrahtet«. Ergibt sich heute ein Ereignis, in dem einige Elemente von damals mit dem Muster von heute übereinstimmen, dann wird das vollständige im Zwischenhirn abgespeicherte Muster aktiviert mit allen neuphysiologischen, psycho-sozialen Folgen.

So ein Muster ist auch der verletzte Innere-Kind-Ego-State und natürlich auch die Wächtersysteme. Wenn Robert heute vom Chef ermahnt wird, sich mehr zu konzentrieren und pünktlich zur Arbeit zu kommen, und er hört neben der sachlichen Botschaft »streng dich an!« auch noch die analoge Botschaft »Du bist ein Versager, wir brauchen dich nicht«, dann wurde heute ein altes Muster aktiviert: in Robert lebt ein kleines beschämtes Kind mit dem Namen Robbi, das von seinem Vater immer wieder zu hören bekam: »Du kannst nichts, du bist nichts und wirst es zu nichts bringen im Leben.« Plötzlich geht es Robert heute schlecht, und er weiß gar nicht so recht, weshalb.

Die sog. »dunkle Seite des inneren Kindes« von Stephen Wolinsky, von der ich oben geschrieben habe, meint ebenfalls diese Musterbildung und ihren selbsthypnotischen Effekt. Was können wir tun, um unser Gehirn dazu zu bewegen, die eingefahrenen Muster aufzugeben und bestimmte Abkürzungen nicht mehr zu nehmen? Wir können uns mal in Vorausschau den folgenden Praxisteil anschauen, wie solche Musterunterbrechung gehen kann.

In der hypno-analytischen Teiletherapie, wie ich sie in diesem Buch in Bezug auf Menschen mit frühen Verletzungen der Seele dargestellt habe, arbeiten wir mit verschiedenen Musterunterbrechungen:

1. Eine erste Musterunterbrechung ist es, wenn ich zum Patienten sage: »Das sind nicht Sie als Ganzes, der sich so arrogant, unterwürfig, selbstlos usw. verhält, das ist nur eine Seite von Ihnen.«
2. Die Suche nach der guten Absicht von Innenteilen, die der Patient am liebsten via Exorzismus loswerden wollte, ist eine massive Musterunterbrechung.

3. Über ein Symptom zu sagen: Das Symptom ist nicht das Problem, sondern die Lösung für ein Problem.
4. Humor in der Therapie, Geschichten erzählen, Tranceübungen sind wirksame Musterunterbrechungen.
5. Den verletzten und traumatisierten Kind-Ego-State in die Gegenwart zu holen – das ist die vielleicht wirksamste Musterunterbrechung, und der möchte ich mich etwas ausführlicher widmen.

Wie wir heute in der modernen Traumatherapie wissen, ist nicht das Ereignis als solches das Trauma – dieses kann aversiv, belastend und potentiell traumatisch sein –, es ist die Bedeutung, die wir im Nachhinein diesem Ereignis als bio-psycho-soziale Verletzung geben. Das hatte schon der griechische Philosoph Epiktet (50–135 n. Chr.) erkannt, als er schrieb: »Es sind nicht die Dinge, die uns beunruhigen, sondern die Meinungen, die wir von den Dingen haben.«

Das Selbst an sich, und somit auch seine Ego-States, gibt es nicht, es entsteht durch Bedeutungsgebung, durch Selbstbewertung in einem sozialen Kontext unterschiedlicher Beziehungsrelationen – das Selbst ist eine soziale Konstruktion. Wenn wir von einem verletzten Kind-Ego-State wie im Falle der narzisstischen Persönlichkeit sprechen, dann meinen wir etwas in der Vergangenheit, dem wir nach Nijenhuis (2011) eine unterschiedliche Ich-Konzeption zuschreiben, mit anderer Ich-Du-Bedeutung (Zweite-Person-Ebene) und Ich-Objekt-Bedeutung (Drei-Personen-Perspektive). Wenn ich als Erwachsener plötzlich in den mentalen Zustand des inneren Kindes von damals regrediere, dann bin ich wieder an dem Ort, in der Zeit und in der Identität von damals – Ressourcen und Stärken von heute, die das Erwachsenen-Selbst nutzen könnte, sind dann für eine Problemlösung nicht verfügbar. Das ist gemeint, wenn wir etwas metaphernhaft davon sprechen, das innere Kind sei in der Zeit eingefroren. Um diese Regression in Zukunft zu vermeiden, muss der verletzte Kind-State in die Gegenwart geholt werden, was nichts anderes heißen soll als: Das verletzte Kind, das neuronale Netzwerk der Vergangenheitsereignisse, soll mit dem Alltagsselbst von Ort, Zeit und Identität von heute verknüpft werden. Nichtrealisierung der Traumatisierung, so sagt Ellert Nijenhuis[23], »ist der Kern eines jeden Traumas. Der Patient tut sich schwer zu realisieren, dass ihm die

[23] Die Ideen, die ich wiedergebe, sind Mitschriften aus seiner Weiterbildung 2014.

Erfahrung zugestoßen ist, dass die Erfahrung vorbei ist, d.h. die Vergangenheit in der Vergangenheit liegt und das ›Ich‹ und ›mir‹ von damals ist Teil des ›Ich's‹ und ›mir's‹ der Gegenwart.« Wenn das Wächtersystem auf der einen Seite das System davor schützt, von den Gefühlen und Bildern der Verletzung von damals nicht überflutet zu werden (Abwehr als hilfreicher Schutz), so verstärkt dieses System gleichzeitig damit die Nichtrealisierung der traumatischen Verletzung in der frühen Kindheit: »Das bin nicht ich, mit dieser Seite will ich nichts zu tun haben.«

Das Kind von damals in die Gegenwart zu holen bedeutet eine Synthese zwischen Vergangenheit und Gegenwart und eine Steigerung des Kohärenzerlebens meiner Identität:

- Die Integration einer Vergangenheitsepisode schafft kohäsive Erfahrung (synchrone Synthese).
- Integration über die Zeit schafft das Gefühl der zeitlichen Kohärenz (diachrone Synthese).
- Integration des Gefühls von sich selbst (Personifikation) und
- Integration von Gegenwart, Vergangenheit und Zukunft (Präsentifikation) schafft ein Gefühl der Identität.

Diese Synthese und Realisierung des inneren Erlebens ist das eine, was wir mit dem Ziel der Integration in der Ego-State-Arbeit anstreben. Ein anderer Punkt folgt für mich aus unserem heutigen Wissen über Wirkmechanismen der mentalen Prozessierung von traumatischem Erinnerungsmaterial im Gehirn.

In einer Arbeit über die Wirkung verschiedener Neurotechniken wie EMDR, PEP, EMI[24] usw. beschreibt Eschenröder ein gemeinsames Grundprinzip all dieser heute unter Traumatherapeuten so geschätzten Methoden: »Der Problemzustand wird aktiviert (durch reale Konfrontation oder durch Vorstellung der Problemsituation und der damit verbundenen Gedanken, Gefühle und körperlichen Reaktionen); gleichzeitig wird ein damit inkompatibler neutraler oder positiver Zustand hervorgerufen. Die Intensität der belastenden Gefühle wird durch die wiederholte Koppelung der unvereinbaren Zustände geschwächt.« (Eschenröder 2012, S.179) Ich denke, das klappt nicht nur mit »Klop-

---

24 EMDR = Eye Movement Desensitization and Reprocessing; PEP = Prozess- und Embodimentfokussierte Psychologie; EMI = Eye Movement and Integration.

fen, Winken oder Kurbeln« (Michael Bohne), also dem ganzen Repertoire der Neurotherapien, sondern auch mit unserem Angebot, der Patient möge in der Teilearbeit das verletzte innere Kind in der sog. »Vergangenheit« aufsuchen, es umarmen und trösten und dann in die Gegenwart bringen. Auch hier verkoppeln wir einen Problemzustand des Patienten mit einem Ressourcenzustand einer sicheren Gegenwart. Der aus dem Gedächtnis abgerufene Erinnerungstext wird somit neu markiert und dann wieder abgespeichert. Wenn wir das spielerisch in der hypno-analytischen Teiletherapie immer wieder in neuen Konstellationen und ohne zu retraumatisieren machen, dann verändern wir die neuronalen Netzwerke und somit die Ego-States, die sie repräsentieren.

V Versorgung und Therapie der narzisstischen Verwundung: ein hypno- und teiletherapeutischer Verbandskasten

Die Wunde des frühen Nichtgeliebtseins zu heilen, ist für unsere Patienten ein lebenslanges Bemühen, sich von einer übermäßigen Leistungsbereitschaft (Größen-Selbst) und von einer Versorgungsmentalität (Kleinheits-Selbst) zu verabschieden und letztlich gesündere Formen der Selbstwertregulation zu lernen und einzuüben. Wir Therapeuten und Therapeutinnen können dazu nur den Weg ebnen und unsere Patienten immer wieder ermutigen – die Verantwortung für sich selbst zu übernehmen, können und wollen wir ihnen nicht abnehmen.

1 Ziele in der Psychotherapie und grundlegende Strategien

Es ist das Ziel der hypno-analytischen Teiletherapie, dass der Erwachsenen-Ego-State (das Alltags-Selbst) immer besser in der Lage ist, anstelle des grandiosen Selbst (Größen-Selbst und/oder Kleinheits-Selbst) in der Öffentlichkeit und des distanzierten Selbstberuhigungs-Ego-States bei Einsamkeit das einsame und verletzte Kind-Ego-State zu schützen und bei der Erfüllung der emotionalen Bedürfnisse zu helfen.

1. Die Aufspaltung in »verletzter Kindanteil«, »Wächter« und »Protektoren« ist Folge der frühen Verletzung, Verlassenheit, Kränkung und auch seelischen Traumatisierung. Diese ehemals kreative Überlebensstrategie muss in der Therapie rückgängig gemacht werden.
2. Diese Aufspaltung in verschiedene Ego-States ist eine Abwehr gegen unerträglichen Schmerz des Sichgetrenntfühlens, der Entwertung, Nichtbeachtung und der depressiven Leere.
3. Die Heilung bedarf der Trauer über diese Verletzung in der Vergan-

genheit. Das »verletzte Kind« hat seine persönliche Sicht auf die frühe Erfahrung des psychischen Missbrauchs – soweit es sich überhaupt erinnern kann (Körpergedächtnis!).

4. Der »Wächterteil« (das Grandiose-Selbst-Team) hat auch die Erinnerung gespeichert, wie es zu dieser Verletzung aus seiner Sicht kam.
5. Sobald das »verletzte/traumatisierte Kind« anfängt, Interesse am Therapeuten, der Therapeutin zu zeigen, und hofft, von einem »besseren Elternteil« erlöst zu werden, geht der Wächter dazwischen, um zu schützen. Er erhöht die Abwehr zum »verletzten Kind« und isoliert das Alltags-Selbst (»hat keine Power, hat eh versagt«) und versucht, den Therapeuten zu neutralisieren, indem es ihn angreift, seine Schwachstellen aufdeckt, ihn entwertet (Superman/Supergirl-Strategie) oder sich klein macht, gefügig wird, den Therapeuten idealisiert, aber so jede wirkliche Veränderungen geschickt unterläuft (Mutter-Teresa-Strategie).
6. Es gibt noch keinen effektiv arbeitenden, beobachtenden Teil im Alltags-Selbst (innerer Beobachter), sodass der Erwachsenen-Anteil die Dynamik nicht durchschaut und ich-synton mit den Wächtern ist.
7. Gezielte Therapieinterventionen – Übersicht:

   Schritt 1: Das kontaminierte und geschwächte Alltags-Selbst zuerst zu reparieren, erhöht nach meiner Erfahrung nur den Widerstand der Wächtersysteme. Auch Erklärungen, Interpretationen, Konfrontationen werden vom Wächter nicht gehört. Auch positive Unterstützung, Nachbeelterungs-Techniken helfen nicht, steigern nur die Opposition des Wächters. Was tun? Ich stärke zuerst die Fähigkeit der Selbstbeobachtung und Selbstdistanzierung: Erlernen von Dys-Identifikation und Innere-Beobachtertechniken.

   Schritt 2: Arbeit mit den Introjektsystemen, d. h. mit den Täterbotschaften der »Opfer-Täter«-Achse 2. Ziel ist es, die gute Absicht in der entwertenden Botschaft der gnadenlosen Richter-Ego-States aufzufinden und als Selbstbotschaften neu zu rahmen (reframing) und so abzuschwächen. Dazu führen wir die »Konferenzraum-Metapher« oder »Innere-Bühne-Metapher« als Treffpunkt und Begegnungsort der Teile ein (Peichl 2013 und 2014).

   Schritt 3: Arbeit mit den einzelnen Ego-States des Teams »Superman/Supergirl« und/oder »Mutter Teresa« aus dem Wächtersystem grandioses Selbst. Dieses ist die zeitintensivste und entscheidende Arbeit mit der Achse 3 »Wächter/Schützer – verletztes Kind« (Peichl 2013 und 2014).

Schritt 4: Arbeit mit den Protektoren-Ego-States der Achse 4 (Peichl 2013 und 2014).

Schritt 5: Wenn das Erwachsenen-Selbst zu schwach ist, um die Verhandlungen mit den Wächter-Protektoren-Systemen zu führen, führe ich ein neues therapeutisches Element ein, auf das der Wächter meist nicht vorbereitet ist: am schwachen Alltags-Selbst vorbei wird mittels der Ressourcenarbeit ein neues Hilfs-Erwachsenen-Selbst kreiert und etabliert. Zum Beispiel ein hoch kompetenter Moderator in der Konferenzraum-Technik (Herr Plassberg hilft mit) oder der Star-Regisseur in der Theatermetapher. Der Therapeut zieht sich aus der Arbeit mit den Kind-Selbst-Spaltprodukten zurück (verletztes Kind und Wächter) und supervidiert nur noch den Patienten in der neuen Hilfs-Erwachsenen-Selbst-Position.

Schritt 6: Wenn der Weg frei ist zum verletzten Kind-Ego-State, dann Kontakt aufnehmen lassen durch den Patienten und das Kind nach den Bedürfnissen fragen. Wenn es bereit ist, in die Gegenwart zu kommen, dann dort abholen; wenn nicht, die Loyalitätskonflikte des Kindes zu den Eltern bearbeiten.

Schritt 7: Systemfrage – Rückfrage ins System, ob alle mit dem Ergebnis und den Funktionen, die die Wächter/Schützer/Protektoren haben, zufrieden sind?

Das sind die basalen Therapiestrategien, die dem Tempo des Patienten, der Stärke der Abwehr durch die Wächter und der Heftigkeit der Introjektsysteme angepasst werden müssen. Die genaue Ausführung der einzelnen Schritte sind Inhalt des Curriculums »Zertifizierte Ego-State-Therapie«, das von Ego-State-Deutschland (EST-DE) angeboten wird[25].

Im Folgenden werde ich jetzt für diejenigen, die schon Übung und Erfahrung in der Arbeit mit Innenteilen haben, den Umgang mit einzelnen Ego-States bei Menschen mit narzisstischen Selbstwertproblemen näher beschreiben.

---

[25] Siehe dazu www.EST-DE.eu oder www.teiletherapie.de.

2 Arbeit mit kritisierenden Ego-States (Innere Kritiker) der Achse 2 und die Macht der Trancephänomene

Eine 42-jährige Kollegin, ich nenne sie einmal Clara, die ich in der Selbsterfahrung für die Teilearbeit kennenlernte, litt sehr unter einer inneren Stimme, die immer wieder zu ihr sagte: »Du bist unmöglich, nicht zum Aushalten.« Obwohl sie die meiste Zeit wusste, dass sie im Beruf als Familientherapeutin gute Arbeit leistete, in der Familie und im Freundeskreis geliebt und geschätzt war, ging sie doch vor der inneren Stimme immer wieder in die Knie. Sie konnte diese Stimme auch ihrer Mutter der Kindheit zuordnen, einer verhärmten, gestressten Frau, die mit dem Leben unzufrieden war und wenig Spielraum für Toleranz hatte und Clara tagtäglich genau diesen Satz wie ein Urteil vorhielt. Sie wusste auch, dass sie »eigentlich überzählig« war, 10 Jahre nach den beiden Geschwistern geboren und wohl »ein Betriebsunfall«.

Alles Wissen um ihre früh verletzte Kinderseele nützte Clara nicht viel, die Versuche des Teams Mutter Teresa zu stoppen oder zumindest zu bremsen und durch Überanpassung, Selbstverleugnung und protestantische Arbeitsmoral ständig um Lob und Anerkennung durch andere zu werben. Das grandiose Selbst als Abwehr funktionierte gut, führte aber in die Erschöpfung. Warum war die Stimme des Fehlerzählers, wie sie ihn nannte, so mächtig und sie in ihrem Erwachsenen-Selbst so ohnmächtig?

Zur Therapiestrategie: Es gilt nun, an dieser Stelle als Therapeut eine Entscheidung zu treffen.

1. Ist diese innere Stimme die Stimme der realen Mutter von damals, läuft also im Innenraum ein Tonband der heute toten Mutter und ist dieses mit einer Objektrepräsentanz der Mutter verbunden?
   a. Wenn die Antwort »Ja« ist: Diese Stimme ist also eine historische Tatsache, der Satz wurde so gesagt und gemeint und die Botschaft wirkt fort. Eine Tatsache ist nicht veränderbar, und es passiert jetzt leicht, dass der Klient in die Opferposition kommt (oder geht). Diese Stimme können wir nur in der Gegenwart durch bessere Erfahrungen mit mütterlichen Personen versuchen zu überschreiben oder Ressourcen einzuführen, um die Bewertung zu relativieren.

b. Wenn die Antwort »Nein« ist: Dann könnten wir den Satz »Du bist unmöglich, nicht zum Aushalten« reframen und eine positive Konnotation konstruieren. Dafür führen wir folgende Idee ein: Dieser Satz wurde von der kleinen Clara immer von außen kommend gehört, ist aber jetzt ein Satz, der von einem Selbst-Anteil, einem Ego-State via Identifikation aufgenommen wurde und eine wichtige Funktion im Innensystem hat (die Frage nach der guten Absicht des Symptoms). Ab da richten wir uns nach dem Axiom der Hypnotherapie: Ein Symptom ist nicht das Problem, sondern die Lösung für ein Problem. Also: Für welches Problem ist der Satz »Du bist unmöglich, nicht zum Aushalten« eine Lösung – sowohl damals als funktionale Lösung als auch heute als – parafunktionale Lösung? Über kurz oder lang landen wir über Achse 1 oder Achse 2 beim traumatisierten Kind-Ego-State. Wie man jetzt weitergeht, habe ich ausführlich 2014 im Kapitel 14 beschrieben.

So weit, so gut: Trotz allem habe ich mich immer gefragt, wie macht der Fehlerzähler es, dass Clara und wir alle, die so einen Inneren Kritiker in uns haben, streckenweise in die Knie gehen? Warum wird er oft so heftig in seinem Drängen und entwickelt sich oft zum Dauernörgler? Hier der Versuch einer Antwort: Er muss ständig gegenhalten, weil der »verletzte Kind-Ego-State« eine massive Symptomtrance entwickelt und das Erwachsenen-Selbst überschwemmt. Um das zu konkretisieren, hier eine Episode aus dem Leben der Kollegin Clara zur Erklärung:

Clara war mit ihren pubertierenden Töchtern in den Herbstferien zum Sonnetanken an den Strand von Marokko gereist. Das Auto stellte sie auf dem Urlauberparkplatz am Flughafen ab, und los ging es. Am zweiten Abend, alle drei saßen gerade beim Abendessen, schoss ihr ein Gedanke durch den Kopf: »Hast du das Licht am Auto ausgemacht?« Panik stieg in ihr hoch, die Stimme meldete sich wieder und sagte: »Du bist wirklich unmöglich – zu blöd, es richtig zu machen …« Die gute Stimmung war vorbei, und Clara versuchte, sich nichts anmerken zu lassen – aber in ihrem Kopf ging es rund. Sie als Erwachsene hätte jetzt cool bleiben können und sich sagen: »O. k., so ist das halt, es ging auch alles hektisch zu, wir waren wegen eines unerwarteten Staus zu spät – das kann ich jetzt auch nicht ändern, ich lasse mir den Urlaub nicht verderben, wenn wir zurück sind, wird sich eine Lösung finden!« Aber davon war nichts mehr vorhanden – ein panisches inneres Kind, ein

Katastrophenlüstling betrat die Bühne und legte los. Was jetzt passierte, können wir eine Tranceinduktion nennen: Der Innere-Kind-Ego-State hypnotisierte in der Gegenwart den Erwachsenenteil – das Mittelhirn explodierte und der präfrontale Kortex schaltete ab.

In dieser Nacht in Marokko stellte Clara sich die Rückkehr vor, wie sie ihr Auto vorfand, und startete einen Dolby-Surround-Horrorfilm in 3D: Sie malte sich aus, wie sie mit leerer Batterie die Autotür im strömenden Regen nicht mehr öffnen konnte (Pseudo-Orientierung in der Zeit), wie sie hilflos davorstand und ihre Töchter ratlos ansah (Altersregression), wie sie nicht mehr wusste, wie sie in die Parklücke gefahren war und ob sie den Lichtschalter ausgemacht hatte (Amnesie), sie dachte: »Ich kann so etwas nicht, dazu bin zu unbegabt« (negative Halluzination), es wird alles schiefgehen (positive Halluzination) und ein ständiges Gefühl innerer Entfremdung und Unwirklichkeit (Depersonalisation) und ein Gefühl des Verlorenseins auf dem Parkplatz, der immer unendlicher sich ausdehnte (Derealisation).

Dies alles sind Trancezustände, die das innere Kind einsetzt, um sich Gehör zu verschaffen. Um eine Erfahrung zu synthetisieren, braucht es eine körpernahe, visualisierte Vorstellung vom Problem und seinen Folgen – um das Phänomen der »Selbsthypnose« durch das innere Kind noch einmal zu verdeutlichen, siehe Abbildung 10 – am Beispiel des Symptoms »Zukunftsangst«.

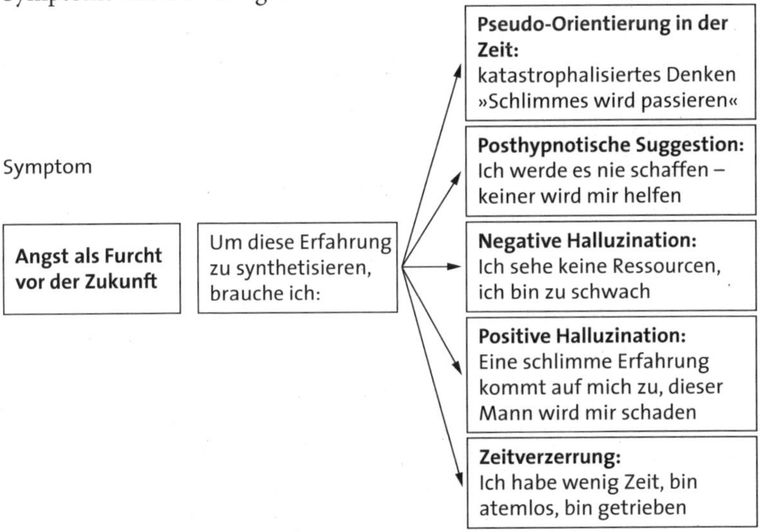

Abbildung 10: Symptomtrance

Was heißt das für den verletzten Innere-Kind-Ego-State? Es bedeutet, dass es zwei Seiten zu beachten gibt:

- Das verletzte, traumatisierte, verlassene innere Kind ist eine autobiografische Erinnerungsmarke an eine seelische Grausamkeit, die uns angetan wurde. Dafür gebühren ihm unser ganzes Mitgefühl, unsere Wertschätzung und Solidarität. Es ist ein frühes Erfahrungsmuster einer Notfallsituation und hat die Tendenz, unbewusst immer schneller aktiviert zu werden als später im Leben geprägte Muster.
- Deshalb hat es auch eine Schattenseite: Da das Gehirn nach dem »worst case scenario« entscheidet, wird immer der GAU, der größte anzunehmende Unfall, in Betracht gezogen. Deshalb haben wir die Tendenz, die Gegenwart durch die Brille der Vergangenheit zu sehen und dann noch durch eine Brille, die ein kleines Kind auf der Nase hat und nur bedingt in der Lage ist, die Welt realistisch einzuschätzen.
- Aus diesem Grund tut sich das Erwachsenen-Selbst oft schwer, freundliche Gefühle dem eigenen inneren Kind gegenüber zu empfinden und auch zu zeigen. Es ist für mich gut verständlich, dass ich auf etwas sauer bin, was mir in der Gegenwart oft mehr schadet als nutzt und mein Handeln in eine Richtung lenkt, die ich gar nicht will: Es passiert ganz unwillkürlich … und ich wollte es gar nicht.

Bei aller Liebe und Empathie für das verletzte innere Kind sollten wir diese anstrengende Seite nicht vergessen. »Dieses innere Kind, das so lange so viel Lob erhalten hat, ist eine in der Zeit eingefrorene Schöpfung des Beobachters (von Ihnen). Das Problem ist, dass dieses in der Zeit eingefrorene innere Kind weiterhin ungewollt Trancezustände erschafft, d. h. Gedanken, Gefühle, Emotionen, Wahrnehmungen und Verhaltensstrategien, die in der gegenwärtigen Situation nicht mehr funktionieren.« (Wolinsky 1995, S. 26) Deshalb spricht Richard Schwartz in der IFS-Therapie auch von Verbannten (Exils), wenn er die verletzten Kind-Anteile meint, die eingesperrt werden müssen, da sie sonst alles überfluten. Um die eingefrorenen schmerzlichen Erinnerungen und die damit einhergehenden massiven Tranceprozesse zu minimieren, gibt es ja den Inneren Kritiker, der alles tut, damit sich so eine Verletzung in der Gegenwart nicht mehr ereignet, und auch das ganze System der Schützer, die ebenfalls dafür sorgen. Wir dürfen nie vergessen, welche Energie das kostet und wie viel dafür nötig ist, das System trotzdem am Laufen zu halten.

Vielleicht werden Sie sich gefragt haben, wo das Kind diese bemerkenswerten Fähigkeiten zur Hypnose, zum Ver-»Zaubern« von relativ harmlosen Situationen in Horrorszenarien der Zukunft, gelernt hat? Zum einen von den Eltern, die genau mit solchen Methoden das Kind ehemals dahin dirigiert haben, wo sie es haben wollten: »Wenn du das machst, dann ist Mama glücklich«, »Du bist böse und frech und nicht mein Sohn« oder »Mein Kind macht so etwas nicht« – das ist die sogenannte Alltagstrance, mit der die Erziehungsberechtigten arbeiteten, damit das Kind sich ihnen anpasste, und um die kindliche Entdeckerlust und das natürliche Streben nach Individuation zu begrenzen. Auch hier wurden Trancephänomene wie die Ausmalung einer bedrohlichen Zukunft (»irgendwann wird Mama einfach weg sein« = Pseudo-Orientierung in der Zeit), die Regression (»das kannst du nicht, da bist du noch zu klein«), positive Halluzinationen (»es wird dir ganz schlecht gehen …«) usw. vom Erwachsenen genutzt. Sobald diese Strategien dann Erfolg zeigten, setzte das nun verinnerlichte Elternintrojekt diese Strategien von innen her im Über-Ich fort; die Trancestrategie der Eltern war nun zur Selbst-Trance-Strategie geworden und gewährleistete die Anpassung.

Stefen Wolinsky, der sich dieser dunklen Seite des in einem Zeitloch festgefrorenen inneren Kindes in einem Buch gewidmet hat, schreibt abschließend dazu: »Die dunkle Seite des inneren Kindes hypnotisiert den Erwachsenen, so daß er in der Gegenwart so reagiert, als würde er sich in der Vergangenheit befinden. Das nenne ich die dunkle Seite. Das verletzte innere Kind mißinterpretiert, mißkonstruiert und mißversteht viel von dem, was es sieht. Das kostbare innere Kind anzubeten, heißt, eine dunkle Seite zu ignorieren.« (1995, S. 31)

3 Trauma und Narzissmus: der Opfer-Ego-State

Ich erinnere mich an Traumabehandlungen, in denen neben der mir vertrauten Selbstabwertung und kritischen Selbstsicht eine überraschend heftige und manchmal gemeine Abwertung anderer Menschen als Thema bei Patienten mit traumaassoziierten Störungen auftauchte. In der Regel fokussieren wir aber in der Therapie zuerst auf das Verhältnis zwischen Opfer und Missbraucher und richten dann unsere Aufmerksamkeit auf die Symptome im Opfer. Die beiden Autorinnen Mosquera und Gonzales (2011) versuchen aber eine Brücke zu der Pathologie des Täters zu schlagen und stellen die Frage, wie dieser sich dann im Opfer widerspiegelt: In meinen Weiterbildungsseminaren habe ich das den »pathologischen Narzissmus des Täters« genannt und gefragt, wie dieser sich dann im Opfer als Störung niederschlägt. Es geht also im Themenbereich »Trauma« um den fremdinduzierten Narzissmus des Täters und seine Innenverarbeitung als »täterimitierendes Ego-State« im Opfer.

Aus der normalen Opfer-Perspektive, so schreiben die Autorinnen, wird das Opfer als depressiv, unterwürfig, verletzbar und verstrickt in eine gelernte Hilflosigkeit beschrieben. Obwohl das sicher so beobachtet werden kann, wird dadurch aber das Problem etwas minimiert und auch vereinfacht, denn es werden ja auch von Missbrauchern Eigenschaften internalisiert, am deutlichsten sehen wir das als täterimitierende Teile bei der Borderline-Störung oder bei den sogenannten Verfolgerteilen bei der DIS.

Wie wir oben bei der Erörterung von offenem und verdecktem Narzissmus gesehen haben, neigen wir alle dazu, unter der sogenannten narzisstischen Persönlichkeitsstörung das zu begreifen, was im DSM-IV beschrieben wurde: Menschen, die Züge von offener Grandiosität, die Neigung zur Ausbeutung, zur Arroganz und interpersonelle Probleme zeigen. Solange wir das tun, übersehen wir die weniger offensichtlichen und mehr versteckten, d. h. »verdeckten« Charakteristika: eine Tendenz, für Schamgefühle anfällig zu sein, introvertiertes, scheues Verhalten, hohe Verletzbarkeit, gehemmte und angstgesteuerte Verhaltensweise. Oben haben wir Gründe im Erziehungsverhalten der Eltern gefunden, warum das Kind sich eher in die Richtung grandioser Überbewertung (zu viel Aufmerksamkeit) oder eher in Richtung scheuer Untertreibung (zu wenig gesehen und bestätigt werden) entwickelt. »Grandiose narzisstische Verhaltensweisen werden gemeinhin mit der Persönlichkeit des Missbrauchers assoziiert, aber beide Formen des Narzissmus können für das Opfer und für nicht missbräuchliche Verwandte relevant sein.« (Mosquera & Gonzalez 2011, S. 1) Das Ziel der Arbeit der Kolleginnen ist es, auf einige Aspekte des Narzissmus bei Patienten hinzuweisen, die frühe Traumatisierung erfahren haben – das Gefühl, ein Opfer zu sein. Lehrreich für mich war, dass beide Entwicklungslinien – die Erfahrung von Vernachlässigung, psychischem Missbrauch von kalten, beziehungslosen Elternfiguren als auch scheinbar unterstützenden, wenig Grenzen setzenden und zur Idealisierung des Kindes neigenden Eltern – am Ende zu einem klinischen Bild führen kann: einem Patienten, der vehement vorträgt »Ich bin ein Opfer« – Opfer sein als ein Substitut einer wahren Identität.

Ich erinnere mehrere Patienten aus meiner Praxis, die nach wiederholten Misserfolgen in der Partnerschaft oder im Beruf in die Therapie kamen und auf die Frage: »Was glauben Sie, ist die Ursache für alle Ihre Beschwerden«? meinten: »Ich bin mir sicher, ich habe einen Missbrauch in der Kindheit erlitten, oder zumindest habe ich zu wenig Liebe von meinen Eltern bekommen.« Auch wenn nichts dergleichen erinnert wird, kann es natürlich so gewesen sein und dass diese Behauptungen die Ursache für das gegenwärtige Leid sind – dann hätten wir es mit einer Amnesie für prägende Ereignisse der Kindheit zu tun. Es ist aber auch möglich, dass der Patient sich aus Vermutungen, Vorannahmen und Interpretationen eine Identität als »Opfer« konstruiert hat, die narzisstische Züge trägt: Ich bin etwas Besonderes, verdiene uneingeschränkte Aufmerksamkeit und Privilegien.

Gerade Menschen, die die Mutter-Teresa-Variante des grandiosen Selbst leben, um das verletzte Kind zu schützen, welches in der Kindheit nicht gesehen, vernachlässigt und schlecht behandelt wurde, erwarten nicht selten in der Gegenwart von anderen Menschen, ihre Bedürfnisse in einer Wiedergutmachung erfüllt zu bekommen, um endlich zu erhalten, was sie nie hatten. »Diese Position blockierte seine Möglichkeiten, sich in Handlungen zu engagieren, die zu wirklichen Veränderungen im Leben führen könnten. (…) Viele traumatisierte Menschen mit narzisstischen Charakterzügen enden dann dabei, eine Identität um ›alles-Schlechte-ist-nur-mir-passiert‹ zu bilden.« (Ebenda S. 4–5) Diese »Opfer-Identität« findet gesellschaftlich heute sicher mehr Anerkennung, als wenn man sich immer wieder vergegenwärtigen müsste: Ich bin überflüssig, ich habe kein Existenzrecht – so wie man es in der Kindheit gehört hatte. Wenn ich ein Opfer bin, habe ich zumindest ein Anrecht auf Wiedergutmachung.

Was passiert aber, wenn ich zu viel Aufmerksamkeit genossen habe, immer toll für die anderen sein musste und schon früh die Superman/Supergirl-Rolle eingeübt habe? Diese Kinder wurden in der Regel nicht geschlagen oder psychisch heftig missbraucht, aber aufgrund der narzisstischen Bedürftigkeit der Eltern nicht als eine individuelle, eigenständige Persönlichkeit gesehen, mit eigenen Bedürfnissen, Sehnsüchten nach Bindung und Individuation usw. Diese Kinder waren Zweckerfüller, Leerestopfer, Hoffnungsträger oder Wunderkinder, die eine Funktion in der Familie erfüllen sollten – er oder sie wurde geboren, um die Bedürfnisse von Erwachsenen zu erfüllen. Diese Botschaft an sie war schon vor dem Zeitpunkt ihrer Zeugung ausgesprochen oder unausgesprochen im Raum. »Du bist der Sinn meines Lebens«; »Du musst Mama/Papa glücklich machen«.

»Narzisstische Eltern sehen ihre Kinder als eine Erweiterung ihres idealisierten Selbst und behandeln sie so, wie sie selbst gerne behandelt worden wären. (…) Diese Art und Weise des Umgangs hat etwas Traumatisierendes, aber das Kind oder der zukünftige Erwachsene wird Schwierigkeiten damit haben, die Ursache dieser Traumatisierung zu identifizieren. Diese Menschen werden nicht verstehen, warum sie so viele Probleme haben zu funktionieren, und werden dazu neigen, ihre Eltern als ›sehr unterstützend‹ zu beschreiben.« (Ebenda S. 5) Diese Kinder müssen nicht nur in der Schule überdurchschnittlich sein, am Nachmittag sind sie im Freizeitstress: Mutter fährt sie nach der Nachhilfe mit dem Auto zum Hockeytraining, dann zum Geigenunterricht und abends zum Judo. In der Regel haben die Eltern die Sportarten ausgesucht und nicht die Kinder.

Ich zitiere einen Fallbericht von Mosquera und Gonzalez (2011, S. 5):

> Ein Patient sagte: »Meine Eltern haben mich immer so behandelt, als sei ich etwas Besonderes, ich dachte immer, ich sei einzigartig, super … Hinaus in die reale Welt zu gehen, war für mich traumatisierend. Ich wunderte mich immer, warum die andern nicht begreifen, wie wundervoll ich war. Und dann merkte ich mit der Zeit, dass ich es war, der da nicht hineinpasste, und wenn ich so besonders war, warum klappten dann meine Beziehungen nicht? Warum hatte ich immer Probleme mit andern? Ich schaute auf die andern herab und verachtete sie dafür, dass sie meine Besonderheit nicht sehen konnten. Ich habe mich so getäuscht. Ich hab niemals daran gedacht, dass meine Art und Weise das alles beeinflusst haben könnte, ich dachte, ich müsste in einer besonderen Art und Weise von anderen behandelt werden, nur weil ich ›ich‹ war … wie seltsam …«

Auf der einen Seite können narzisstische Merkmale leicht identifiziert werden, in andern Fällen sind sie schwer zu identifizieren, vor allem dann, wenn Patienten sich als »Opfer-Persönlichkeiten« darstellen. In die Opferrolle zu schlüpfen, kann eine Folge davon sein, dass die Delegationen der Eltern, toll und großartig zu sein, endgültig zusammenbrechen. Was bleibt dem jungen Mann in dem obigen Fallbeispiel denn anderes übrig, als immer so weiterzumachen und seine Verachtung für andere und seine Überheblichkeit zu kultivieren oder innezuhalten und in einer Therapie über die Ursachen nachzudenken? Da ist es sehr verlockend, den Spieß umzudrehen und sich als grandioses Opfer der Eltern zu definieren, um nicht die Verantwortung für sich in der Gegenwart übernehmen zu müssen. Die Opfer-Rolle als narzisstische Plombe zeigt sich häufig auf der inneren Bühne als ein Ego-State, mit stark anklagender und »Ich-bin-ein-Opfer-der-Kindheit«-Haltung. Auch dieser Ego-State ist erst einmal wertzuschätzen und als hilfreiche Lösung im System zu benennen. Erst im zweiten Schritt geht es darum, ob die Opferrolle heute noch sinnvoll und entwicklungsfördernd ist oder ob sie meine Ressourcen blockiert.

Auch bei Patienten mit der Diagnose Borderline-Störung treffen wir auf solche Phänomene. In den diagnostischen Kriterien des DSM-IV für die Borderline-Persönlichkeit finden wir einen Hinweis darauf, dass auch bei diesem Krankheitsbild der Bereich des Selbstwertes und der Selbstidentität mitbetroffen ist – was ja nicht besonders verwundern dürfte. Unter Punkt 3 der diagnostischen Kriterien heißt es:

3. Identitätsstörung: ausgeprägte und andauernde Instabilität des Selbstbildes oder der Selbstwahrnehmung

Um diese Instabilität auszugleichen, neigen einzelne Betroffene dazu, aus der Störung eine Identität als »Bordie« zu konstruieren und sich so einer Gruppe zugehörig zu fühlen. Das kann an sich gut und hilfreich sein, um aus der Vereinzelung und Isolation zu treten, wird aber schwierig, wenn sich daraus eine Überlegenheit und ein Anspruchsdenken ableiten. Noch extremere Beispiele habe ich im klinischen Kontext erlebt, wenn sich die Grenzen zur sog. Multiplen Persönlichkeit (DIS) beginnen zu verwischen und man diagnostisch ratlos wird. Ob es so etwas wie »Pseudo-DIS« oder »nachgeahmte DIS« gibt, ist weiterhin unklar, die Kolleginnen Claudia Wilhelm-Gößling und Frauke Rodewald von der Hochschule Hannover hatten dies lange vermutet und als

Variante der Borderline-Störung auf ihrer Homepage »Infonetz-Dissoziation« beschrieben.

Der stärkste Widerhall der narzisstischen Charakterstruktur des Täters findet sich natürlich bei schwerer Traumatisierung in den täterimitierenden und täterloyalen Anteilen. Hier wird ja über den Weg der Introjektion nicht der Täter in den Innenraum aufgenommen – wie oft fälschlich behauptet wird –, sondern seine Wesensart, seine Wertnormen, Handlungs- und Konfliktstrategien. Diese pathologisch-narzisstische Einstellung zu sich und zur Welt wird dem Opfer aufgezwungen, die Anmaßung, den anderen mit Gewalt entmenschlichen zu dürfen, schwappt in das innere System des Opfers über. Wie wir heute wissen, sind es nicht so sehr die Spiegelneurone, die das Täterbild im Opfer erzeugen – die sind stärker auf bewegungsbezogene Signale fokussiert –, sondern das sog. »soziale neuronale Netzwerk« (social neural network), das mehr auf die Innenverfassung von anderen Menschen gerichtet ist (siehe dazu Vogeley 2009). Wenn wir also nicht nur einen psychischen Missbrauch bei unserem Patienten annehmen müssen, sondern auch noch einmalige oder kumulative Gewalterfahrungen, dann werden auf der inneren Bühne neben relativ gutartigen inneren Kritikern auch mehr oder weniger maligne Täterintrojekte auftauchen, für die aber auch die Devise gilt: »Alle sind gekommen, um zu helfen«, und der Satz: »Du bist dick, fett und gefräßig«, ist wiederum nicht das Problem, sondern die Lösung für ein Problem. Eine Gebrauchsanweisung zum Umgang mit diesen inneren Verfolgern und Zerstörern habe ich an anderer Stelle publiziert (Peichl 2013).

Noch ein weiterer Punkt: Es ist oft schwer zu unterscheiden, ob die Symptome Scham, Wut und Demütigung die Folge einer Traumatisierung sind oder einer darunter liegenden narzisstischen Störung. In der Literatur ist in den letzten Jahren das Acronym TANS aufgetaucht, und es steht für »trauma-associated narcissistic symptoms« (traumabezogene narzisstische Symptome). Was ist damit gemeint? Simon (2002) fand, dass externe traumatische Erfahrungen bei Erwachsenen das Selbst so massiv überwältigen können, dass die typischen verdeckt-narzisstischen Symptome wie Scham, Wut und Demütigung entstehen können – die sog. TANS-Symptome. In der Regel gehen wir diagnostisch davon aus, dass diese, der TANS zugrunde liegende, Vulnerabilität für traumatischen Stress sich aus einer narzisstischen Persönlichkeitsstörung oder aus narzisstischen Persönlichkeitsmerkmalen herleitet, also aus der Kindheit stammt. Diese gewohnheitsmäßige und irrtümliche Zuordnung wird mit Recht von Simon infrage gestellt, denn es ist heute Konsens, dass auch bei gutem Selbstwertgefühl und stabiler Identität eine traumatische Erfahrung derart destabilisierend wirken kann, dass traumabezogene narzisstische Symptome im Erwachsenenalter entstehen können.

Zu dieser Thematik am Ende des Kapitels ein kleiner Steckbrief nach der Empfehlung von Mosquera & Gonzalez (2011):

Der Narzisst im Gewand des Opfers:
niedriges Selbstwerterleben; sucht nach Aufmerksamkeit, Zuwendung und Fürsorge – die aber nie als ausreichend erlebt wird; agiert als »Ja-aber-Sager«; langfristig werden alle Bemühungen des Therapeuten abgelehnt oder torpediert; starke Ambivalenz gegenüber jeder Hilfe; lehnt eigene Zuständigkeit für Problembereiche ab (externalisierender Modus), passiv rezeptiv; hohe Wiedergutmachungserwartung für das in der Vergangenheit erlittene Unrecht.

4 Die Arbeit mit Gefühlen von Scham und Neid

Ich werde der Arbeit mit aggressiven Ego-States ein eigenes Kapitel widmen und will mich an dieser Stelle mehr mit den Gefühlen Neid und Scham beschäftigen.

Nach der klassischen Definition von John und Helen Watkins sind Ego-States organisierte Verhaltens- und Erfahrungssysteme, die durch ein gemeinsames Prinzip zusammengehalten werden. Ein Ego-State ist eine ehemals erfolgreiche Lösungsstrategie für eine soziale Herausforderungssituation, vergleichbar mit einer Lernerfahrung, einem Schema, einer Schablone, eine Art Blaupause zur Herstellung einer Lösung. Sie enthält »Ich- und Objektelemente« (Watkins 2003, S.46), d.h. die Bindungserfahrung zwischen einem Teil meines Selbst (Ich-Element) und einer Außenperson (Objekt-Element). Damit ist ein Ego-State der Niederschlag einer gemachten Beziehungserfahrung, meist der Kindheit und des frühen Erwachsenenalters. »Jeder Ich-Zustand besitzt seine eigenen, relativ überdauernden Affekte, Körperempfindungen, Erinnerungen, Fantasien und Verhaltensweisen, und er hat auch seine eigenen Wünsche, Träume und Bedürfnisse.« (Frederik 2007, S. 19)

Dieses neuronale Netzwerk aus Gedanken, Bildern, Gefühlen, Körperempfindungen usw. kann sich nun mit jedem einzelnen dieser aufgezählten Elemente als Ego-State manifestieren, d. h., hinter einer plötzlichen Gefühlsänderung, einem inneren Bild, einer Körperwahrnehmung kann das Auftauchen eines Ego-States stecken. Für uns bedeutet das ganz allgemein: Jedes Gefühl, das in mir auftaucht, kann therapeutisch so behandelt werden, als würde sich ein Ego-State mit seinem Gefühlsanteil melden – das gilt somit auch für Neid und Scham.

Neid

Der ausgeprägte und innerlich nagende Neid ist ein wesentliches Merkmal für eine Störung in der Selbstwertregulation eines Menschen und laut psychoanalytischer Theorie ein Alleinstellungsmerkmal des sog. pathologischen Narzissmus und der NPS. Der Kleinianer Rosenfeldt (1987) glaubte sogar, dass die gesamte narzisstische Charakterstruktur vom seelischen Apparat nur als Abwehr gegen Neid und Abhängigkeit geschaffen wurde. In der Praxis gestaltet sich die Erforschung des Neides oft als sehr schwierig, weil das Bewusstwerden der eigenen Neidreaktion durch den Patienten meist sofort mit Schamgefühlen und Verschlechterung des Selbstwertgefühls verbunden sind. Neid darf eigentlich in beiden Typen narzisstischer Abwehr des Kleinheits-Selbst durch das Größen-Selbst nicht sein:

- Die Mannschaft »Superman/Supergirl« versucht Neid gar nicht erst hochkommen zu lassen, da das Gefühl ein deutlicher Hinweis darauf wäre, dass etwas fehlt und durch grandiose Fantasie und Überheblichkeit nicht sublimiert ist – die Mannschaft hätte damit ihren Job nicht gut gemacht!
- Die Mannschaft Mutter Teresa lehnt in ihrem Selbstlosigkeitsziel den Neid als ein »niederes« Gefühl ab und verleugnet neidische Tendenz vehement.

Trotzdem spielt der Neid im Hintergrund eine wichtige Rolle, wenn wir mit Menschen arbeiten, deren Selbstwert sehr früh verletzt wurde. Neid, und das ist wichtig zu wissen, ist nach Damasio (2003) kein primäres Gefühl, sondern ein Gefühl, das erst in der Sozialisation entsteht. Die primären Gefühle sind angeboren und haben ihren Sitz im Limbischen System. Sie sind mit Aktivierungsmustern der Gesichtsmuskeln und damit mit typischer Mimik gekoppelt, die ebenfalls angeboren und daher bei allen Menschen ähnlich ist. So hat man zum Beispiel Fotografien, die Menschen mit dem typischen Ausdruck von Angst, Freude usw. abbilden, in der ganzen Welt herumgezeigt. Die dargestellte Emotion wurde bei allen Völkern richtig erkannt. Diese primären Emotionen sind für die Fähigkeit zur Anteilnahme und für die Empathie von großer Bedeutung. Es gibt vermutlich sechs primäre Gefühle: Angst, Wut, Freude, Trauer, Überraschung, Ekel. Das biologisch früheste Gefühl ist der Ekel. Er schützt vor gefährlicher Nahrungsaufnahme, das biologisch wichtigste Gefühl ist die Angst. Es hilft uns zu überleben. Sekundäre Gefühle entstehen, wenn Erfahrungen, Erziehung, Traditionen und andere rationale Faktoren hinzukommen. Dann kann man außer Freude auch Schadenfreude oder Nationalstolz verspüren oder als Mischung von Wut und Ekel auch Abneigung oder Fremdenhass. Neid, so heißt es, sei die einzige Todsünde, die keinen Spaß mache. Für den Philosophen Arthur Schopenhauer war er eine »giftige Kröte«, für Shakespeare ein »grünäugiges Monster« – Neid gilt als sozial inakzeptabel, denn ihm liegt wie dem Hass ein Minderwertigkeitsgefühl zugrunde, das uns veranlasst, andere schlecht zu machen, sie abzuwerten, zu schikanieren und sogar ihnen gegenüber gewalttätig zu werden. Und noch zwei Dinge sollten wir über den Neid wissen, bevor wir mit dem Ego-State in unserem Patienten Kontakt aufnehmen, der für den Neid zuständig ist:

1. **Was ist das eigentliche Ziel des Neides?**
   Es sind nur vordergründig die Äußerlichkeiten, die unseren Neid erregen – das größere Auto, das höhere Gehalt, die größere Wohnung, die schönere Frau, der reichere Mann usw. In Wahrheit aber geht es um die inneren Werte, die unzufrieden machen: Neider vermuten, dass die materiellen Dinge, um die sie einen anderen beneiden, Ausdruck seiner größeren Zufriedenheit sind. Die Neidursache ist jedoch nicht, dass der andere etwas besitzt, was wir nicht haben, sondern dass wir mit uns selbst unzufrieden sind und den anderen für wertvoller und liebenswerter halten. Damit drückt der Neid die Sehnsucht danach aus, endlich in einen Zustand zu kommen, dass wir uns ganz angenommen und zufrieden fühlen können ohne Selbstzweifel und Kleinheitsängste.

2. **Welche Formen des Neides gibt es?**
   In Studien hatte sich gezeigt, dass es zwei Arten von Neid gibt: Zum einen kann Neid auf die Leistung, den Besitz, die Selbstdarstellung usw. einer anderen Person uns dazu anspornen, uns selbst zu verbessern – in diesem Fall handelt es sich um eine Art **konstruktiven** Neid. Er kann den Ehrgeiz stimulieren, der uns als Antriebsmotor für Veränderungen dient und als empörter Neid eine Art Gerechtigkeitssinn entfalten. Andererseits kann die Eifersucht auch dazu führen, die Leistungen des Besseren zu schmälern und ihn niedermachen zu wollen – der Neid ist hier also **destruktiv.**

Diese konstruktiven Seiten des Neides, die Verena Kast (1998) sehr anschaulich beschreibt – also der Neid als Motor für die eigene Selbstverbesserung und für ein Gefühl für Gerechtigkeit –, werden im Gespräch mit dem Ego-State als positive Konnotation und das Reframing genutzt. Auch der Neid ist nicht das Problem, sondern wiederum die Lösung für ein Problem – dieses systemische Credo dürfen wir nicht vergessen.

Deshalb treten wir dem Neid-Ego-State immer freundlich und wertschätzend gegenüber und zeigen Verständnis für die schwere Arbeit, immer wieder zu versuchen, ein inneres Gleichgewicht und Zufriedenheit herzustellen. Der Neid-Ego-State muss ausdrücklich anerkannt werden, dann erst kann man in einem zweiten Schritt nach dem Preis für das Gesamtsystem fragen, den es kostet, immer neidisch zu sein. Ziel ist es, die überschießende Reaktion abzuschwächen. Die Kosten zu reduzieren und nach anderen, weniger anstrengenden Lösungen, für ein stabileres Gefühl von Stolz auf die eigene Leistung und auf das Erreichte zu streben.

Scham

Unter Scham verstehen wir heute eine negative, schmerzliche, soziale Emotion, welche ausdrückt, dass eine Person an einem wahrgenommenen Unterschied zwischen realem Selbsterleben (»Ist«) und idealem Selbsterleben (»Soll«) leidet. Sowohl die Neigung, sich zu bewerten und eine Ist-Soll-Diskrepanz aufzumachen, aber auch die Höhe und mögliche Unerreichbarkeit des Soll sind Festschreibungen, die in der Sozialisation durch die Vermittlung von außen entstehen. Der Begriff »Scham« kann sich zum einen auf den erlebten Affekt des »Schämens«

a)

und seiner Körperreaktionen beziehen, aber auch auf eine Kognition oder einen Zustand. Scham ist mit dem Empfinden von Hitze oder Wärme verbunden, einem Rotwerden des Gesichtes durch die Vasodilatation der Haut.

Eine Scham-Kognition kann als Folge der Erfahrung von Schamaffekten auftreten oder, um es allgemeiner zu beschreiben, in jeder Situation von Peinlichkeit, Schande, Entehrung, Unzulänglichkeit, Demütigung oder Ärger.

All diese Affekte sind sehr nahe an dem, was im Inneren eines Menschen als verletzter Kind-Ego-State geschützt werden muss, der ein grandioses Selbstsystem entwickelt hat. Deshalb wurde auch wie beim Neid vermutet, dass die NPS eine Abwehr gegen Schamaffekte darstellt. Im Fall des Subtyps der »Superman/Supergirl«-Variante, mit Grandiosität, Arroganz und scheinbarer »Dickhäutigkeit«, wird die Scham gut versteckt bis verleugnet, bei der Mutter-Teresa-Variante gehört sie zu den Charakterzügen.

Einige aktuelle Studien (z. B. Ritter et al. 2013) weisen darauf hin, dass Patienten mit NPS im Vergleich zu Gesunden und Patienten mit einer Borderline-Störung eine höhere implizite Scham aufweisen. Weiterhin geben NPS-Patienten im Vergleich zu Gesunden in Selbstbeschreibungsinstrumenten eine höhere explizite Schamneigung an. »Im Einklang damit wird in der Literatur die sogenannte Scham-Wut-Spirale beschrieben (Scheff 2013). Gemeint ist, dass Personen mit NPS in selbstwertbedrohenden Situationen primär ein erhöhtes Schamerleben zeigen und sekundär zur Abwehr der Scham mit starken negativen, nach außen gerichteten Emotionen reagieren (z. B. Wut). Eine zentrale motivationale Komponente bei Patienten mit NPS könnte daher der Schutz vor schamauslösenden Triggern darstellen.« (Vater 2013, S. 602)

Welchem Selbst-Anteil im inneren System ist nun das Schamgefühl zuzuordnen? Primär natürlich dem Inneren-Kind-Ego-State, dem die Verletzung seiner autonomen Selbstentfaltung in den ersten drei Lebensjahren angetan wurde. Der von uns oben als das »verletzte Kind« bezeichnete Niederschlag früher Entbehrung ist in seinem Kern ein beschämtes, einsames Kind. Das Kind erlebt sich als gedemütigt, unbeachtet und reagiert ganz intuitiv im ersten Moment darauf mit dem Wunsch, sich vor der Aufmerksamkeit eines Gegenübers zu verstecken, wird innerlich aggressiv gegenüber der Schamquelle und hat gleichzei-

den Wunsch, die Objektbeziehung aus Überlebensgründen nicht [ga]nzlich abbrechen zu wollen und zu dürfen. Diese »ambivalente Objektbeziehung« in der Scham stellt nach Ansicht des Psychoanalytikers Spero (1984) eine primitive Schicht der Objektbeziehung dar. Seine These fasst Spero folgendermaßen zusammen:

»Ich sehe Scham im Kontext von entwicklungsgeschichtlich oder traumatisch induzierten, unsicheren Selbst-Anderen-Grenzen als eine Reaktion auf die Bedrohung des Eindringens und der desorganisierenden Angst, die durch assimilierte, negative und abwertende Selbst- und Objektrepräsentanzen hervorgerufen wird.« (1984, S. 265) In der Beschreibung der Achse 1 haben ich von der Verinnerlichung der entwertenden Elternbotschaften in Form von inneren entwertenden Stimmen, gnadenlosen Richtern und Introjekten gesprochen. Beide Seiten gehören untrennbar zusammen,

- das verletzte, beschämte Kind-State und
- das Introjekt der abwertenden, kühlen oder verhätschelnden Eltern.

»Diese nicht zu assimilierenden Repräsentationen sind dabei Introjekte und nicht so sehr Identifikationen und erscheinen typischerweise im Zusammenhang mit Kindheitserfahrungen, die mit Themen wie Frustration des Gefühls von Kompetenz, Wert, Angemessenheit, Körperwohlbefinden und Selbstwert in Verbindung stehen.« (Tiedemann 2007, S. 278)

Die Gefühlsqualität, die im Zusammenhang mit Scham vom Kind und dem späteren Erwachsenen erfahren werden kann, weist auf eine unzureichende Unterscheidung von innen und außen in der Scham-Persönlichkeit hin. Mit zunehmender Ich-Reife kann Scham dann eher eine internalisierte Qualität annehmen und somit dem Individuum als Signalfunktion zur Verfügung stehen. Sie zeigt an, dass gewisse Bedrohungen des Selbstwertgefühls vorhanden sind. Jedoch behält die Scham in ihren höher strukturierten Formen immer das frühe Element der Bedrohung des Eindringens in die innere Privatheit und Selbst-Erfahrung. In dieser reifen Form empfindet ein Mensch Scham, der eine zeitweise Verwischung seiner Selbst-Grenzen aushalten kann und frühe Traumen so gemeistert hat, dass die damals bedrohlichen Kindheitserfahrungen, die jetzt aktualisiert werden, ihn nicht überschwemmen – so weit Tiedemann in seiner Dissertation.

Das ist nun der Punkt, an dem wir versuchen können, unter Nutzung des Teiletherapie-Konzeptes dem Patienten konstruktive Angebote zu machen.

Die positive Konnotation für das Schamgefühl lautet:

- Scham ist Ausdruck eines Anpassungsmodus an soziale Werte – und somit Regulationsfaktor in der Sozialisation.
- Andererseits ist sie als Bewahrer der Grenzen und des Selbstwertgefühls zu verstehen.

Vielleicht kann im inneren System ein Helfer gefunden oder konstruiert werden, der genau diesen Aspekt der Scham repräsentieren kann, um es dem inneren Kind leichter zu machen, die Last dieser Gefühle abzulegen und um in die Gegenwart kommen zu können. Der größte Teil der Scham wird sich erst auflösen, wenn das innere verletzte Kind geheilt ist und das Abwehrsystem abgerüstet werden kann.

Therapiestrategie: Umgang mit Neid und Scham

Ziel unserer therapeutischen Interventionen ist es, ein unkontrolliertes Überflutetwerden mit heftigen Gefühlen wie Neid und Scham zu bremsen. Beide Gefühle sind Empfindungen des verletzten inneren Kindes auf Zurückweisung und Überforderung durch unempathische Eltern. Wie wir gesehen haben, kanalisiert sich die Schamempfindung des verletzten Kindes zum einen in die **arrogante Überheblichkeit** (offener Narzissmus) und in die **unauffällige Bescheidenheit** (verdeckter Narzissmus), durch die beiden Wächtersysteme »Superman/Supergirl« und die Mannschaft »Mutter Teresa«. Der grandios selbstzentrierte Narzisst wehrt die Scham ab und überdeckt sie mit einem überhöhten Selbstgefühl, bleibt aber einem permanent spürbaren Neidgefühl ausgeliefert, welches nie gesättigt werden kann. Der grandios selbstlose Narzisst verleugnet den Neid auf andere Menschen massiv und spürt die immer vorhandene Scham, die zu einem maßgeblichen Teil seines Charakters wird. Beiden gelingt es nicht, die positiven Aspekte der Gefühle Neid und Scham für sich zu nutzen.

Das Arbeitsziel wäre, dass das Erwachsenen-Selbst die Fähigkeit erwirbt, die positiven Aspekte, die sich hinter den beiden Gefühlen verbergen, ins eigene Handlungsrepertoire zu übernehmen. Dazu muss der Patient erst einmal für diese Aspekte sensibilisiert werden.

Sie könnten fragen: »In der Regel haben alle Gefühle, die in uns entstehen, ja einen Ursprung, einen Sinn und wohl auch eine Funktion. Könnten Sie sich vorstellen, welche positive Seite hinter den Gefühlen Neid und Scham verborgen ist, was uns fehlen würde, wenn wir diese Gefühle nicht mehr hätten?«

Lernziel wäre:
Neid hat Vorteile – ob der Neid sich konstruktiv (sog. weißer Neid) oder destruktiv (sog. schwarzer Neid) auswirkt, entscheidet sich letztlich daran, wie wir mit den Neidimpulsen umgehen. In der Regel bewältigen wir den Neid mittels Wut, Depression oder Ehrgeiz. Der positive Aspekt wäre, den Neid sportlich zu nehmen, als Antrieb und Aufforderung. Nach dem Motto: Das, was der oder die hat, hätte ich auch gern – also pack ich es an! So kann uns der Neid mit neuer Energie aufladen und voranbringen.

Scham hat Vorteile – das wird klar, wenn wir die vier Themen oder Grundformen der Scham anschauen; Scham ist ein Seismograf, der ganz sensibel reagiert, wenn unser Grundbedürfnis nach Anerkennung, Schutz, Zugehörigkeit oder Integrität verletzt wurde. Daraus folgt: Wenn das Erwachsenen-Ich des Patienten lernt, diese vier Grundbedürfnisse besser zu verwalten, muss der Ego-State, der für die Scham zuständig ist, nicht so hart arbeiten, um diese Aufgabe zu erfüllen.

Folgende Übungen haben sich bewährt:
1) Aus dem Werkzeugkasten der Hypnotherapie nutze ich eine Übung, die primär von Michaela Huber stammt (»Der geborgene Ort«) und die ich abgewandelt habe.

»Der geborgene Ort für das verletzte Gefühl«

In dieser Übung frage ich nicht nach dem sicheren Ort, sondern dem Ort, in dem die Patientin sich geborgen fühlen kann. Ich führe den Begriff »Die verletzte Seite in Ihnen« oder »das Zarte, das Verletzliche in Ihnen« ein. Dadurch versuche ich Assoziationen zu wecken, ohne zu provozieren, dass der Patient nicht in den Inneren-Kind-Anteil der primären Verletzung wechselt, sondern dass er in dem Erwachsenen-Ego-State bleibt und das verletzliche Ego-State, »das Zarte« in ihm, aus dieser Beobachterposition beschreibt. Das Ziel der Übung ist, das innere Kind in sich selbst zu hüten und zu bergen und die positiven

Aspekte, die mit der Scham und dem Neid verbunden waren, zu personifizieren.

Schritt 1: Ich frage den Patienten danach, wie dieses Zarte und Verletzliche in ihm aussehen könnte, welche Form es habe, welche Farbe, ob er es konkret in sich wahrnehmen könne oder nur verschwommen und wo im Körper dieses Zarte und Verletzliche sitze.

Schritt 2: Der nächste Schritt ist, nach einem guten Schutz für dieses Verletzliche zu fragen. Als Metapher bieten sich eine Muschel, eine kleine Kiste, eine kleine Schachtel usw. an.

Schritt 3: Der nächste Schritt ist die Suche nach einem Helfer und Unterstützer für dieses Zarte und Verletzliche. Wir fragen danach, wer die Grundbedürfnisse nach Anerkennung, Schutz, Zugehörigkeit oder Integrität verkörpern könnte, um so das verletzte Ego-State in Zukunft zu schützen und seine Gefühle von Scham und Neid zu beruhigen. Wir fordern den Patienten auf, eine Figur oder eine Gestalt in seinem Innenraum zu suchen und zu finden, die wir diesem verletzten Kind an diesem Ort zur Seite stellen können. Dies ist wichtig, da nicht immer die erwachsene Person, die darauf konzentriert ist, auf die Anforderung der Außenwelt zu reagieren, sich um dieses verletzte Kind kümmern kann und oft einen »Erinnerer« braucht. Außerdem gilt es eine Art inneres Alarmsystem zu etablieren, falls der Erwachsene in Situationen gerät, wo Scham, Neid und Verletzung getriggert werden. Dieses soll das Wächtersystem des grandiosen Selbst auch bremsen, sofort mit grandioser Überheblichkeit oder grandioser Selbstlosigkeit zu reagieren. Bis heute hatte sich das verletzte Kind-Ego-State nur über heftige Neidgefühle/Scham, über Symptome oder andere massive innere Not geäußert, jetzt soll eine Möglichkeit gefunden werden, wie sich der innere Helfer mit der Außenpersönlichkeit verständigen kann, um mitzuteilen, dass das Verletzte im Inneren etwas braucht oder in Not ist.

Schritt 4: Die für Anerkennung, Schutz, Zugehörigkeit oder Integrität sorgende Gestalt kann ein bereits existierender innerer Wächteranteil sein oder eine gefundene oder erfundene Figur (z. B. ein Schutzengel, eine Fee, ein »Selbstbewahrer«, ein »Ich-mag-mich-selbst-Ego-State«, ein ideales Elternteil usw.).

Schritt 5: Damit diese Vorstellung vom verletzten inneren Kind nicht ständig im Vordergrund präsent ist, fragen wir, wo im Körper dieser innere geborgene Ort sein könnte. Wenn es um die Körperwahrnehmung geht, kann man den Patienten die Hand dorthin legen lassen, wo dieses Geborgene ist (meist im Brust- oder im Bauchbereich), und ihn bitten, damit Kontakt aufzunehmen.

Schritt 6: Ich bitte den Patienten, sich vorzustellen, wie er von außen zu der inneren Helfergestalt Kontakt aufnimmt, frage, ob das funktioniert und wie die Kommunikation zwischen dem Erwachsenenteil und der inneren Person verbessert und geübt werden kann. Fragen dazu sind: »Kann der innere Helfer sprechen, kann er sich bei der Außenperson deutlich machen und wenn wie? Kann er garantieren, sich zu zeigen, wenn die Anliegen und Bedürfnisse des verletzten Kindes in Gefahr sind? Kann auch die Außenperson aktiv zu dem inneren Helfer Kontakt aufnehmen und wenn wie?«

Schritt 7: Nach Abschluss dieser Vorbereitungen fragen wir noch einmal in das System hinein, ob noch etwas anderes wichtig ist, ob es einen Teil gibt, der gehört werden sollte. Dann bitten wir den Patienten, sich voll im Raum und in der Zeit zu orientieren.

2. Übung aus der Ego-State-Therapie

Ziel ist es, eine Innenperson zu finden (oder zu konstruieren), die die positiven Funktionen von Neid und Scham übernehmen und die dem Erwachsenen-Selbst als Berater zur Seite gestellt werden kann.

Schritt 1: Im ersten Schritt arbeiten wir die positiven Funktionen heraus, die hinter der erlebten Scham und dem Neid für den individuellen Patienten stecken könnten.

Zur Erinnerung: es geht um

- die Grundbedürfnisse nach Anerkennung, Schutz, Zugehörigkeit oder Integrität bei der Scham und
- Neid als Motor für die eigene Selbstverbesserung und für ein Gefühl für Gerechtigkeit.

Schritt 2a: Gibt es eine Seite im Patienten, die bereits in Ansätzen diese Ziele der Selbstfürsorge usw. verkörpern?

- »Wann und in welcher Situation haben Sie gespürt, dass diese Seite da ist? Wie hat diese Seite diese Funktion erfüllt? Wann ist sie in Ihnen entstanden« usw.

Schritt 2b: Wenn noch nicht vorhanden, dann sollte so eine Person/Gestalt konstruiert werden.

Stuhltechnik: »Bitte schließen Sie die Augen und laden so eine Person/Gestalt, die diese Eigenschaften besitzt, auf den Stuhl vor Ihnen ein. Wie könnte so eine Person aussehen, die diese Funktionen erfüllen könnte?« Dialog mit Rollentausch.

Schritt 3: »Wo sollte in Zukunft diese Person ihren Platz finden, damit sie Sie unterstützen kann? Vor Ihnen, neben Ihnen, hinter Ihnen oder an einem Ort in Ihrem Körper?« (Verankerung)

Schritt 4: Rückführung und Nachgespräch.

5 Arbeit mit aggressiven Ego-States

Bei der Beschreibung des offenen Narzissmus liest man, dass Menschen mit einer »dickhäutigen« narzisstischen Persönlichkeitsstörung besonders empfindlich auf Kränkungen reagieren. Sie empfinden nicht selten Verachtung für andere, die ihren hohen Ansprüchen nicht genügen oder von denen sie sich nicht genügend gewürdigt fühlen. Nicht selten kommt es dann zu Gegenangriffen, die durch die innere narzisstische Wut entstehen und oft unangemessen heftig ausfallen. In Wikipedia heißt es zur narzisstischen Wut dazu: »In ähnlich fataler Weise wirken sich Bezugspersonen auf die Entwicklung des Kindes aus, die ihre Zuneigung zum Kind an Leistungsbedingungen knüpfen und bei Nichterbringung von Leistung ihre Liebe zurücknehmen. Infolgedessen kann das Kind kein stabiles und autarkes Selbstwertgefühl entwickeln und wird immer auf narzisstische Zufuhr von außen angewiesen bleiben. Wenn im späteren Leben bestimmte Objekte ihre Wertschätzung oder Bewunderung nicht leisten oder aber mindern, dann werden diese Objekte gnadenlos entwertet. Dieser Vorgang wird als **narzisstische Wut** bezeichnet.«[26] (Hervorhebung J. P.)

Narzisstische Wut erscheint dem, der sie abbekommt, oft als destruktiv, gnaden- und erbarmungslos. Um die Wucht, mit der sie einen treffen kann, zu beschreiben, passt der Ausdruck: Jemanden ungespritzt in den Boden rammen. Mit einem hypno-systemischen Symptomverständnis ausgerüstet, ist dieses für Mitmenschen unangenehme Symptom aber auch nicht mehr oder weniger als ein hoch kompetenter Versuch der Problemlösung, aber zu einem extrem hohen Preis: Wer das öfter macht, wird bald allein zu Abend essen.

---

[26] http://de.wikipedia.org/wiki/Entwertung_(Psychologie).

Das vom offen narzisstischen Patienten gezeigte aggressive Verhalten – seine sogenannte »narzisstische Wut« – kann aus drei Quellen stammen:

1. Der Patient hat neben der frühen narzisstischen Verletzung noch weitere Traumata in Sinne von körperlicher – und/oder sexueller Gewalt erlebt,
2. die Aggression wird vom Wächtersystem zum Schutz des verletzten Kind-Ego-States eingesetzt und
3. die Aggression ist die verzweifelte Gegenreaktion des verletzten Kind-Ego-States.

Bei den verdeckten Narzissten aus dem Mutter-Teresa-Team findet sich vordergründig kein aggressives Verhalten in der Beziehung zu anderen. Mehr haben wir es mit autoaggressivem Verhalten zu tun, wenn diese Personen durch Überengagement für andere, Neigung zur Vernachlässigung eigener Grenzen und Mangel an Selbstfürsorge beginnen, Raubbau an sich selbst betreiben und dieses dann noch moralisch idealisieren. Von der Aufforderung »Liebe deinen Nächsten wie dich selbst« beherzigen sie nur den ersten Teil. Ihr Umgang mit Aggression ist:

4. Ärger wird innerlich in der Mutter-Teresa-Mannschaft aus ideologischen Gründen abgelehnt.

Nun etwas ausführlicher zum unterschiedlichen Umgang mit den oben genannten drei Quellen der narzisstischen Wut.

Ad 1: Selbstwertstörung und traumatische Erfahrung

In einer Arbeit von 2005 schreiben Kathy Steele et al.: »Es gibt zwei besondere und verwandte Arten von EPs, die besonderen Fokus in Phase 1 erhalten sollten: Aggressiv-Teile und Verfolger-Teile. Beide sind protektiv in dem defensiven Subsystem ›Kampf‹ fixiert und versuchen, die schwierigen Gefühle von Wut und Zorn in Bezug auf Gefühle von Verlust, Hilflosigkeit, Verzweiflung, Schmerz, Terror oder Scham (van der Hart et al. 1998) zu managen. Diese EPs müssen früh in der Therapie angesprochen werden, um eine ausreichende Stabilisierung zu erreichen und für die Phase-2-Arbeit den Pat. vorzubereiten.« (S. 34)

Da die spezielle Arbeit mit Kampf-EPs und »täteridentifizierten Anteilen« von mir an anderer Stelle sehr eingehend beschrieben wurde (Peichl 2013), hier nur so viel:

Solche aggressiven EPs (genannt Kampf-EPs) sind Teil des emotionalen Kampf- und Verteidigungssystems, sie haben starke Glaubenssysteme, die als psychologische Abwehrkräfte dienen; zum Beispiel der Glaube, dass sie selbst stark, unverletzbar und in der Lage sind, Aktionen von überwältigender Wut und Rache nach außen gegen potentielle Bedroher durchzuführen. Sie erleben und präsentieren ihre Identität als stark und fähig, zu schützen und zu kämpfen. *Verfolgende EPs* (täterimitierende Anteile, Täterintrojekte) neigen dazu, sich für den ursprünglichen Täter aus dem erlebten Trauma zu halten, sie wirken nach innen und versuchen, ängstliche und widerständige EPs unter Kontrolle zu halten, um den Schaden durch Aufbegehren, Heulen und Schreien nicht zu vergrößern. »Verfolgende EPs verfügen, wie die tatsächlichen Täter, nicht über regulatorische Fähigkeiten, um Wut und Zorn zu kontrollieren, oder über die Regulation von Schmerz, Scham, Bedürfnissen und die Angst, die häufig ihrem feindlichen Verhalten zugrunde liegen. Sie kämpfen oft verzweifelt um die Kontrolle und versuchen, ängstliche EPs zum Schweigen zu bringen, und machen das in einer Art und Weise, die die Aktionen des realen Täters nachahmt, und benützen Worte, die die Ängste der anderen Teile noch weiter erhöht.« (Steele et al. 2005, S. 34) So viel dazu an dieser Stelle.

Ad 2: Der Ärger und der Zorn von Teilen, die man als Schützer oder Protektoren bezeichnet

Im »Superman/Supergirl«-Team gibt es auf der Landkarte der Innenteile immer einen Ego-State, der für die Wutreaktion nach Kränkung und Nichtbeachtung zuständig ist. Mit ihm können wir in der Teilearbeit Kontakt aufnehmen, um mehr über seine gute Absicht als »Wut-Wächter« zu erfahren und ihm zu helfen, die Wut besser zu steuern. Wie wir wissen, ist die Funktion dieses ärgerlichen Teiles, das System vor dem Leid des verletzten Inneren-Kind-Ego-States zu schützen. Weil der verletzte Kind-Ego-State so heftig reagieren kann – denken Sie bitte an das, was ich oben über die autosuggestiven, problemtranceinduzierenden Fähigkeiten von inneren Kindern gesagt habe –, deshalb ist der Ärger in bestimmten Situationen sehr heftig, heftiger als nötig, und häufig nicht nur reaktiv, sondern auch proaktiv. Auch er ist letztlich ein kindlicher Anteil, und deshalb ist die gezeigte Wut auch so ungesteuert und gnadenlos.

Ein Beispiel hierfür wäre ein Bericht meines Patienten Herrn S.

Sein Chef in der Klinik habe ihm einen Arztbrief mit dem Hinweis zurückgegeben, dass er Rechtschreibfehler enthalte und er inhaltlich mit einigen Passagen nicht einverstanden sei. Herr K. erlebt ein plötzliches Anschwellen von massiver Wut in seinem Inneren, ihm wird heiß, aber er zeigt seinen Ärger vor dem Chef nicht – erst abends kommt es zu einem Krach am Abendessentisch mit den Kindern. Mit diesem Ärger wird die Kränkung, die Zurückweisung, die der verletzte Selbst-Anteil von Herrn K. erlebt hatte, überdeckt. So spürt er nur Ärger – den er für berechtigt hält – und nicht die Wunde der narzisstischen Kränkung.

Neben dem Schutz nach innen gibt es auch einen Schutz vor realer oder erwarteter äußerer Bedrohung; somit ist die Funktion des ärgerlichen Protektorteiles ein Versuch, das verletzte Kind vor den erwarteten Bedrohungen von außen zu schützen.

Ein weiteres Beispiel: Wenn Paula spürt, dass ihr Partner Robert sich abwendet und dass dies ein erstes Zeichen eines drohenden Verlustes sein könnte, wird sie wütend und greift ihn an, um das ängstliche Kind in ihr zu schützen, das sofort mit dem Aufbau eines Bedrohungsszenarios reagiert hatte. Diese Reaktionen der Schützer/Protektor-Teile erscheinen im Rückblick oft überstark akzentuiert und wenig angepasst – was den Teufelskreis eher verstärkt, da das Gegenüber, das diesen Wutausbruch erlebt, wiederum verstärkt mit einem Verhalten von innerem oder äußerem Rückzug darauf reagiert.

Welche unterschiedlichen therapeutischen Strategien gibt es, mit ärgerlichen Ego-States konstruktiv umzugehen? Jay Earley (2012 a) verdanke ich dafür hilfreiche Ratschläge.

A. Der Ärger wird in der Interaktion zu anderen Menschen gefühlt und auch als narzisstische Wut ausgedrückt:

Die Therapieschritte sind:

1. Das Erwachsenen-Selbst nimmt Kontakt zum Wächter/Protektor auf, der diesen Ärger ausdrückt.
2. Er erhält die Erlaubnis, mit dem traumatisierten Kind-Anteil dahinter zu arbeiten.

3. Das Erwachsenen-Selbst holt mithilfe des Therapeuten das verletzte Kind in die Gegenwart.
4. Der Wächter/Protektor kann den Ärger lassen, weil er nicht mehr schützen muss, und findet einen anderen Job im System.

B. Der Ärger wird gespürt, aber nicht in der Interaktion mit Mitmenschen gezeigt:

Diese Variante finden wir häufig im Team Mutter Teresa, wo offene Aggression zu zeigen verboten ist und nur über passive Aggression ausgedrückt werden kann. In diesem Team der Ego-States findet sich oft ein »friedfertiger« oder »nachgiebiger Teil«, der oft übertrieben selbstlos erscheint.

»Menschen mit einer passiv-aggressiven Persönlichkeitsstörung fühlen sich von anderen oft missverstanden, können anhaltend über persönliches Unglück klagen (das sie häufig unbewusst selbst inszenieren) und sind häufig mürrische und streitsüchtige Zeitgenossen. Autoritäten gegenüber zeigen sie übermäßige Kritik, ja Verachtung, was ihre Position nicht verbessert. Menschen, die ein offensichtlich glücklicheres Los gezogen haben, begegnen sie mit Neid, Missgunst, Groll oder einem eigenartigen, auf jeden Fall nicht nachvollziehbaren Wechselspiel zwischen feindseligem Trotz und (mitunter fast unterwürfiger) Reue.«[27]

Bitte beachten Sie folgende Unterscheidung:

Wir können entweder *über* die ärgerliche Seite in uns sprechen oder *als* die ärgerliche Seite in uns sprechen.

1. Der Patient spricht *über* seine ärgerliche Seite:

Wenn er über seine ärgerliche Seite spricht, dann ist der Patient distanziert und damit in einer beobachtenden Position des Erwachsenen-Selbst. Er könnte zum Beispiel sagen: »Ein Teil von mir ist sehr wütend …« Der Vorteil davon, über den Ärger zu sprechen, ist: Andere Leute werden nicht so schnell ärgerlich auf mich, weil ich nicht so bedrohlich auf sie wirke. Das Erwachsenen-Selbst zeigt auf diese Weise dem Schützer/Protektoren, wie stark er ist und dass er sich vom Ärger distanzieren kann; so werden die Protektoren gebremst und brauchen

[27] http://de.wikipedia.org/wiki/Passiv-aggressive_Persönlichkeitsstörung.

nicht zu übernehmen und schützen. Wenn die Protektoren überzeugt sind, dass das Erwachsenen-Selbst stark ist, dann erlauben sie dem Therapeuten auch früher, mit den verletzten Kind-Anteilen zu sprechen und sie zu heilen.

2. Der Patient spricht *als* ärgerliche Seite, *als* ein ärgerlicher Selbst-Anteil:
D. h., der Erwachsene in ihm verwechselt sich mit dem ärgerlichen Teil und spricht zu sich selbst. Er sagt zum Beispiel: »Du bist ein riesiges Arschloch, dass du mich in so eine Situation bringst …« Das ist eine Identifikation mit dem Aggressor.

C. Der Ärger wird gefühlt, aber Schützer/Protektoren verhindern, dass er ausgedrückt wird:
Folgende Konstellation ist auch möglich: Ärger wird gefühlt, aber nicht ausgedrückt. Dann gehe ich davon aus, dass es zwei polarisierte Ego-States gibt:

- Ein Schützer-Ego-State, das als Protektor den Ärger ganz deutlich spürt und gerne ausdrücken würde, und
- ein dazu entgegengesetzter Ego-State, der alles daransetzt, dass der Ausdruck von Ärger verhindert wird.

Wie ist das zu verstehen? Im System besteht die Angst, dass, wenn der Ärger ausgedrückt würde, dieser ein sehr, sehr destruktiver Ärger werden könnte und Bindungen verloren gingen. Dies kann auch wirklich so sein, und der zweite Ego-State verhält sich somit sehr verantwortlich und systemerhaltend. Auch könnte es sich um einen Patienten handeln, bei dem der Ausdruck von Ärger in seiner Ursprungsfamilie verpönt und verboten war.

Psychotherapeutische Arbeit:
Aggression und Wut, die vom System der Schützer/Protektoren ausgedrückt wird, ist seiner Funktion nach ein Abwehrmechanismus und hilft, die basale narzisstische Wunde vor Retraumatisierung und vor allem vor Scham zu schützen. Diese Form der Abwehr muss verstanden, wertgeschätzt und bestätigt werden, aber der Ausdruck der Aggression ist kontraproduktiv und verstärkt nur die Abwehr. Ziel in der Therapie ist es, den Klienten nicht zu ermutigen, die Aggression

auszuleben, sondern ihm zu helfen, konstruktivere Wege zu finden, sein Schutzbedürfnis und seine Angst vor neuer Verletzung auszudrücken.

Ad 3. Die Aggression ist die verzweifelte Gegenreaktion des verletzten Kind-Ego-States

In Kapitel III.2 hatte ich die Unterschiede in der primären Kindheitssituation, die zu unterschiedlich verletzten Kind-Anteilen als Reaktion auf die vorherrschende Erziehungspraxis führen, beschrieben. Dabei war in keinem Fall der von Young, Klosko & Weishaar (2005) aufgeführten vier Kernkonzepte die Balance zwischen Bindungsangebot, Sicherheit und Entwicklung der Eigenständigkeit und Selbstverwirklichung gewahrt – das Kind war entweder unter- oder überstimuliert. Einmal dominiert die Verweigerung von sicherer Bindung (= das einsame, isolierte, nicht gesehene und entwertete Kind), das andere Mal dominiert das Desinteresse am Lernen von Selbststeuerung in eigenen Grenzen (das hilflos-grenzenlose Kind) oder die Wahrung der Autonomie und Unverletzlichkeit der Persönlichkeit (das benutzte und ausgebeutete Kind). Die kreative Lösung, die das Kind für dieses Dilemma findet, um zu überleben, ist eine Lösung mit Narben auf der Seele und hat einen hohen Preis in den erwachsenen Jahren. Diese kreative, hoch kompetente, aber häufig parafunktionale Lösung nannte ich die **narzisstische Wunde** – nur zur Erinnerung.

Diese Lösung gelingt aber nur, wenn die natürliche, reaktive Wut, die auf die Kälte und Überforderung der Eltern entsteht, im Kind-Ego-State unschädlich gemacht und dissoziiert wird. Wie Early (2012 a) schreibt, fühlen verletzte Kind-Anteile (Exils) sehr oft Ärger auf die Art und Weise, wie sie in der Kindheit behandelt wurden. »Zum Beispiel verlachte Sallys ältere Schwester sie immer, wenn sie versuchte, mit ihr und ihren Freundinnen zu spielen. Dies führte dazu, dass ein Exil[28] Scham empfand und zusätzlich auf die Schwester ärgerlich wurde. Die Wut der Exils – wie beschrieben – unterscheidet sich von der Wut der Schützer, denn die Wut tritt **zusammen mit Scham** auf. Wenn sie Ärger eines Schützers wäre, würde sie entstehen, um die Scham zu **blocken.**« (Earley 2012 a, S. 27, Hervorhebung im Original)

[28] Exil (Verbannter) ist in der IFS ein Begriff für ein verletztes Kind-Ego-State.

Das sollten wir als Merksatz festhalten:

- Wut und Aggression des verletzten Kind-Ego-States tritt meist zusammen mit Scham auf.
- Wut und Aggression der Schützer/Protektoren dient dazu, Scham zu verhindern.

Therapiestrategien

Wir können uns also an der Scham orientieren, um zu entscheiden, woher die Aggression im System stammt. Meist wird der Ärger, die Wut dieser kindlichen Teile von ihnen zusammen mit viel Scham erlebt. Bei Ärger durch einen Protektor wird die Scham abgeblockt und nicht erlebt. Wir sollten in der Therapie den Kind-Anteil ermutigen, den Ärger zu spüren und auszudrücken – in Gegenwart des Erwachsenen, der so als Zeuge für die Verletzung von damals fungiert –, erst dann kann der Teil entlastet und in die Gegenwart geholt werden und sich von seinen Verletzungen erholen.

Ad 4. Ärger wird innerlich in der Mutter-Teresa-Mannschaft aus ideologischen Gründen abgelehnt

Ein Kind zeigt in der Kindheit seine Wut und wird manchmal ärgerlich; das wollen die Eltern aber nicht und erklären den Ärger und die Wut, die das Kind zeigt, als für sie völlig unakzeptabel. Da das Kind sich vernachlässigt fühlt und um jede Zuwendung bettelt, beginnt es sich selbst zu »hypnotisieren« und die Wut zu unterdrücken.

Ein Beispiel aus der Praxis (Frau U.):

> Die Mutter einer 28-jährigen Patientin wollte, dass ihr Kind ihr Freude mache, da sie selbst so enttäuscht vom Leben war. Wenn man ein Kind bittet, der Mutter zu gefallen, damit es geliebt wird, und das Aufmerksamkeit und Bestätigung nur so erhält, kann dies für das Kind traumatischer sein, als man gemeinhin denkt, schreibt Stephen Wolinsky (1995) in »Die dunkle Seite des inneren Kindes«. »Wenn man ein Kind bittet, das aufzugeben, was es will, oder sogar ›sich selbst aufzugeben‹, um der Mutter zu gefallen und somit zu überleben, dann fordert man es dadurch auf, ein inneres Bedürfnis aufzugeben.« (S. 41) Das Bedürfnis,

das Wolinsky meint, ist das Bedürfnis nach Autonomie und Selbstentwicklung. In diesem seelischen Chaos, auf der Suche nach einer kindlichen Überlebensstrategie, wird so das »gefällige Kind« geschaffen – das Kind gibt sich auf, unterdrückt die expansiven Bedürfnisse und passt sich loyal an. Die Wut, die zurückbleibt, wird von der Gefallenwollen-Seite maskiert. Je größer die Wut und das Leiden an der Ungerechtigkeit der Welt, umso heftiger muss die Abwehr durch den Ego-State der »friedfertigen Selbstlosigkeit« ausfallen.

Bei der Depression ist der Abwehrmechanismus der »Wendung der Aggression gegen das eigene Selbst« von Anna Freud (1936) beschrieben worden. Die Erwachsene, der man als Kind signalisierte: ein Mädchen ist nett und folgsam und auf keinen Fall aggressiv[29], erlebt später als Erwachsene, dass auch andere Teile in ihr den Ärger, den sie spürt, nicht haben wollen – der Ärger-Teil wird ganz weit in den Hinterraum der Bühne verbannt und darf nicht wirksam werden.

Dass dieser Ärger abgelehnt wird, das könnte damit zu tun haben, dass wir einen Allen-Rechtmacher-Ego-State in uns haben, also einen inneren Kritiker, der nicht will, dass wir Ärger zeigen. Die Folgen, wenn Ärger ständig verdrängt wird, sind fatal: Es entsteht ein Verlust an Stärke und Durchsetzungsfähigkeit; solche Menschen erscheinen passiv, unterwürfig, haben kein Selbstvertrauen und sind bescheiden, ohne Schwung, schreibt Jay Earley (2012 a). Somit wird nicht nur der Ärger entsorgt, sondern auch ein Teil meiner inneren Stärke. Das bedeutet für den aggressions- und selbstlosen Narzissten aus der Mannschaft der Mutter-Teresa-Ego-States: Ich brauche die anderen noch mehr, um mich zu spüren und wertvoll fühlen zu können. Der einzige Weg zu dieser ersehnten »Fremdakzeptanz« bei dem Mangel an »Selbstakzeptanz« ist: Ich muss mich beliebt machen.

Therapiestrategien

Ein Ansatzpunkt ist die Arbeit mit dem inneren Kritiker, der als Allen-Rechtmacher ein Teil des Mutter-Teresa-Teams ist. Sein Job ist es, mich daran zu hindern, diesen Ärger nach außen zu zeigen, um die komplementär-narzisstische Beziehung zum idealisierten Partner, in dessen Schatten ich mich mit Restsonnenlicht auftanke, nicht zu gefährden.

29 In der viktorianischen Zeit hieß das: Gute Kinder sieht man, aber man hört sie nicht.

Wir nehmen in Trance Kontakt mit dem Kritiker auf und versuchen über Wertschätzung und Dialogangebot ins Gespräch zu kommen. Ziel ist es, ihm für seine Arbeit zu danken und seine Funktion, den verletzten Kind-Anteil zu schützen, ehrlich zu würdigen.

Im nächsten Schritt versuche ich aber mit ihm darüber zu sprechen, dass die Blockierung der Aggression auch seinen Preis kostet: Wut ist eine natürliche Schutzreaktion gegen Ungerechtigkeit, eine unfaire Behandlung oder Vereitelung der eigenen Ziele durch andere. »Es gibt eine positive Qualität, die mit der Wut zusammen verleugnet wird, die ich Stärke nennen möchte. Stärke meint eine gesunde Aggression, Lebendigkeit, persönliche Stärke und die Fähigkeit, sich zu behaupten. Sie umfasst die Fähigkeit, Risiken einzugehen, in der Welt eine powervolle Haltung einzunehmen und eine Leidenschaft fürs Leben zu fühlen.« (Earley 2012a, S. 16)

Es gilt also abzuwägen zwischen dem Vorteil, durch die Aufgabe von Wut und Ärger bei anderen beliebt zu sein, und dem Nachteil, durch die Aufgabe von Wut und Ärger sich der Willkür der anderen schutzlos auszusetzen. Wenn das Erwachsenen-Selbst bereit ist, mehr Verantwortung für die eigene Selbstentfaltung zu übernehmen und mehr darauf zu achten, das verletzte Selbst und seine Schamgefühle besser zu schützen, dann könnte der Allen-Rechtmacher ja etwas von seinem stressigen Job abgeben und sich zurückziehen. Dann könnten die positiven Aspekte der Aggression besser genutzt werden und die Person könnte beginnen, selbstwertfördernde Erfahrungen außerhalb des Schattenwurfs anderer idealisierter Menschen zu machen. Diese Überzeugungsarbeit hat John Watkins in einem Vortrag 2010 die »innere Diplomatie« genannt, und wir Therapeuten brauchen dafür viel Geduld und Überzeugungsarbeit.

Fallbeispiel Anna O.:

Anna (37 Jahre) ist Teilnehmerin meiner Weiterbildungsgruppe in Ego-State-Therapie und möchte gerne zur eigenen Selbsterfahrung mit mir arbeiten.

Anna: Ich bin ein freundlicher Mensch und versuche meinen Mitmenschen freundlich und mit Neugierde zu begegnen. Manchmal wird es mir ein bisschen viel und ich merke, dass ich wieder in den gleichen Fehler wie früher verfalle: Ich kann so schwer Nein sagen und mich abgrenzen. Was mir aber wirklich zu schaffen macht, ist eine

Wut in mir, die ich seit Jahren verstecke, eine Wut auf meine Mutter – manchmal auch ein Hass, für den ich mich schäme. Du musst wissen, meine Mutter hat sich in meinem fünften Lebensjahr von Papa getrennt und ist zu diesem Typen in die Schweiz gezogen, diesem Künstler, und ich musste mit. Das habe ich ihr irgendwie nie verziehen.

Jochen: Du möchtest also an dem Teil mit mir arbeiten, der etwas mit dem Wut und dem Hass zu tun hat? Habe ich das richtig verstanden?

Anna: Ja, genau, und das macht mir ein komisches Gefühl im Bauch.

Jochen: O. k., es scheint mir, es sind gerade zwei Teile auf deiner Bühne, Anna, die du wahrnehmen kannst: der wütende Teil, an dem du arbeiten willst, und ein Teil, der von der Wut beunruhigt ist und Bauchweh macht. Stimmt's?

Anna: Ja, genau.

Jochen: Ich würde vorschlagen, wir lernen den Teil, der die Wut macht, einmal besser kennen, aber zuerst sprechen wir mit dem Grummeln im Bauch. O. k.?

Reflexion: *Ich habe hier ein Erwachsenen-Selbst, welches beobachtet und wahrnimmt, einen Wut-Anteil und ein »ungutes Bauchgefühl«. Arbeitshypothese: Das »ungute Bauchgefühl« scheint mir ein Protektor, ein Schützer-Ego-State zu sein, der glaubt, Anna vor dem Erleben und Ausagieren der Wut schützen zu müssen. Ich will erst mit dem Protektor arbeiten, um die Erlaubnis zu erhalten, mit dem Wut-Teil sprechen zu können. Hinter dem Wut-Ego-State vermute ich einen sehr verletzten Teil von Anna … vermutlich in Zusammenhang mit der Trennung oder schon früher.*

Jochen: Schließe bitte die Augen … (Tranceinduktion mittels der Technik: 10 Stufen hintergehen … Konferenzraum). Bitte schaue dich um … lade den Teil, der für das »ungute Bauchgefühl« zuständig ist, ein, sich zu zeigen, und sei neugierig, in welcher Gestalt auch immer er sich zeigt.

Anna: Mir ist ganz schlecht, mein Bauch ist so komisch … ich kann den Teil in meinem Bauch spüren … puh!

Reflexion: *Das heftige Gefühl zeigt, dass Anna nicht von dem Teil getrennt ist, so arbeite ich an Dis-Identifikation.*

Jochen: O. k. … versuche den Teil in deinem Bauch zu beruhigen, sprich bitte freundlich mit ihm und mache ihm das Angebot, dass wir beide ihn gerne kennenlernen wollen … was sagt er?

Anna: Er ist misstrauisch, er befürchtet, wir wollen ihn nur herauslocken und dann vernichten.

Jochen: Das verstehe ich … aber sage ihm, dass das nicht unsere Absicht ist und auch nicht möglich. Jeder Teil ist gekommen, um zu helfen. Alle Teile haben eine wichtige Funktion im System, und wir sind jetzt ganz neugierig, was seine Aufgabe ist. Wie geht es dir jetzt?

Anna: Besser … das Grummeln lässt nach … ich sehe jetzt auch jemanden vor mir sitzen … eine männliche Gestalt mit einem Dauergrinsen im Gesicht … wirkt komisch.

Reflexion: *Der Wächterteil scheint sich gezeigt zu haben. Ich will wissen, ob Anna ganz in ihrer beobachtenden Funktion des Erwachsenen-Selbst ist oder noch zum Teil verschmolzen oder ob sich gerade ein anderer Innenteil einmischt.*

Jochen: Anna, wie geht es dir, wenn du den Teil da vor dir betrachtest? Was denkst du, fühlst du, welche Körperempfindungen hast du?

Anna: Ich fühle mich gut abgegrenzt, der Bauch beginnt sich zu entspannen, und ich merke, dass ich etwas neugierig bin, den Herrn dort kennenzulernen.

Jochen: O.k. … super … frag den Teil doch mal, wie wir ihn nennen dürfen und ob wir du oder Sie sagen sollen.

Anna: Er sagt, er sei der Allen-Rechtmacher aus der inneren Kritikertruppe und wir sollen »du« sagen.

Reflexion: *Wir arbeiten jetzt längere Zeit mit dem Allen-Rechtmacher und hören uns seine Sorgen an, die er hat, würde Anna einmal ihre Wut oder gar Hass auf die Mutter nicht unter Kontrolle halten und ausleben. Der Teil befürchtet, dass alle Freunde sich abwenden würden und Anna einsam wäre. Er erinnert Anna daran, dass sie ja das Ideal habe, mit allen Menschen gut auszukommen und ihr die Bestätigung von Freunden, Arbeitskollegen usw., ein netter, unkomplizierter Mensch zu sein, viel gebe und sie stolz darauf sei, sich nie nach vorne zu drängen und eher bescheiden zu sein. Die Wut erlebt der Schützer-Anteil als äußerst gefährlich und will uns immer wieder überzeugen, nicht über und auch mit ihm zu sprechen. Nach langen Verhandlungen und der Einführungen einiger Schutzmaßnahmen (Gespräch über eine große Distanz, der Kritiker bleibt immer hautnah dabei, um warnen zu können) starten wir den zweiten Teil.*

Jochen: So, Anna, der innere Kritiker ist netterweise einen Schritt zur Seite getreten … dann versuche mal, vorsichtig Kontakt zu dem Wutteil aufzunehmen. Stelle dir vor, du hättest eine flache Landschaft vor dir und könntest mit einem Fernglas dort drüben, wo der Wald aufhört, etwas ganz Kleines aus dem Wald treten sehen, etwas, das ganz langsam auf dich zukommt.

Anna: Ich sehe den Wutteil … noch ganz klein … ein japanischer Samurai-Krieger in voller Uniform … wow! … er schaut grimmig und kommt langsam auf mich zu.

Jochen: O.k. … sage ihm, dass wir mit ihm sprechen wollen, aber er solle nicht weiter nach vorne kommen … geht das? Für den Allen-Rechtmacher auch alles noch o.k.?

Anna: Er steht da und schaut mich an.

Jochen: Wie fühlst du dich, wenn du diesem inneren Krieger begegnest?

Anna: Neugierig, ein bisschen beklommen, aber es ist o.k.

Jochen: Gut, … dann bitte den Teil doch einmal, sich zu äußern und uns zu erzählen, wie er sich fühlt und was wir von ihm wissen sollten.

Anna: Es sagt, es sei wütend und zornig, an ihm kommen wir nicht vorbei. Seine Waffen seien scharf und er sei ein echter Krieger. Er sorge dafür, dass Anna nicht mehr verletzt werde …

Jochen: Bitte Anna, bedanke dich bei ihm, dass er da ist und seinen Job tut … und frage ihn, wann in deinem Leben er entstanden ist … was damals los war, als der Krieger auf die innere Bühne kam.

Anna: Er erzählt mir, er sei in den ersten Jahren meines Lebens nur sehr schwach und versteckt gewesen und noch gar nicht so mächtig … eher ein Teil, der mir versuchte zu helfen, die Wutgefühle, die ich als kleine Anna der Mutter gegenüber hatte, einzusammeln, wie in einer Schachtel. Er habe versucht, mich vor dem Schmerz zu schützen, immer wieder von Mutter zu hören, dass ich nicht gewollt bin, ein Betriebsunfall … und das noch mit einem Mann, meinem Vater, den sie verachtete. Um diese kleine, verletzte Anna, die sich so abgelehnt, gedemütigt und beschämt fühlte, zu schützen, sei er in ihrem Inneren entstanden und immer größer geworden, vor allem, als Mutter die Ehe verließ und mit Anna in die Schweiz zog. Gleichzeitig entstand der Allen-Rechtmacher, der ständig davor warnte, die angesammelte Wut zu zeigen, da er fürchtete, Mutter bringt mich, wenn ich als Kind »bockig und eke-lig« (so nannte sie das) bin, ins Heim, weil sie mit ihrem Künstler, der keine Kinder mochte, ihre Ruhe haben wollte.

Jochen: Bitte danke dem Krieger für seine wichtige Aufgabe und alles, was er für dich getan hat. Ohne ihn hätte das Leben ganz schlimm ausgehen können … Bitte ihn, zur Seite zu treten, damit wir Kontakt zu der kleinen, verletzten Anna hinter ihm aufnehmen können.

Anna: Ja, er ist zur Seite getreten … ich sehe ein ganz unglückliches kleines Kind, welches sich in einer Höhle aus Gras und Zweigen versteckt, vielleicht vier Jahre alt …

Reflexion: *Die weitere Arbeit beschäftigt sich jetzt mit dem verletzten inneren Kind. Zuerst wird es getröstet und dann in die Gegenwart gebracht … usw.*

6 Arbeit mit süchtigen Ego-States

»So findet der männliche Narzissmus vor allem in Machtfunktionen eine gute Kompensationsmöglichkeit, der weibliche Narzissmus im Schönheitskult«, schreibt Maaz (2014) in seiner Analyse der narzisstischen Gesellschaft (S. 115). Beide Möglichkeiten sind aber begrenzt und führen irgendwann in die Enttäuschung. In diesem Moment der Desillusionierung und aus dem Gefühl der Bitterkeit, Enttäuschung und Depression heraus greifen viele Narzissten zu Suchtmitteln, um den Schmerz zu lindern. Ein neuer Ego-State schließt sich der »Superman/Supergirl«-Truppe an, das süchtige Ego-State – auch wieder ein Versuch, das Problem des verletzten inneren Kindes zu lösen. Beflügelt der innere Antreiber des egozentrischen Narzissmus – »ein um den Erfolg ständig besorgter Stresszustand« (Maaz 2014, S. 132) – die Gefahr, in die Alkohol- und Medikamentensucht abzugleiten, so finden wir bei den selbstlosen Narzissten eine süchtige Suche nach Bestätigung im Leid und häufig eine Zunahme von Essstörungen und Bulimie.

Vermutlich entsteht die Neigung zur Sucht nicht erst im Erwachsenenalter, wenn die narzisstischen Kompensationen beginnen zu versagen, sondern wohl schon in der Kindheit, meist auch schon am Vorbild der Eltern. Das Folgende beschreibt die Entwicklung von Sucht-Ego-States bei traumatischen Kindheitserfahrungen, wobei ich glaube, dass das meiste auch für die Menschen zutrifft, die sehr früh eine narzisstische Verletzung ihres Selbstwertes erlitten haben. Umso mehr trifft es zu, wenn sich zu diesem psychischen Missbrauch auch noch körperliche und/oder sexuelle Gewalt gesellen.

Meine folgenden Ideen zur therapeutischen Arbeit mit süchtigen Selbst-Anteilen habe ich von Jennifer Barbieri und Thomas Tullos gelernt. Barbieri, eine US-amerikanische Psychotherapeutin, beschreibt in einer Veröffentlichung aus dem Jahr 2008 ein multimodales Therapiekonzept zur Arbeit mit Menschen, die unter süchtigem Sexualverhalten leiden. Das für mich Interessante daran ist, dass die Autorin Sucht als eine Metapher begreift, eine Metapher für eine Lösungsstrategie bei Dysbalance im inneren System eines Menschen und nicht versucht, das überkomplexe Phänomen »Sucht« irgendwie klug zu erklären.

Dieser sogenannte URGES-Ansatz (= Urge Reduktion by Growing Ego Strength for Trauma/Addiction Treatment) verbindet Ego-State-Therapie mit EMDR und Energiepsychologie zur Bearbeitung des Suchtdruckes. Wenn Sie sich für das vollständige Therapieprotokoll, den Einsatz von bilateraler Stimulation, die sog. DeTUR-Methode[30] zur Reduktion von Suchttriggern bei Sexsüchtigen usw., interessieren, sei der oben genannte Artikel sehr zu empfehlen.

Ich werde mich hier auf die Essentials beschränken und die von der Autorin dargestellten Theorien über Selbst-Anteile bei Suchtstörungen und ihre Ideen zur Behandlung von Sexsucht auf die Ego-State-Arbeit mit Suchtpatienten generalisieren.

In der Einleitung schreibt sie: »Der Schmerz des unbearbeiteten Traumas ist die Grundlage von Sucht. Wenn wir Trauma behandeln, dann reduzieren wir in der Regel das Bedürfnis nach der Sucht.« (Barbieri 2008, S. 116) Um diese Maxime umzusetzen, brauchen wir erst einmal ein Verständnis für die spezielle Sucht-Choreografie der Ego-States. »Der URGES-Ansatz behauptet, dass Trauma eine duale Persönlichkeitsspaltung erzeuge, eine aufgespeicherte Erfahrung und eine dissoziierte Erfahrung des gleichen Traumas.« (Ebenda S. 117) Das dissoziierte Persönlichkeitsfragment wird in der weiteren Entwicklung zum Sucht-Ego-State, was zu jedem Zeitpunkt passieren kann und wel-

30 DeTUR ist ein EMDR-Protokoll zur Reduktion des Suchtdrucks; siehe dazu A. J. Popky 2005.

Fantasie-Trance

ches immer ausgefeiltere dissoziative Techniken entwickelt, um eine Trance zu erzeugen. Die Autorin nennt Fantasie und übermäßigen Genuss von Zuckerprodukten in der Kindheit, bis hin zu Alkohol, Drogen, Sex, Arbeit, Shopping usw. im Erwachsenenalter. So wird der selbst erzeugte Stresszustand zur Copingstrategie für Stress oder, wie wir sehen werden, für aversive Traumaerinnerungen.

Die Persönlichkeitsfragmente, die während bedeutender einmaliger oder wiederkehrender Traumaepisoden im Gedächtnis gespeichert werden, frieren altersregressiv ein und werden zu traumatisierten Kind-Ego-States.

Die Sucht nutzt drei basale neuronale Pfade im Gehirn:

1. Den »Arousal«-Pfad mit Erregung und Intensität der Sensorik,
2. den »Numbing«-Pfad mit Betäubung, Beruhigung und Ermüdungsprozessen und
3. den »Fantasy«-Pfad mit der Möglichkeit der Flucht in Trancezustände (Carnes 2001).

Diese drei neuronalen Prozesse der Sucht im Gehirn – Erregung, Betäubung, Fantasie – sollten wir nach Barbieri im Sucht-Ego-State nicht bekämpfen, sondern nutzen, um die dahinter liegenden Traumaerfahrungen zu behandeln. Zum besseren Verständnis der Suchtaufspaltung siehe Abbildung 11.

Der URGES-Ansatz geht nun von der Idee aus, dass die bewusste Erfahrung des Traumamoments in einen sog. »in-the-moment ego state« eingefangen und gespeichert wird, welches die sensorische Qualität des Ereignisses, das Gesehene, das Gehörte, das Gefühlte usw., in

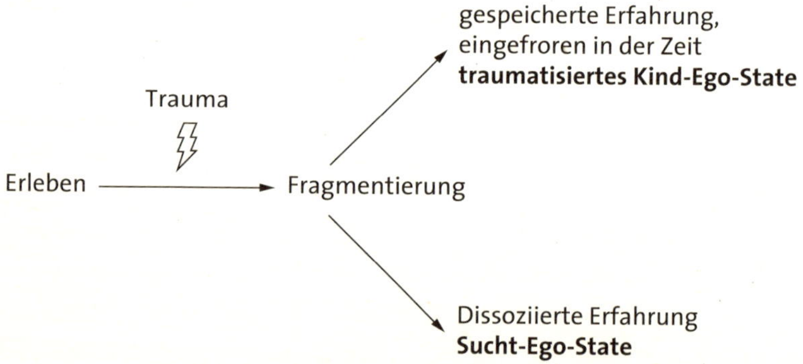

Abbildung 11: Die duale Persönlichkeitsfragmentierung bei der Sucht

sich trägt. Dieser Ego-State friert ein, wächst nicht mehr (traumatisches Kind-EST), während der dissoziierte EST (Sucht-Ego-State) sich weiterentwickelt und immer weiter ausdifferenziert.

Auch bei Jennifer Barbieri gilt, was der Leitgedanke meines Buches ist: Ego-States entwickeln sich nicht zufällig auf der inneren Bühne, sondern ihr Auftreten dient einer besonderen Choreografie: die Wunde, die Verlassenheit, Kränkung oder Trauma gerissen hat, zu heilen, um das Überleben zu sichern. Welcher Funktion und welchem Zweck dient nun das von vielen so gehasste Sucht-Ego-State?

»Der sich entwickelnde Sucht-Anteil ist sich der traumatischen Erinnerungen als ein Beobachter, ohne emotionale Verbindung dazu, bewusst. Der Entwicklungs-Sucht-Anteil kann sich in jedem Alter entwickeln, mit genug Praxis über die Zeit des Lebens wird er zu einem erwachsenen Sucht-Ego-State. Dissoziation wird eine erlernte Antwort auf Stressbelastung. Der Sucht-Ego-State kann sich zum einflussreichsten Aspekt der Persönlichkeit entwickeln, indem er immer Zeit für die Flucht in die Trance erzwingt, sobald die Sucht eskaliert.« (Ebenda S. 119)

Dieser Sucht-Ego-State, der von Jennifer Barbieri im Mittelhirn verortet wird und von dem sie glaubt, dass er durch die Hirnchemie des Flucht- und Kampfmodus energetisiert wird (d. h. es ist sympathikogen), unterliegt nicht den logischen und moralischen Filtersystemen des frontalen Kortex[31]. »Mit primitiven Qualitäten ausgestattet, ist der Sucht-Teil darauf fixiert, eine Trance als Selbstmedikation zu erzeugen. Das Sucht-Ego-State möchte schützen und schadet letztendlich.« (Ebenda S. 119)

Das kommt uns alles sehr bekannt vor: Eine kindliche Verletzung durch seelisches und/oder körperliches (Gewalt-)Trauma entsteht und friert ein (Inneres-Kind-Ego-State), eine Kompensationsstruktur zu Abwehrzwecken wird gebildet, um das innere System am Leben zu erhalten – nennen wir sie innerer Kritiker, Täterintrojekt, Wächter, grandioses Selbst oder Sucht-Ego-State. Was als Schutz vor überflutenden Gefühlen von Schmerz und Hilflosigkeit gedacht war, wird später im Leben zum Leid.

31 Ich würde vorsichtig vermuten, Ähnliches gilt auch für die anderen Wächtersysteme: Innere Kritiker, Täterintrojekte, »grandioses Selbst-Ego-State« usw.

Eine kindliche Verletzung entsteht und friert ein (Kind-Ego-State), und wir sind durch ein Sucht-Ego-State als Wächtersystem geschützt. Dieses erzeugt eine Suchttrance, um das Leid zu mildern.

Die Ego-States der inneren Bühne bei süchtigem Verhalten

In Übereinstimmung mit unseren bisherigen Überlegungen zum inneren Zusammenspiel der Teile geht Jennifer Barbieri auch von unterscheidbaren Ego-States auf der Bühne aus, die alle unter funktionalen Gesichtspunkten betrachtet werden müssen. Wir können im Einzelnen unterscheiden:

1. **Ein Kind-Ego-State im Alter von 0 – 12 Jahren**
   Diese kindlichen Anteile tragen die Erinnerungen an belastende Ereignisse, sie speichern Gefühle, Gedanken, Körperempfindungen, Glaubensüberzeugungen, Selbstkonzepte usw. – häufig verkapselt und im Körpergedächtnis eingefroren. Wenn wir so ein Kind zu einem Treffpunkt (z. B. innerer Konferenzraum) einladen, dann sagt uns sein Erscheinungsbild nach Barbieri viel über seinen inneren Zustand:
   - Ist es dreckig und in zerrissenen Kleidern – Vernachlässigung?
   - Ist es anklammernd und verzweifelt – Angsterleben bei unsicherer Bindung?
   - Ignoriert das Kind das Erwachsenen-Selbst und weist es zurück – ist diese verzweifelte Autonomie des Kindes Ausdruck seines Misstrauens und seiner Bindungslosigkeit?
   - Das Alter des Kindes ist meist ein Hinweis auf die Zeit, wann die Verletzung sich ereignet hat!
2. **Der adoleszente Ego-State im Alter von 13 – 20 Jahren**
   Auch dieser Innenteil trägt in sich gespeicherte Erinnerungen an Erfahrungen von früher, mit denen er versucht, auf seine Art fertig zu werden: dieser Ego-State ist oft trotzig, aufmüpfig und abweisend verschlossen – wie ein Pubertierender eben. Er zeigt sich grandios überheblich oder auch anklagend – alles Formen des Schutzes vor erneuter Verletzung. Er hat gelernt, niemandem mehr zu trauen, und vor dem Hintergrund der frühen Erfahrung von Hilflosigkeit, Ausgeliefertsein und Machtlosigkeit versucht er, durch »Coolness« zu beeindrucken.

3. **Der funktionale Erwachsenen-Ego-State**
   Für Jennifer Barbieri repräsentiert dieser Anteil der Persönlichkeit die erwachsene Seite in uns, etwas, das wir meinen, wenn wir von unserer Fähigkeit zur Handlungsplanung, Folgenkontrolle, Impuls-/Affektkontrolle und zum Einfühlungsvermögen sprechen – alles Funktionen des präfrontalen Kortex. Bei Patienten mit Suchtproblemen ist der »funktionale Erwachsene kein großer Held; aber er ist lernfähig. Der funktionale Erwachsene schätzt sich selbst wert, hat Grenzen, Menschlichkeit und ist emotional, spirituell und physisch verbunden. Dieser Ego-State hat Fehler und Begrenzungen und lebt in der Realität.« (Ebenda S. 126) Es wird im Theoriekonzept von Paul Federn und den beiden Watkins explizit so nicht beschrieben, entspricht aber dem Erwachsenen-Ich-Zustand der Transaktionsanalyse von Eric Berne.
4. **Die spirituelle Präsenz oder die »Innere Stärke«**
   Auch wenn ich die »spirituelle Präsenz« eher säkular eine Ressource, eine »innere Stärke« oder einen »ressourcenvollen Ego-State« nennen würde, so bin ich mit Barbieri einig, dass es sich um ein »inneres Konzept von Stärke« (ebenda S. 127) handelt; wir können es mit psychoanalytischer Nomenklatur auch als ein gutes Introjekt bezeichnen. Mit dieser Stärke ist es ein Gegenteil des »Sucht-Ego-States«, es ist hell, kommt oft in der Gestalt von Licht, Schwingungen und kann auch durch eine spirituelle Figur verkörpert werden: Gott, Buddha, ein Schutzengel usw.
5. **Der Sucht-Ego-State**
   Der Sucht-Ego-State ist die Personifikation dessen, was C. G. Jung einmal den Schatten genannt hat – ein sehr mächtiger und potentiell gefährlicher Archetyp, der, wenn er erscheint, meist in Schwarz gekleidet ist oder die Gestalt einer »schwarzen Wolke« annimmt, und er verkörpert in uns »das Unheimliche, das Schwarze«. »Vermutlich steht der Sucht-Ego-State für die Chemie des Mittelhirns[32]. Der Sucht-Teil repräsentiert die Abwehr gegen Trauma als auch die

[32] Das Mittelhirn (Mesencephalon) ist Teil des Hirnstamms und liegt zwischen Brücke und Zwischenhirn. Unter anderem ist es für die Koordination von Augenbewegungen zuständig, enthält aber auch Kerngebiete, die mit dem Suchtverhalten in Verbindung gebracht werden: Substancia nigra (Dopamin-Zell-Zentrum mit Faserprojektion in das Putamen) und ventrales Tegmentum (Verbindung zum Belohnungssystem des nuc. acumbens).

Selbstentwertung der Sexsüchtigen und wie sie sich selbst in ihrer Sucht sehen.« (Ebenda S. 127)

Das ist eine illustre Truppe auf der inneren Bühne, und es fällt nicht schwer, all die Kandidaten mit ihren Rollen und Funktionen wieder zu erkennen, wie ich sie oben immer wieder beschrieben habe.

Die therapeutische Interaktion zwischen den einzelnen Selbst-Anteilen – das verletzte innere Kind in die Gegenwart bringen

Die Frage, wie ich als Teiletherapeut bei Patienten mit manifester Suchtstruktur intervenieren kann, stellt sich hier, wie bei allen bisher beschriebenen Fällen, gleich: Wie kann ich den Wächter davon entlasten, das zu tun, was sein Job ist: den dahinter verborgenen, verletzten Selbstzustand, auf seine Art und nach seinem Verständnis, zu schützen. Stellen Sie sich vor, Sie seien der Präsident, die Präsidentin der USA und um Sie wären bei öffentlichen Auftritten ständig fünf Bodyguards – die auch dafür geschult wurden, sich in anfliegende Kugeln vor Sie zu werfen und die bereit sind, auch ihr Leben für Sie zu geben. Sie können sich vorstellen, dass diese Bodyguards nicht gerade begeistert sind, wenn Sie mal wieder ein Bad in der Menge nehmen und Hände schütteln. Am besten, Sie bleiben daheim, machen keine Dummheiten und verhalten sich ruhig!

Die einzigen Gründe, warum Bodyguards aufhören würden, das zu tun, was sie tun, wären:

- Sie wären nicht mehr so wichtig und damit nicht mehr so schützenswert für die Welt, d. h., Sie werden wieder ein stinknormaler Privatmann/-frau, der keinen Schutz mehr braucht, oder
- Sie wären tot, dann hätte es sich auch erübrigt.

Genau das ist es: Der verletzte, traumatisierte Kind-Ego-State könnte geheilt werden, damit bräuchte er die Bodyguards der Wächter-Ego-States nicht mehr und diese könnten in den lange ersehnten Urlaub nach Florida fliegen. Der traumatisierte Kind-Ego-State ist ein eingefrorenes neuronales Netzwerk eines lange vergangenen Ereignisses – er ist eine Erinnerung, ein Gespenst aus der Vergangenheit und nicht mehr und nicht weniger. Weil wir die Vergangenheit nicht ändern können – sie ist ja schon vergangen –, können wir heute nur unsere Einstellung zur Vergangenheit ändern. Dass ein Trauma passiert ist, ist eine Restriktion, würde Gunther Schmidt sagen – eine heute unveränderbare Tatsache; was wir können, ist die Einstellung dazu ändern. Und wie geht das in der Teiletherapie? Indem wir die traumatisierten Kinder der Vergangenheit metaphorisch in die Gegenwart bringen. Was heißt das: Dass wir ein neuronales Erregungsmuster der Vergangenheit aus dem emotionalen Gedächtnis (traumatische Erfahrung) in den Arbeitsspeicher des Gehirns (präfrontal) laden und diese Erinnerung mit dem Bewusstsein der sicheren Gegenwart und der Perspektive des Erwachsen-Seins verbinden – präfrontale Kontrolle über Traumanetzwerke des emotionalen Gedächtnisses im Zwischenhirn. Eigentlich ganz einfach – das Kochrezept für die Traumatherapie. Ich ahne schon Ihre Zweifel. Geben Sie mir eine zweite Chance: Wenn es beim Desensibilisieren und Durcharbeiten in Phase 4 des EMDR-Protokolls nicht weitergeht, der Patient also eine Blockade hat und der assoziative Prozess stockt, dann versuchen wir die Blockade mittels Einwebetechnik aufzulösen. Über den Wirkmechanismus des Einwebens schreibt Arne Hofmann: »Der Wirkmechanismus des Einwebens ist dabei häufig, dass der früheren (kindlichen) Perspektive die Gegenwarts- und Erwachsenenperspektive gegenübergestellt wird. Angesichts der belastenden Vergangenheit wird die sichere Gegenwart spürbar und deutlich gemacht. So wachsen neue assoziative Verbindungen zu angemessenen Verantwortlichkeiten und zum Wissen um gegenwärtige Möglichkeiten und Freiheiten.« (Hofmann 2014, S. 100) Hier wird mit anderen Worten ausgedrückt, was ich oben »das Kind in die Gegenwart holen« genannt habe: Die sichere Ressource der Gegenwart (neuronales Netzwerk) wird mit dem Traumanetzwerk der Kindheitserfahrung (Trauma-Ego-State) verkoppelt oder verwoben. Machen Sie sich bitte noch einmal klar: Dieser dissoziierte kindliche Anteil hat seine eigene Zeit, seinen eigenen Ort und seine eigene Identität, in der er lebt – er ist eingefroren in Zeit/Ort/Identität. Somit ist er nicht ein Teil der Gegenwartsidentität, also der Jetzt-Person, die so alt ist, wie es im Pass steht. Das Kind in die Gegenwart bringen ist eine metaphorische Umschreibung der Re-Integration von dissoziierten Bewusstseinszuständen.

Die Methoden, um dieses zu tun, sind mittlerweile in der hypnotherapeutischen Literatur vielfältig und an verschiedenen Stellen des Buches von mir beschrieben worden. Hier eine Variante von Jennifer Barbieri (2008), welche vielleicht Ihr Interesse weckt:

Der Grundgedanke ist: Wie komme ich im Moment des größten Suchtdrangs – natürlich in der Rückerinnung des Patienten in der Therapie, da der Suchtdurchbruch ja schon stattgefunden hat – zu dem verdeckten Auslöser für den abgelaufenen Suchtimpuls, wobei wir Sucht als einen metaphorischen Ausdruck für eine hilfreiche Selbstberuhigungsstrategie sehen? Die Sucht und der Suchtexzess ist die Folge von etwas und ein Versuch, dieses »etwas« zu schützen – unsere Hypothese ist, dieses »etwas« ist ein Trauma-State des Patienten oder in meiner Diktion: ein verletztes inneres Kind.

Vorgehen in der Therapie

Schritt 1: Der Patient wird gebeten, mit geschlossenen Augen eine Szene aus der Erinnerung zu beschreiben, die zu einem Suchtauslöser geführt hat – also die Zeit kurz vor dem Konsum von Drogen, Alkohol, Sex mit einer Prostituierten usw. In der Regel ist diese Erinnerung von einem Arousal begleitet und der Patient ist in der Beobachterposition.

Schritt 2: Im höchsten Moment der Erregung (also vor dem Einsetzen der Suchtstrategie) wird die Szene eingefroren und die diffuse Erregung durch bilaterale Stimulation (EMDR) oder durch Klopfen der Körperpunkte (Michael Bohne) heruntergefahren, bis sich ein Gefühl oder ein lokalisierbares Körpergefühl einstellt (Aktivierung des parasympathischen Modus).

Schritt 3: Der Patient wird jetzt gebeten, dieses Körpergefühl ganz genau wahrzunehmen und ihm eine Farbe zu geben. Ist dies geschehen, bekommt der Patient die Anweisung: »Schrumpfen Sie sich klein, immer kleiner, immer kleiner, klein wie ein Nano-Teilchen und werden Sie ein Teil der Farbe, gehen Sie in die Farbe hinein und bewegen Sie sich nicht mehr« – Sie können dies weiter mit bilateraler Stimulation oder Klopfen begleiten. Der Patient hat jetzt ein Traumaumfeld erreicht, wobei der Erregungs-State blockiert ist. Wir sollten uns klarmachen, so bestechend diese Technik ist, sie taucht den Patienten unvermittelt in den Trauma-Prozess ein.

Schritt 4: Wir instruieren nun den Patienten: »Sie haben eine kleine Taschenlampe in der Hand, bitte schauen Sie herum und beschreiben Sie mir, was Sie sehen …«, und der Patient beschreibt seine Erfahrungen im Kern des Traumageschehens. Nach meiner Erfahrung taucht jetzt eine Kindheitsszene auf, die mit dem ursprünglichen Trauma verbunden ist. Der Patient bewegt sich nun durch diese innere Traumumgebung, beschreibt einige Dinge (Raum, anwesende Menschen usw.), und sein zunehmendes Bedürfnis zu weinen zeigt mir seine Furcht und Verzweiflung, die mit dem kindlichen Ego-State verbunden ist, in das er immer mehr hineinrutscht.

Schritt 5: Jetzt unterbrechen wir den regressiven Prozess und fragen: »Wie alt fühlen Sie sich jetzt?« Um diese Frage zu beantworten, muss der Patient in den Erwachsenen-Ego-State wechseln und die Szenen nun aus der Beobachterperspektive ansehen (präfrontaler Kortex). Wir bitten nun den funktionalen Erwachsenen-Anteil, in die Szene hineinzugehen, und weisen ihn an, den Kind-Anteil zu nehmen und in die Gegenwart, an einen geschützten Platz, zum Beispiel ein Platz für Kind-Anteile (z. B. ein Baumhaus) neben dem Wohlfühlort des Erwachsenen, zu bringen.

Schritt 6: Der nächste Schritt ist nun, eine Ressource, ein positives Introjekt (eine freundliche Frau, eine Nanni, einen freundlichen Bär usw.) zu aktivieren, um das Kind in der Gegenwart zu versorgen.

Schritt 7: Dann kehrt der funktionale Erwachsene zu der Traumaszene zurück, um sich mit der Situation erwachsen auseinanderzusetzen. Hier findet er wütende Eltern, sexuellen Missbrauch, medizinische Traumata in der Kindheit und viel Vernachlässigung usw. Das Risiko für eine Abreaktion ist nun reduziert. Die Szene wird jetzt aus der erwachsenen Perspektive heraus verarbeitet. Wenn es notwendig ist, kann eine Ressource den funktionalen Erwachsenen begleiten – das ist ein sehr starkes Team, welches viel bewegen kann. Ziel ist es, Traumerinnerungen von heftig auf neutral zu ändern.

Schritt 8: Am Ende jeder Sitzung geht der funktionale Erwachsene zum »Wohlfühlort« zurück und prüft die Beziehung zu jedem Ego-State.

So oder in Abwandlungen der Vorschläge von Jennifer Barbieri habe ich in den letzten Jahren mit Sucht-Ego-States gearbeitet und gute Erfolge erzielt. Ehrlicherweise muss man dazu sagen, dass es dazu viel Erfahrung und auch Mutes bedarf, mit dem Patienten in diese Erfahrungen unerschrocken hineinzugehen. Auch reichen 50 Minuten dafür meist nicht aus.

7 Arbeit mit ängstlichen Ego-States

Bei Menschen mit einer sogenannten »frühen Störung« in der Entwicklung finden wir regelmäßige schwere Zeiten von Vernachlässigung und Traumatisierung in der Frühphase des Lebens. Häufig werden die seelischen und/oder körperlichen Verletzungen von den Patienten auf ein Familienmitglied zurückgeführt, wobei aber meistens die gesamte familiäre Atmosphäre traumatisierend und wenig wachstumsfördernd war. Das habe ich oben bei der Entstehung des verletzten inneren Kindes ausführlich beschrieben. Besonders die »Selbstlosigkeits-Lösung« (die Ego-States des Mutter-Teresa-Teams) für den Schutz des verletzten Kindes zeigt im Gegensatz zur »Selbstüberhöhung« wenig manifeste grandiose Abgehobenheit, aber mehr soziale Ängstlichkeit, weniger Selbstvertrauen und ein permanentes Gefühl der Unterlegenheit. Deshalb wird dieser Kompensationsmodus mit dem ängstlichen Bindungsstil in Verbindung gebracht, d. h. mit einem negativen Selbstbild, mit Angst vor verlassen und nicht genug geliebt zu werden.

In den Erzählungen meiner Patienten waren viele Fälle manifester und juristisch relevanter Traumatisierung, aber noch häufiger erzählten sie von unterschwelligen Beziehungstraumata, für die man gewöhnlich den Begriff »subklinische Traumatisierung« in der Literatur findet. Bitte denken Sie noch einmal an die von Jeffrey Young, Janet Klosko & Marjorie Weishaar (2005) beschriebenen vier Faktoren der Kindheitssituation von Menschen mit NPS:

- Die Erfahrung von Einsamkeit und Isolation,
- die Erfahrungen, dass von außen unzureichend Grenzen gesetzt wurden,
- das Erleben, von den primären Bindungspersonen benutzt und manipuliert zu werden, und
- eine von der Erfüllung hoher Erwartungen abhängige Bestätigung.

Um diese Erziehungsdressur zu erreichen, setzen Beziehungspersonen subtile (sadistische) Strafen, Drohungen, aber auch Einschüchterung bis hin zu seelischer Misshandlung ein. Sie verhalten sich offen oder versteckt entwertend, und der demütigende Erziehungsstil ist ein Wechsel zwischen totaler Kontrolle und völligem Desinteresse. Bei vielen meiner Patienten waren diese seelischen Traumatisierungen unterschwellig, atmosphärisch spürbar und in ihrer Art chronisch und kumulativ. Zusätzlich galt das Gebot, diese Beziehungsmuster nicht metakommunikativ anzusprechen und schon gar nicht, die Eltern infrage zu stellen.

Wichtig für unser Thema ist, dass diese unterschwellige seelische Gewalt bei unserem Patienten generell diffuse Ängste auslöst, das Gefühl, ungeschützt zu sein, voller Zweifel, Verunsicherung und Angst. Diese frühe Verlassenheitsangst zeigt sich dann auch in der Therapie in intensiver existentieller Angst; da ja alle Kinder völlig auf den Schutz der Umgebung angewiesen sind, ist die Verlassenheitsangst des Erwachsenen eines der wichtigsten Kennzeichen für das Vorliegen einer narzisstischen seelische Wunde, einer Traumatisierung in der Frühzeit des Lebens. Ein anderer Name für die Verlassenheits- und Existenzangst ist nach Fabian (2013) auch die Urangst des schutzlos Ausgeliefertseins.

> Intensive existentielle Angst beim Erwachsenen ist ein wichtiges diagnostisches Kriterium für das Vorliegen einer narzisstischen seelischen Wunde aus der Frühzeit des Lebens.

Mit Fabian (2013) möchte ich zwei Formen der Angst unterscheiden und sie auf die beiden Narzissmustypen anwenden:

- die existentielle Angst oder Urangst bei den **selbstlosen Narzissten** und
- die defizitäre Angst bei den **selbstzentrierten Narzissten.**

Die existenzielle Angst des selbstlosen Narzissten-Typus Mutter-Teresa

Die existentielle Angst ist die Folge unserer »physiologischen Frühgeburt« und unseres »Geworfenseins« in die Welt (Heidegger). Sie wird nach Faber zusätzlich durch unempathische, Angst verkennende, nicht tolerierende, bestrafende oder ausbeutende Einstellungen der frühen »wichtigen anderen« intensiviert. Diese beschriebene Angst ist für die Menschen mit verdecktem Narzissmus ein lebenslanges Problem und im Grunde nichts anderes als Verlassenheitsangst, die in verschiedensten Lebenssituationen immer wieder aufflackert – bei Konflikten in Paarbeziehungen, bei Trennungen und in Situationen, in denen sich ihr prekäres Selbstwertgefühl zu Wort meldet. Existentielle Angst ist immer mit einem Gefühl von Einsamkeit verbunden und setzt verzweifeltes Bindungsverhalten in Gang. Bei massiven Störungen in der Frühzeit des Lebens, wie Vernachlässigung und seelischer Traumatisierung, wird diese Angst später dann zu einem, das ganze Leben beherrschenden Thema und macht verständlich, warum das Schutzsystem des grandiosen Selbst als Überlebens- und Kompensationsstruktur erschaffen wird.

Defizitäre Angst des egozentrischen Narzissten Typus Superman/Supergirl

Das sind die Patienten, die ihre Ängste nicht spüren können – wir sprechen auch von defizitärer Angst –, aber ersatzweise dafür Aggressionen zeigen. »Dieser Mechanismus stellt ursprünglich einen Versuch des Kindes dar, Kontakt wenigstens durch Wut herzustellen.« (Fabian 2013, S. 41)

Diese Kinder wachsen in Familien auf, die die Angst des kleinen Kindes häufig gar nicht wahrnehmen und verstehen können, weil es ihnen an Empathie und Einfühlung mangelt. Soll das Kind die eigenen grandiosen Bedürfnisse und Erwartungen der Eltern erfüllen, dann wäre die Wahrnehmung von Angst und Unsicherheit beim Kleinkind eine Infragestellung der Sehnsucht, sich im »hochbegabten« Kind schattenfrei zu spiegeln. Fabian (ebenda S. 80 ff.) hat sicher recht, wenn er sagt, dass für den Säugling und das Kleinkind ein empathisches Verstehen der Angst und der altersadäquate Umgang damit ein zentrales Merkmal einer guten Bindung und einer kindgerechten Erziehung darstellt. »Wird die Angst des kleinen Kindes aus verschiedenen Gründen nicht wahrgenommen, ja in vielen Fällen verpönt, belächelt oder gar bestraft, bleibt ihre Eigenschaft als elementare Kontakt- und Bindungsfunktion unerfüllt. Sie wird mit der Zeit als Kommunikationsmittel verkümmern wie eine tote Sprache, die von niemandem mehr verstanden wird.« (Ebenda, S. 81–82) Das ist der Grund, warum viele grandios-egozentrische Narzissten aus dem Team »Superman/Supergirl« gar keinen Zugang mehr zu ihrer und der anderer Ängste haben – die Dechiffrierung der Angstzeichen ist nie erlernt worden. Wie hätte sie auch: Sind doch die Gründe für das Nicht-Wahrnehmen der Angst des Kleinkindes aufseiten der Eltern durch deren Abwehr der eigenen existentiellen Ängste bedingt. Das nennen wir **transgenerative** Weitergabe der Unfähigkeit, sich selbst zu verstehen. Die verschiedenen Varianten der Unterdrückung der Angst in der frühen Erziehung und die Idealisierung von »männlicher« Macht und Aggression, häufig verkleidet in militaristischen Ideologien, wurde bei uns in Deutschland nach dem Zweiten Weltkrieg oft ungefiltert weitergegeben und lebt heute in den kulturellen Traditionen von Männlichkeitsfantasien noch fort. »Defizitäre Angst kann nach außen als Normalität oder Stärke imponieren, vor allem bei angepassten, sozial und beruflich erfolgreichen Menschen, die unter ihrer ›Normalität‹ eine Borderline-Struktur verbergen« (ebenda, S. 45) – oder eine narzisstisch egozentrische Persönlichkeit.

Wir können also ein Nichtspüren oder ein Zuwenigspüren der Angst in der Gegenwart, aus hypno-systemischer Sicht, als eine dysfunktionale Lösung für ein Problem der Vergangenheit ansehen. Faber meint, dass dieses Nichtspüren der Angst eine Form der Abwehr gegen die darunter liegende existentielle Angst darstellt. Je defizitärer die Angst, umso mehr verbirgt sich dahinter die abgewehrte, unerträgliche existentielle Angst, d. h., umso größer ist die Angst vor der Angst. Durch das Fehlen von Empathie und Liebe, die Unterdrückung von menschlichen Gefühlen zugunsten männlicher Furchtlosigkeit und der Idealisierung des Kindes durch die bedürftigen Eltern, ihre Kälte und Gefühllosigkeit wird die Angst als Signal- und Beziehungssystem verlernt. So nimmt der offene, dickhäutige Narzissmus autoritäre und selbstdestruktive Züge an.

Therapie: mit Angst und Aggression arbeiten

Bei Menschen mit einem offenen Narzissmus, die in ihrer oft blinden, kämpferischen Art von einem Erfolg zum anderen stürmen – oder zumindest es versuchen –, um das Defizit an Selbstwert auszugleichen, ist das Erleben von ängstlicher Unsicherheit oder gar manifester Angst eher wenig zielführend. Ich gehe in der Therapie immer davon aus, dass die Angst, nicht geliebt und immer wieder verletzt zu werden, eine frühe Erfahrung des missbrauchten inneren Kindes darstellt und neben Scham und verzweifelter Einsamkeit von der bereitstehenden Schützertruppe des grandiosen Selbst abgewehrt und neutralisiert werden muss. Man könnte sich also vorstellen, dass gemäß dem Zusammenspiel der inneren Selbst-Anteile in der hypno-analytischen Teiletherapie ein oder mehrere Ego-States dafür verantwortlich sind, dass diese Angst nicht gespürt wird. Dieser Teil hätte also eine wichtige Funktion, um das System vor möglicher Überflutung durch die abgespaltene Verlassenheitsangst zu schützen. Dieser Ego-State müsste einen Menschen kalt und gefühllos machen, damit die Strategie gut funktioniert. Das erklärt den bei offenen Narzissten zu beobachtenden Mangel an eigenem Existenzgefühl ohne tiefere Empathie, Kontakt- und Beziehungsfähigkeit. Bei den von defizitärer Angst bestimmten Menschen, so schreibt Fabian, »würde dieser statt Angst ›Müdigkeit, Langeweile oder Gefühle von Leere‹ spüren« (ebenda, S. 82).

Dieses **Gefühllosmachen,** die emotionale Anästhesie, wäre eine Form, wie Teile der »Superman/Supergirl«-Truppe im Inneren das System schützen. Eine andere Form wäre, dass ein aggressiver Ego-State aktiv wird und so sich scheinbar Angst in Aggression verwandelt. Bei der Teile-Arbeit ist es wichtig, die Grundregel zu beachten: Angst – und besonders die defizitäre Angst, um die es bei den offenen Narzissten geht – kann sich als Aggression nach außen und innen manifestieren. Deshalb ist es wichtig, schon sehr früh im Therapieprozess mit den aggressiven Selbst-Anteilen auf der inneren Bühne zu arbeiten, um einen Zugang zur abgewehrten Angst zu bekommen. Dieser Mechanismus des Ersetzens der Angst durch Aggression stellte ursprünglich einen Versuch des Kindes dar, Kontakt wenigstens durch Wut und Schreien herzustellen.

Wenn wir uns noch einmal klarmachen, dass die defizitäre Angst vor allem durch patriarchale Ideologien gefördert wird – Angst muss im Namen der Männlichkeit unterdrückt werden –, dann ist es auch wichtig, bei der Erhebung einer inneren Landkarte der Ego-States auf die Verkörperung und Personifizierung der »Männlichkeit« zu achten. Die Ausformung des oder der Ego-States, die Männlichkeit repräsentieren, kann uns auch etwas über das Ausmaß der abgewehrten Angst sagen.

Ich würde aus teiletherapeutischer Sicht behaupten, dass in einem Menschen mit grandios egozentrischem Selbst ein oder mehrere Selbst-Anteile entstanden sind, die als qualifizierte Aggression die Angst abdecken. Diese Menschen können sehr leicht die Kontrolle über sich verlieren, weil sie sehr rasch in eine reizbare Stimmung hineingeraten – das habe ich oben als sog. »narzisstische Wut« beschrieben. Somit schaue ich im praktischen Vorgehen auf Ego-States, die aggressives, entwertendes Verhalten zeigen, und auf Selbst-Anteile, die von ihrer Männlichkeit und Dominanz überzeugt sind.

Aber warum ist es für Männer so »attraktiv«, dass ihre tief verborgene Angst oft durch Aggressionen ausgedrückt wird? Fabian (2013, S. 77 ff.) hat dazu einige erhellende Ideen, die wir wissen sollten, wenn wir auf der inneren Bühne mit aggressiven Ego-States arbeiten und versuchen wollen, sie zu verwandeln.

Wir sollten bedenken:

1. Aggression ist leichter zu ertragen als diffuse Angst – in der Wut spürt man sich körperlich, in der diffusen Angst löst sich alles auf.
2. Aggression kann gerichtet sein, zum Beispiel gegen den Partner, diffuse Angst ist ungerichtet und einfach da.
3. Angst macht ohnmächtig; Aggressionen hingegen kann ein Objekt haben in der Realität und damit das Gefühl von Ohnmacht aufheben.
4. Aggression ist kulturell und sozial meist akzeptabler als Angst, weil damit die Begriffe ängstlich, Feigling und Scham assoziiert sind.

Ziel der hypno-analytischen Teiletherapie ist eine Erhöhung der Angsttoleranz im Patienten. Um das zu erreichen, müssen wir versuchen, am verletzten Kind-Anteil zu arbeiten, um die Wunde des Ungeliebtseins zu heilen.

> Um das System vor existentieller Angst zu schützen, setzt das grandiose Selbst zur Abwehr das Gefühllosmachen oder die Verwandlung der Angst in Aggression und narzisstische Wut ein.

a
oder
b

8 Die besorgten Beschützer, die nicht zur Seite treten wollen

Es gibt Situationen in der Therapie, da können wir zwar Kontakt zu verschiedenen Schützer/Wächter-Ego-States aufnehmen, aber wenn wir versuchen, einen Blick auf den dahinter vermuteten verletzten Kind-Ego-State zu werfen, blockiert die Kommunikation. Entweder entsteht Angst im Patienten, alles wird nebelig, oder der Patient dissoziiert: alles ist plötzlich unreal und bizarr (Derealisation) oder der Patient selbst spürt sich nicht mehr (Depersonalisation). Das ist das Zeichen: bis hierher und nicht weiter.

Meine ersten Fragen an mich als Therapeuten sind dann: Bin ich zu nahe am Patienten? Wie ist meine Übertragung und die Gegenübertragung? Ist das Erwachsenen-Selbst zu nah mit dem verletzten Kind-Anteil identifiziert? Ist die Beobachterposition ausreichend eingeübt? Kann sich der Patient schon aktiv von einem Teil lösen, der versucht, ihn ein Teil zu kapern?

Hier folgen einige hilfreiche Übungen, um die aufgeworfenen Fragen zu lösen und den Rapport zwischen Patient und Therapeut zu verbessern.

Übung 1: Aufbau einer sicheren Beobachterposition[33]

Schritt 1: *Installation einer Beobachterhaltung gegenüber den eigenen unwillkürlichen Regungen*

Tranceinduktion, z. B. Selbsthypnosetechnik
»Wir erleben uns immer auf mindestens zwei Ebenen … einmal auf der Ebene des bewussten und willkürlichen Denkens und Planens … zum Beispiel jetzt … indem Sie sich vielleicht gerade vornehmen, sich zu entspannen und es sich gut gehen zu lassen … während Sie gleichzeitig erleben … wie auf einer unwillkürlichen, unbewussten Ebene … Gedanken in Ihnen aufkommen … Gefühle und Bilder, die Sie im Moment gar nicht erleben wollen … Gedanken, die Sie eher als störend empfinden – Pause –

So biete ich Ihnen in dieser Übung nun an … auf diesen beiden Ebenen etwas zu machen … um beiden Ebenen gerecht zu werden … wäre es nicht wunderbar, das eine bewusst anzustreben … nämlich sich ganz bewusst vorzunehmen … sich jetzt oder in den nächsten Minuten … zu entspannen … und sich einen sicheren Ort vorzustellen … und gleichzeitig, ganz neugierig, anteilnehmend zu beobachten … sich mit dem bewussten Denken zu beobachten … wie ganz spontan und unwillkürlich in uns Verschiedenes aufsteigt … wie Blasen vom Grund eines Sees … – Pause – so lade ich Sie nun ein … dass

[33] Diese Tranceübung habe ich bei Gunther Schmidt gelernt, hier die wörtliche Mitschrift meines Ausbildungsseminars.

Sie in der üblichen Art beobachten ... wie Sie immer bewusst beobachten ... also aus dem Blick des Beobachters ... beobachten ... was gerade jetzt ... die eigenen unwillkürlichen Prozesse ausmacht ... und dazu kann ich Ihnen verschiedene Bilder anbieten ... denen man nicht folgen muss ... wie wenn Sie vor einem Fernseher sitzen ... oder was auch immer Ihnen einfällt ... und Sie denken ... was taucht da an Wahrnehmung auf ... was merke ich ... spüre ich ... was höre ich ... was mache ich ... während ich nur beobachte, was in mir passiert ... ich mache gar nichts ... sitze da und beobachte ... beobachte nur, was ist ... alles, was kommt, ist in Ordnung ... und ich stelle mir aus meiner Beobachterposition immer nur die Frage: »Was kommt jetzt?« ... und »Was kommt jetzt?« ... »Was kommt jetzt?« ... ich lasse mich bedienen von meiner Wahrnehmung ... Schritt für Schritt ... und alles zieht gerade vorbei ... einfach fließen lassen ... vorbeiziehen lassen ... und immer noch die Fragen: »Was kommt jetzt?« ... ich bin in meiner eigenen Ich-Beobachtung ... beobachte das Unwillkürliche ... und alles ist in Ordnung ... und alles darf sein ... und das, was da vor Ihrem inneren Auge vorbeizieht ... das alles ist nur ein Ausdruck dafür ... dass Ihr Unbewusstes sich auf das eine fokussiert ... und dann wieder auf das andere ... oder auf ganz, ganz etwas anderes ... und wie wäre das ... wenn Sie sich das so erlauben würden ... und immer weiter ... »Was kommt jetzt?« ... wie wenn Sie durch die Programme zappen ... am Fernsehapparat ... egal, was kommt, zu denken ... ich bin in Ordnung ...
– Pause –

Schritt 2:
Und wenn Sie nun diese Haltung des reinen Beobachtens eingenommen haben ... dann kann ich Ihnen verschiedene Ideen, verschiedene Bilder anbieten ... wenn Sie wollen ... aber Sie müssen nicht von Ihnen umgesetzt werden ... erlauben Sie sich ganz einfach ... neugierig zu registrieren ... wie Ihr Organismus ... Ihr Unbewusstes ... Ihr Unwillkürliches ... auf diese Einladung von mir reagiert ... und jede Antwort ist in Ordnung ... denn die Antwort drückt aus ... die unmittelbaren Bedürfnisse Ihres Unbewussten ... Ihres intuitiven Wissens, ... das Sie gerade erleben ... und wäre das nicht interessant ... dem achtungsvoll Raum zu bieten? ... Lassen Sie mich fragen ... woran würden Sie merken ... dass sich ein Erleben von Sicherheit ... Schutz ...

von Geborgenheit … oder einfach »Nur-so-sein-Dürfen« entwickelt hat … was immer jetzt in Ihnen auftaucht … ist in Ordnung … und Ausdruck dessen, dass Sie vielleicht schon lange darauf gewartet haben … dieser Sehnsucht Raum zu geben … diesen Ort der Sicherheit für sich zu gestalten … ihm endlich nahe gekommen zu sein … und achten Sie jetzt auf Ihre Empfindungen … Ihre Atmung … Ihre Körperempfindungen … wie viel Raum um Sie herum wäre da spürbar … und erlebbar … ein sicherer innerer Ort … welches Aussehen gäben Sie dem … eine Farbe … ein realer Ort … und dieses Gefühl von Sicherheit … dieser Raum … wie viel könnten Sie dem einräumen … und wie wäre es spürbar, dieses Erleben … wie könnten Sie es spüren … wie, wenn Sie mit den Armen um sich herum Raum schaffen würden … wie, wenn Sie mit den Armen den Raum aufbauen würden … Welche schützenden Grenzen würden Ihnen helfen … den Raum zu bewahren … schützende Grenzen … wo auch Kontakt möglich ist … Kontakt nach außen … wenn Sie es wollen … aber immer Kontrolle dessen … was nach innen kommen darf … was nur gut für Sie ist … wenn Sie nun dieses Gefühl in sich aufgebaut haben … dieses Gefühl … diese Erfahrung des Raumes von Sicherheit … dann verbinden Sie dieses mit einem körperlichen Zustand … um es zu verankern … vielleicht mit einer Bewegung der Hand oder Ihres Körpers …

– Pause –

Rückführung ins Hier und Jetzt

Wie man einen Teil bittet, sich zu lösen – nach Jay Earley (2009)

Um einen Teil betrachten und mit ihm Kontakt aufnehmen zu können, muss dieser Teil sich von uns lösen. Wir müssen also in unser Erwachsenen-Selbst gehen, damit wir einen Wächter/Schützer, einen Protektor, das verletzte innere Kind usw. beobachten können. Diese Technik ist für alle Teile hilfreich, mit denen wir aus einer sicheren Distanz kommunizieren wollen. Hier beschrieben für die Beobachtung eines Wächterteils.

Allgemeine Strategien:
Wir können den Teil bitten, sich von uns zu lösen; wenn er es nicht tut, können wir

1. jetzt ganz bewusst in das Erwachsenen-Selbst gehen und sagen: »Stopp – ich bin getrennt von dir!«, und beginnen, uns ganz bewusst zu distanzieren,
2. den Teil uns bildlich als getrennt von uns vorzustellen,
3. den gegensätzlichen Teil innen suchen und mit dem Gegenpol Kontakt aufnehmen. So sehe ich, dass ich mehr bin als nur ein Teil.

Wenn ich einen Teil von mir betrachte und dabei Neugier empfinde, offen bin, Mitgefühl habe, Akzeptanz empfinde und nicht Verurteilung oder Entwertung, dann bin ich getrennt und in einer achtsamen Beobachterposition des Erwachsenen-Selbst.

Umgang mit besorgten Beschützeranteilen:
Wenn wir Kontakt zu einem verletzten Teil aufnehmen, dann merken wir häufig, dass sich bestimmte Gefühle, Gedanken, innere Stimmen melden, die dies verhindern wollen. In der Regel handelt es sich um besorgte Beschützeranteile, die verhindern wollen, dass wir den Schmerz der Traumatisierungen und die Scham der Verletzung noch einmal erleben und auf diese Weise das Kind schützen.

Grundprinzip (aus der IFS übernommen):
Wir beschäftigen uns erst dann mit einem verletzten oder traumatisierten Ego-State, wenn wir die Erlaubnis aller Beschützer haben, die sich eventuell dagegen sträuben. An anderer Stelle (2013) habe ich das als Regel »Boss comes first!« genannt und wollte damit sagen: Es ist kontraproduktiv, sich am Wächter vorbei zum verletzten Kind-Anteil zu mogeln. Das beunruhigt (kränkt) die Wächter, die den Eindruck bekommen müssen, sie hätten einen schlechten Job gemacht, und so beginnen sie unweigerlich, die Abwehr weiter zu verstärken. Diese Übung kann der Patient aus der Beobachterposition heraus selbst machen, oder Sie als TherapeutIn sprechen mit dem Wächterteil.

Strategieüberlegungen:

1. Bitte nehmen Sie Kontakt zu dem besorgten Teil auf und fragen Sie ihn, welche Bedenken er hat, zur Seite zu treten.

2. Hören Sie respektvoll zu, nehmen Sie seine negative Haltung gegenüber dem verletzten Kind-Ego-State wahr und versuchen Sie zu verstehen, warum das so ist.
3. Machen Sie ihm klar, dass Sie Verständnis für seine Sorgen haben, und bitten ihn, dennoch zur Seite zu treten.
4. Zur Unterstützung können Sie ihm versichern, dass Sie ihn nicht vernichten oder abschaffen wollen, sondern nur bitten, Ihnen Raum zu geben, um das verletzte Kind kennenzulernen.
5. Alternative Formulierungen nach Earley (2009): Sie können ihn bitten, sich zu entspannen, einen Schritt zurückzutreten, sich zurückzuhalten, sich von Ihnen (gemeint ist das Erwachsenen-Selbst des Patienten) zu lösen, in ein Wartezimmer zu gehen. Sie können ihn auch bitten, Ihnen zu erlauben, gemeinsam den verletzten Anteil mit Neugier und Offenheit kennenzulernen. Denken Sie immer daran, dass Sie den besagten Teil *bitten,* nicht zwingen und auch nicht wegschieben.

   Sobald der Schützeranteil Ihnen freien Zugang zum verletzten Kind gibt, müssen Sie erneut überprüfen, ob es noch andere Anteile gibt, die den Zugang behindern (sogenannte »Systemfrage«: bitte fragen Sie ins System hinein).

Da sich Jay Earley in seinem Buch »Self-Therapy« (2009) sehr ausführlich mit verschiedenen Variationen beschäftigt hat – und ich kann gerne darauf verzichten, das Rad neu zu erfinden –, so mache ich Sie hier mit seinen hilfreichen Ideen vertraut, für die ich in der täglichen Arbeit sehr dankbar bin.

Was kann ich als Therapeut tun, wenn der besorgte Wächter-Teil nicht zur Seite tritt?

Da wir beschlossen haben, den besorgten Teil zu »bitten«, kann er auch Nein sagen. Dann haben wir folgende Möglichkeiten:

1. Erklären Sie dem besorgten Teil, welchen Nutzen es hat, wenn er beiseite tritt. Diese Teile, auch wenn sie eigentliche kindliche Anteile sind, verfügen über eine gewisse Intelligenz und sind Argumenten oft zugänglich.
2. Wenn er weiterhin nicht zur Seite tritt, fragen Sie ihn, wovor er Angst hat: »Was würde passieren, wenn du zur Seite treten würdest?«

3. Wenn er immer noch nicht zur Seite tritt, dann müssen Sie sich jetzt intensiver mit dem besagten Wächter-Teil beschäftigen. Das bedeutet, dass der Teil mehr Aufmerksamkeit von Ihnen braucht, um seine Ängste zu besänftigen. Das könnte dann ein längerer Therapieabschnitt werden.

Was könnten denn die Gründe dafür sein, dass der Wächter-Teil des Patienten sich keinen Zentimeter bewegt und gar die Symptomatik von Abschalten und Dissoziation beim Patienten verstärkt, wenn Sie ihm zu nahe kommen?

Gründe, warum ein Beschützer nicht zur Seite tritt[34]:

1. Der Schmerz des traumatisierten/verletzten Kind-Anteils ist so stark, dass der Wächter mutmaßt: der Patient könnte es nicht aushalten.
2. Der Wächter denkt: »Es hat keinen Sinn; was passiert ist, ist passiert und kann nicht geändert werden, ein weiteres Graben in der Vergangenheit ist nur schmerzhaft und hilft nichts.«
3. Der Beschützer befürchtet, vom Patienten/Therapeuten beseitigt zu werden, was aus seiner Sicht eine Katastrophe ist, da er seine Lebensaufgabe nicht weiter erfüllen kann.
4. Der Beschützer glaubt, dass der traumatisierte Teil Schaden nimmt und weiter verletzt wird (dies könnte wirklich dann der Fall sein, wenn es im Inneren einen Teil gibt, der wütend auf den traumatisierten/verletzten Teil ist und der dann, ohne den Schutz, durchbricht).
5. Der Schützer vertraut Ihren Fähigkeiten als Therapeut nicht.
6. Wenn Sie Kontakt zu einem traumatisierten Teil bekommen, könnte ein Geheimnis aufgedeckt werden und ein Täterintrojekt würde auf den Plan treten.
7. Der Schützer vertraut den Fähigkeiten des Erwachsenen-Selbst des Patienten nicht.
8. Ein weiterer gefährlicher Beschützer (Firefighter im Sinne des IFS) könnte aktiviert werden und es käme zu einem Sucht/Ess-Durchbruch.
9. Der verletzte/traumatisierte Anteil würde seine Wunde wieder spüren und erneut verletzt werden.

[34] Weitere Ideen von Jay Earley 2009.

Letzteres beruht auf einer Fehlinformation des Beschützers: Dieser glaubt, durch seinen Schutz würde der Schmerz nicht mehr existieren. Der Schmerz ist aber immer da, wird nur nicht wahrgenommen. Erst durch die Heilung des verletzten Anteils – wenn der Kind-Ego-State in der Gegenwart angekommen ist – wird der Schmerz aufgelöst. Für den Menschen mit einer narzisstischen Verletzung der Seele heißt das: Das grandiose Selbst glaubt zwar, das verletzte Kind vor Entwertungen und Minderwertigkeitsgefühlen zu schützen, weil es in diesem Moment, wenn es nach vorne auf die Bühne kommt, diese Gefühle nicht mehr spürt – aber es trägt ja dennoch diese Gefühle in sich, d.h., es ist letztendlich keine befriedigende Lösung für das verletzte Kind.

Übung: Loslösung von einem besorgten Teil

Tranceinduktion, z.B. Selbsttrance

»Wählen Sie einen Beschützer, den Sie nicht mögen oder der Ihnen Sorgen macht. Zum Beispiel verurteilen Sie ihn, sind wütend auf ihn oder wollen ihn loswerden. Vielleicht fühlen Sie sich auch von ihm distanziert oder haben Angst vor ihm. Solche Haltungen kommen meist von einem besorgten Teil.«

Schritt 1: Nehmen Sie Kontakt zu dem Beschützer auf. Sie können die Augen schließen und sehen, ob sich der Teil durch Gefühle zeigt, durch Körperempfindungen, durch Bilder oder ob Sie eine innere Stimme hören.

Schritt 2: Lösen Sie sich innerlich von diesem Teil, indem Sie eine Distanzierungstechnik einsetzen.

Schritt 3: Üben Sie dann, sich von dem besorgten Teil zu lösen, um sicherzugehen, dass Sie im Erwachsenen-Selbst sind.

Schritt 4: Versuchen Sie, diesen Schützeranteil besser kennenzulernen. Fragen Sie ihn nach seinem Namen. Es ist sinnvoll, Innennamen zu vergeben oder zu erfragen, da wir zu jedem Teil eine Beziehung aufbauen wollen und Namen den Überblick erleichtern. Keinem Teil einen Namen aufzwingen, keinen entwertenden Namen zulassen!

Schritt 5: Stellen Sie dem Teil einige Fragen, um mehr über ihn und seine Rolle in Ihrem Leben zu erfahren. Erfragen Sie

- den Namen des Beschützers.
- Was empfindet er?
- Wie sieht er aus?
- Wo macht er sich körperlich bei Ihnen bemerkbar?
- Was sagt er?
- Welches Verhalten verursacht er bei Ihnen?
- Was will er?
- In welcher Situation wird er aktiviert?
- Welche besorgten Teile reagieren auf ihn?
- Erfragen Sie eventuell weitere Informationen.

Schritt 6: Beschützer haben aus hypno-systemischer Sicht immer eine positive Absicht. »Was versuchst du zu erreichen, indem du diese Rolle einnimmst?« »Welche Folgen befürchtest du, wenn du deine Rolle nicht spielen würdest?« Wichtig ist, dass die Antwort einen Hinweis auf den verletzten Kind-Ego-State gibt, der geschützt wird. Bitte erinnern Sie sich an dieser Stelle:

»Beschützer nehmen eine extreme Rolle als Reaktion auf Situationen ein, die in uns Schmerz, Scham, Angst oder Kummer hervorrufen können. Wir sollten davor beschützt werden, solche Emotionen zu empfinden, und die Beschützer meinen, die gesamte Verantwortung dafür liege auf ihren Schultern. Sie wissen nichts vom Selbst (Erwachsenen-Selbst, J. P.) und sie trauen uns nicht zu, mit bedrohlichen Situationen umzugehen. Stattdessen glauben sie, wenn sie nichts täten, würde niemand etwas tun, und das würde zu einer Katastrophe führen, sie glauben immer noch, in der Kindheit zu sein, in der sie ganz allein mit den Problemen des Lebens umgehen mussten.« (Earley 2009, S. 132–133)

Tatsächlich sind die meisten Beschützer kindliche Teile, die ihre Strategie entwickelt haben, als sie jung und noch nicht in der Lage waren, auf geschicktere, reifere Weise zu handeln. Sie wenden die in der Kindheit erlernte Taktik an, die im Erwachsenenalter normalerweise dys- oder parafunktional ist. Deshalb seien Sie als Therapeut geduldig und verständnisvoll für die Kinderlogik und das oft ruppige Verhalten.

9 Die Arbeit mit den verletzten Kind-Anteilen

Das Ziel der hypno-analytischen Ego-State-Therapie ist, um es mit Aaron Antonovsky auszudrücken, die Wiedererlangung, oder falls nicht vorhanden, der Aufbau von Selbstkohärenz. Wie wir aus der Traumaforschung wissen, sind drei Dinge für die adäquate Verarbeitung von traumatischen Verletzungen wichtig:

1. **Kontrolle** (sense of manageability): Die Kontrolle so lange und so weit wie möglich zu erhalten, auch wenn es nur eine »Minikontrolle« ist. Kontrolle ist der Zustand, der peri- wie posttraumatisch gegen die drei »Horror-States« schützt: die Hilflosigkeit (no flight), die Machtlosigkeit (no fight) und das Ausgeliefertsein.
2. **Verständlichkeit** (sense of comprehensibility): Ich muss verstehen, was passiert, warum es passiert und wer was tut. Das Gefühl von Verstehbarkeit beschreibt (als kognitives Verarbeitungsmuster) die Fähigkeit von Menschen, bekannte und auch unbekannte Stimuli als geordnete, konsistente, strukturierte Informationen verarbeiten zu können.
3. **Sinnhaftigkeit** (sense of meaningfulness): Das Gefühl von Sinnhaftigkeit bzw. Bedeutsamkeit beschreibt das Ausmaß, in dem man das Leben als emotional sinnvoll empfindet: Dass wenigstens einige der vom Leben gestellten Probleme und Anforderungen es wert sind, dass man Energie in sie investiert, dass man sich für sie einsetzt und sich ihnen verpflichtet fühlt. Sinn in traumatischen Verletzungen kann nicht **gefunden,** er muss von jedem einzelnen Menschen **geschaffen** werden.

Das sind alles keine einfachen Ziele und für viele von uns eine lebenslange Herausforderung. Auch wir Therapeuten sollten uns klarmachen, es gibt keine »Turbo-Therapie«, die die Folgen des frühen Liebesmangels einfach mal schnell »weg-therapieren« kann – falls das überhaupt noch geht. Die Vergangenheit ist zwar vergangen – und damit die Möglichkeit, real das zu bekommen, was man damals gebraucht hätte –, aber wir können die Einstellung zur Vergangenheit ändern, um als Erstes aus der resignativen Falle herauszukommen, das Opfer unserer Kindheit und unserer Eltern oder was auch immer zu sein. Was wir als Allererstes sind: Wir sind **Überlebende,** und das ist etwas ganz anderes, als Opfer zu sein!

Nach meiner Erfahrung aus der Praxis möchte ich hier ganz persönliche Therapieziele für Menschen mit Größen-Selbst und für Menschen mit Kleinheits-Selbst formulieren, an denen ich mich orientiere und die sich in Absprache mit den Patienten für mich bewährt haben.

1. Menschen mit einem verletzten inneren Kind-Ego-State, das von der Superman/Supergirl-Truppe geschützt wird – die selbst-zentrierten Narzissten nach DSM-IV

Es geht, um einen etwas angestaubten Begriff zu gebrauchen, um ein Stück Demut, um jenseits des narzisstischen Glanzes die eigene Verletzung des Selbstwertes und auch die normale Mittelmäßigkeit spüren zu dürfen. »Alles was hoch steigt – auch tief fällt« heißt ein alter Spruch – meist sehen wir diese Patienten nicht im aufsteigenden Flug des Größenselbst, sondern, wenn der Brennstoff beginnt knapp zu werden (Burn-out), die Rakete trudelt (psychosomatische Beschwerden) oder erst nach dem Absturz. »Es kommt darauf an, dass die unter dem Größen-Selbst verborgene Bedürftigkeit sich zeigen darf, ohne dafür beschämt und allein gelassen zu werden.« (Maaz 2014, S. 177) Die Herausforderung für den Therapeuten in der Gegenübertragung besteht nun darin, der Verführung zu widerstehen, dem Größen-Selbst des Patienten, welches nach Anerkennung und »bedingungsloser Zuwendung« giert, diesem Wunsch durch überbordende Anteilnahme eine kurzfristige Befriedigung zu verschaffen. Der erlebte Liebesmangel ist geschehen und spiegelt sich im Leid des verletzten, beschämten Kind-Ego-States. Um zu lernen, diese Seite in sich wertzuschätzen, sich selbst in seiner Bedürftigkeit zu erkennen, zu verstehen und auch zu lieben, muss eine lange Wegstrecke zurückgelegt werden, und das kann nur durch den Erwachsenen-Ego-State im Patienten selbst geleistet werden. Wir Therapeuten sind Helfer und Unterstützer, aber keine allmächtigen Ersatzeltern, denen die Patienten ihre verletzten Kinder herüberreichen dürften, damit wir sie heilen. Wer dem nicht widersteht, der ist seiner eigenen narzisstischen Allmachtsfantasie auf den Leim gegangen.

2. Menschen mit einem verletzten inneren Kind-Ego-State, das von der Mutter-Teresa-Truppe geschützt wird – die selbstlosen Narzissten

Menschen mit einem Kleinheits-Selbst wehren die hinter Selbstlosigkeit verborgene, frühe Bedürftigkeit mit nach außen zur Schau gestellter

»erlernter Hilflosigkeit« und Schwäche ab; sie provozieren und fordern auf diesem Weg Zuwendung durch andere. Wer sich als Therapeut hier zu empathisch, zu mitfühlend und zu schonend verhält, bedient das elementare Bedürfnis des Kleinheits-Selbst nach Aufmerksamkeit, hilft aber nicht zu einer Veränderung. Der Punkt ist, trotz allem verständlichen Leides, den Patienten zu ermutigen, die eigene Lebensgestaltung selbst in die Hand zu nehmen und sich aus der komfortablen Schattenzone des idealisierten Stars zu begeben. »Dieser Weg ist hart; letztlich bedeutet er, auch den letzten Hoffnungsschimmer, doch noch geliebt zu werden, wenn man nur richtig bedürftig bleibt, aufzugeben und die ›Nabelschnur‹ endgültig zu durchschneiden.« (Maaz 2014, S. 177)

Betrachtet man diese individuellen Therapieziele aus der Perspektive der Zusammenarbeit der Innenteile, so kann sich ein hypno-analytischer Ansatz auf folgende Zielrichtung fokussieren:

Ziel ist, dass der Erwachsenen-Ego-State in der Lage ist, anstelle des grandiosen Selbst und des distanzierten Selbstberuhigungs-Ego-States den einsamen Kind-Ego-State zu schützen und bei der Erfüllung seiner emotionalen Bedürfnisse zu helfen. Dazu muss, neben der Arbeit mit dem Wächtersystem, mit dem verletzten Kind-Ego-State eine neue Perspektive im Leben heute erarbeitet werden. Dabei geht es wie in jeder Traumatherapie um eine korrigierende Neuerfahrung.

Um diese Ziele zu verfolgen, ist die hypno-analytische Teilearbeit, die ich in diesem Buch vorgestellt habe, ein Therapieansatz, der lösungs- und ressourcenorientiert dem Patienten hilft, sich neu zu entdecken.

Jedes schmerzliche Ereignis braucht eine korrigierende, heilende Erfahrung

Jeder von uns kennt Momente im Leben, wo Dinge sich ganz plötzlich zum Guten verändern und wir mit etwas versöhnt sind, das uns vorher noch massiv belastete. Eine korrigierende Erfahrung im Alltag kann jederzeit passieren, aber sie wirkt nur nachhaltig, wenn wir zuerst eine innere Lösung gefunden haben, mit der wir dem Angebot einer äußeren Lösung entgegentreten können. In der Therapie schafft allein der therapeutische Raum, der dem Patienten von uns zum Nachdenken und Nachspüren eröffnet wird, die Möglichkeit, in einer Resonanzbeziehung der gemeinsamen Reinszenierung der Vergangenheit die Dinge aus einer anderen Perspektive zu sehen. Der Einsatz von hypnotherapeutischen Techniken schafft die Möglichkeit einer veränderten inneren Realität durch Nutzung von Trancephänomenen und die Konstruktion eines inneren Fantasieraumes, in dem vieles neu ausprobiert werden kann.

Drei grundlegende Methoden haben sich in den letzten Jahren bewährt, um jenseits der Abwehrmuster (Wächtersystem) mit dem verletzten Kind-Ego-State zu arbeiten:

1. Veränderung des Verletzungskontextes des »dort und damals« durch die Reise des Erwachsenen-Selbst in die Vergangenheit.
2. Den verletzten und/oder traumatisierten Kind-Ego-State in die Gegenwart bringen – wie ich es in Kapitel V/6 (S. 176 ff.) beschrieben habe. S. 202
3. Dem verletzten Kind anbieten, seine Belastung und Leiderfahrung abzulegen.

Hierfür werde ich Ihnen jetzt Lösungswege vorstellen, die ich in den letzten Jahren in der Literatur gefunden habe, in Seminaren bei meinen Lehrern kennengelernt und mehrfach in der klinischen und ambulanten Praxis mit meinen Patienten ausprobiert habe.

Ad 1: Die Reise in die Vergangenheit zu den Verletzungsmomenten
Kurzanweisung: Der Patient schließt die Augen und stellt sich das innere Kind zum Beispiel in einer Szene vor, wo es von Erwachsenen (Eltern, Lehrer, Pfarrern, Sporttrainern usw.) entwertet, beschämt und verletzt wird. Dann macht sich der Erwachsene von heute im Patienten in der Fantasie auf den Weg, an diesen Punkt seines Lebens mit einer Zeitmaschine zurückzureisen, um das beschämte Kind an seiner erwachsenen Hand aus der Situation herausnehmen und in die Gegenwart – das Heute – zu bringen. Letztendlich möchte ich als Therapeut dem Erwachsenen im Patienten helfen, die Identifikation mit dem verletzten Kind zu lösen und die Szene so zu einem neuen, besseren Ende zu bringen.

Hierfür gibt es mehrere Optionen:

- der Erwachsene kann das Kind aus der Szene wie oben beschrieben herausholen und an einen sicheren Ort bringen,
- er kann sich gegen den missbräuchlichen Erwachsenen wenden und ihn in seinem Tun stoppen oder

- dem Kind einen inneren Helfer zur Verfügung stellen, damit es sich besser wehren kann.

Den Möglichkeiten heilsamer Imaginationen sind keine Grenzen gesetzt.

Hierfür ausführlich eine Tranceübung von Shirley McNeal und Claire Frederick und eine weitere von Gunther Schmidt:

Script für Altersregression zu wichtigen Pflegepersonen

»Das Leben ist sehr komplex. Manchmal haben wir harte Zeiten, und manchmal haben wir bessere Zeiten. Einige von unseren Erfahrungen sind wunderbar … und wenn wir zurück in die Vergangenheit gehen … dann können wir uns an Zeiten erinnern, in denen wir sehr, sehr viel allein waren … Zeiten, in denen es schien, niemand kümmerte sich um uns … Zeiten, in denen wir Konflikte mit den Eltern gehabt haben … und niemand scheint zur Verfügung zu stehen … – Pause – In den meisten Menschenleben, aber … es ist wirklich wunderbar, wie es geschieht … wenn wir Kinder sind … kleine Kinder, da sind auch andere Leute da … manchmal haben wir sie wirklich vergessen … Erwachsene, die für uns da waren … , die spezielle Dinge mit uns gemacht haben … vielleicht auch nur ein Lächeln oder ein Wort der Ermutigung … vielleicht eine besondere Wertschätzung … oder eine gemeinsame Reise … nur eine Geste … oder eine gute gemeinsame Zeit … oder auch ein Blick der Bewunderung und Anerkennung … die Menschen in der Nachbarschaft … Menschen in der Großfamilie … die Lehrer … der Hausmeister … vielleicht war es jemand in einer Kirche … in einem Jugendlager … vielleicht jemand, den Sie eines Tages in einem Geschäft trafen … Nehmen Sie sich Zeit, damit Ihnen diese Bilder, Gedanken und Gefühle wieder in den Sinn kommen … Wenn Sie das Gefühl haben, dass diese Erfahrung jetzt vollständig abgeschlossen ist, dann ist alles, was Sie tun müssen, Ihren »Ja« Finger heben. – Pause –

Diese Leute, die Ihnen diese Dinge in der Vergangenheit gegeben haben … sind jetzt bei Ihnen in der Gegenwart … und werden immer bei Ihnen sein … als Teil Ihrer Kraft und Zuversicht … als eine Spiegelung von der Welt auf Sie … in Bezug auf Ihre Einzigartigkeit und Ihren Wert … und Sie können sich jetzt erinnern und Sie können nun genau wahrnehmen … wie gut es sich anfühlt … mit den Menschen zusammen zu sein, an die Sie sich gerade erinnert haben … erleben Sie einfach, wie gut es war … und nun können Sie diese Gefühle aus der Vergangenheit wieder in die Gegenwart mit zurückbringen.« (McNeal & Frederick 1993, S. 173–174, Übersetzung J. P.)

Eine Möglichkeit, ganz gegenwärtig mit Traumata aus der »Vergangenheit« umzugehen, zeigte mir Gunther Schmidt[35]:

1. **Auswahl der »Trauma«-Situation,** für die der Patient Lösungsressourcen braucht.
»Wählen Sie eine (oder mehrere) Situation(en) aus, in denen es Ihnen auf eine Weise ›schlecht‹ geht, als ob Sie nicht in Kontakt wären mit Ihren inneren Ressourcen (z. B. eine Situation, in der Sie sich klein und ausgeliefert fühlen etc., oder eine, die Sie direkt an eine Situation aus Ihrer Kindheit erinnert, die Sie als sehr traumatisch/verletzend erlebt haben).«

2. Sicherheitsanker
Dieser Schritt sollte sehr sorgfältig und differenziert gestaltet werden! Er schafft die zentrale Basis dafür, mit solchen Vergangenheitserfahrungen hilfreich umgehen und befreiende Ressourcen hinzufügen zu können, welche früher nicht verfügbar waren.

»Da Sie gleich von mir eingeladen werden, in die Zeit dorthin (damals, als die ›Verletzung/Trauma‹ passierte) zu ›reisen‹, überlegen und imaginieren Sie bitte, was für Sie eine wirksame und hilfreiche Sicherheitsmaßnahme wäre (Sicherheitsanker), die Ihnen jederzeit ermöglicht, aus einer unangenehmen, belastenden Erlebnisweise wieder auszusteigen und in ein sicheres, kognitiv klares ›Hier und Jetzt‹ zurückzukehren, von wo aus Sie alle gemachten Erfahrungen differenziert und geschützt betrachten und konstruktiv damit umgehen können.«

Zunächst sollte man sich dafür in ganz konkreten Details Vorstellungen aufbauen, von einem optimal passenden, sehr geschützten, sicheren Raum, mit einem sehr guten, Wohlgefühl vermittelnden sicheren Platz für den Patienten, von dem aus er alles, was ihn interessiert, ganz frei und gut beobachten kann – mit Neugier und Offen-

[35] Mitschrift einer Übung aus meiner Weiterbildung von mir verändert und ergänzt.

heit, aber dabei völlig geschützt. Ein Platz, von dem aus also Schutz einerseits und Kontakt zu vielem, was man will, andererseits, optimal vereinbar ist. Diesen Platz sollte man sich so sinnlich konkret und detailliert als möglich vom Patienten ausmalen lassen, sodass man sich richtig gut in sein Erleben hineinversetzen kann. Besonders wichtig ist dabei, dass er sich eine optimal schützende Grenze imaginiert, welche absolut sicheren Schutz für diesen Beobachtungsplatz und seinen Raum gewährt und gleichzeitig alle Kontaktmöglichkeiten bietet, die er haben will.

Wenn er sich diesen Platz gut vorstellen kann, sollte man ihn bitten, sich als Nächstes in das Erleben eines Beobachters hineinzuversetzen, der ganz wach und empathisch, mit viel Verstehenskompetenz in der Lage ist, das Beobachtete einzuordnen und Nutzen daraus zu ziehen. Gleichzeitig in jemanden, der etwas Abstand halten kann (auch innerlich) und gleichzeitig mit Liebe und Wertschätzung offen ist für die Bedürfnisse eines bedrängten Menschen, der der Patient einmal (vielleicht in den zu beobachtenden Szenen) als Leidende(r) dort früher war.

»Vielleicht ist es dafür nützlich, dass Sie sich ein Bild oder ein Symbol dafür aussuchen, z. B. eine Sicherheitsleine, eine kleine Zeitmaschine etc., mit der Sie in die Vergangenheit reisen können. Tun Sie mir bitte den Gefallen und ankern diese Sicherheitsressource so, dass Sie sie schnell und jederzeit verfügbar haben.«

3. Affektbrücke

»Orientieren Sie sich jetzt bitte so intensiv und ganzheitlich-sinnlich, wie es Ihnen gerade möglich ist, auf den affektiven Teil der unangenehmen Erfahrung. Nutzen Sie dieses Erleben nun, um es als ›Transportmittel‹ für eine Reise in der Zeit zurück zu verwenden, in der Sie einmal ursprünglich (vielleicht zum ersten Mal = Auslösesituation, »Urszene«) dieses Erleben hatten.

Hierzu können z. B. Fragen nützlich sein wie: ›Wie alt sind Sie z. B. dabei? Wie klein/groß? Wie erleben Sie sich im Vergleich zu anderen? Welches Erleben der dazugehörigen Situation gibt es?‹

Wenn Ihnen keine sogenannte tatsächliche, konkrete Situation dazu einfallen sollte: ›Welche Situation, die Sie sich ausmalen können, würde Ihr affektives Erleben als wirklich stimmiges, zu würdigendes, angemessenes Erleben verstehbar machen?‹

Nun, wenn Sie sich nun intensiv auf dieses unangenehme Erleben eingestimmt haben, stellen Sie sich bitte vor, dieses Erleben würde Sie quasi transportieren (tragen, führen etc.) zu dem(n) Ereignis(sen), bei denen es auch damals auftrat (also in dem Alter, in dem Sie sich psychisch heute fühlen, wenn es Ihnen ›schlecht‹ geht). Stellen Sie sich z. B. vor, Sie reisten mit dem Erleben im ›Zug der Zeit‹, dem ›Memory-Train‹, oder Sie blätterten mit dem Erleben zusammen (oder es blättert für Sie) im ›Buch der Zeit‹ oder Ihrem ›inneren Fotoalbum‹ zurück, bis Sie ankommen in der passenden Situation, zu der dieses affektive Erleben passt. Das ist dann die Situation, die klar zeigt, dass Ihr affektives Erleben sehr angemessen war damals, sehr verstehbar, sodass man es endlich angemessen würdigen kann.«

4. Situation als Informationsquelle über die berechtigten Bedürfnisse des »inneren Kindes«

»Schauen (hören, fühlen, schmecken etc.) Sie bitte genau nach, wie es dort in der Situation für das ›Kind‹ ist, das Sie damals waren; wie z. B. die Beziehungen erlebt werden (ausgeliefert, ohnmächtig oder wie?), wie die Bezugspersonen und ihre Auswirkungen auf das Kind erlebt werden. Fragen Sie das Kind, was es brauchen würde, damit es diese schlimme Situation gut, sicher und geschützt bewältigen könnte. Gehen Sie dann bitte wieder (mit oder ohne Hilfe Ihres Sicherheitsankers) auf die Erwachsenenebene und machen Sie sich auch von dort aus klar, was das innere Kind brauchen würde.«

5. Wunscherfüllungs-Begegnung

»Nun imaginieren Sie bitte so sinnlich-vielfältig wie möglich, Sie würden dem Kind dort begegnen und ihm dabei stimmig und liebevoll all das geben, was es braucht. Wenn nötig, überlegen Sie dazu auch, was der/die Erwachsene dazu brauchen würde, damit er/sie dem Kind das stimmig geben kann (denn der/die Erwachsenen brauchen dazu manchmal auch etwas!). Versetzen Sie sich immer wieder hin und her: einmal in das Erleben des Kindes und dann des Erwachsenen, und zwar so, dass Sie ganz empfinden können, wie Sie die gelingende, stimmige Begegnung erleben. Ankern Sie bitte dieses Erleben so, dass Sie das Erleben des Kindes mit der Berührung der einen Hand verbinden, das Erleben des Erwachsenen mit der Berührung der anderen Hand verbinden. Erlauben Sie sich dabei immer wieder einige wohltuende, tiefe Atemzüge.«

6. Rituelle Integration

»Nun lassen Sie zum Abschluss Ihre beiden Hände sich begegnen, so, als ob sich damit das Kind und der/die Erwachsene in der erfüllenden Weise begegnen. Erlauben Sie sich wieder einige tiefe Atemzüge dabei.«

7. Problemanker als »Lösungswecker«

»Nun suchen Sie sich einen oder mehrere typische Phänomene in Ihrem Alltag aus, die bisher quasi als Auslösereiz gewirkt haben für das unerwünschte ›alte‹ Erleben. Gehen Sie zunächst so richtig hinein in das Erleben der erfüllenden Begegnung zwischen Erwachsenem und Kind, dann ›schalten‹ Sie (wie wenn Sie zwei Dias überblenden würden) diesen Problemanker dazu und genießen Sie es, wie er von nun an mehr und mehr zum Erinnerungssignal werden kann für die gelungene Begegnung zwischen Ihrem ›inneren Kind‹ und dem hilfreichen Erwachsenen.«

8. Zukunftsprobe

»Überlegen Sie, wenn Sie wollen, vorsichtshalber ab und zu, welche Auswirkungen es in welchen Beziehungen heute und eventuell in der Zukunft hätte, wenn Sie sich diese bereichernde Erfahrung häufig (oder gar kontinuierlich) erlauben würden.«

So weit einige Möglichkeiten, mit den Methoden der Hypnotherapie den Kontakt zum verletzten Kind-Ego-State aufzunehmen und Veränderung zu indizieren.

Ad 2: Das verletzte und/oder traumatisierte Kind-Ego-State in die Gegenwart bringen

Da ich dieses Vorgehen schon in Kapitel V (S. 176 ff.) bei der Besprechung der Arbeit mit den süchtigen Ego-States dargestellt habe und der »Zeit-Transfer« der belastenden Erfahrung in der oben dargestellten Arbeit von Gunther Schmidt und der jetzt folgenden von Jay Earley einen wesentlichen Bestandteil darstellt, verzichte ich hier auf eine ausführliche Darstellung.

Ad 3: Dem verletzten Kind anbieten, seine Belastung und Leiderfahrung abzulegen

In einer Arbeit über die Behandlung traumatischer Erinnerungen bei DIS-Patienten beschreiben Onno van der Hart et al. (1995) die Behandlungsphasen: (1) Vorbereitungsstufe, (2) Synthesestufe und (3) Bewusstwerdung sowie Integration. Dieser Behandlungsleitfaden ist für uns Traumatherapeuten heute der Goldstandard für die Therapie von dissoziativen Störungen. Zu Punkt 3 zitieren die Autoren Pierre Janet und schreiben: »Bewusstwerdung bedeutet, das Ereignis in Worte zu fassen; es als Begebenheit zu erzählen, die Erfahrung innerhalb der eigenen Person zu versöhnen und dadurch die Kontinuität der eigenen Geschichte wiederherzustellen.« (S. 2) Dies gilt für mich nicht nur für Patienten mit DIS nach schweren traumatischen Zerstörungen eines kohärenten Identitätsgefühls, sondern auch für jede Form der Integration von Verletzungen der Vergangenheit in die Gegenwart.

Für diesen Akt der Versöhnung hat die klassische Ego-State-Therapie nach John und Helen Watkins ein Kaskadenmodell entwickelt, wie diese Stufen der Integration aufeinander folgen können. Beginnend mit der Bereitschaft der einzelnen Teile, sich überhaupt gegenseitig wahrnehmen, über das Miteinanderteilen von Gefühlen und Gedanken bis hin zur Co-Bewusstheit und der Stufe einer »Corporate Identity« des Selbst. Siehe dazu Kasten 1 auf Seite 204.

Auf dem Weg hin zur Kohärenz bedarf es kooperativer Bemühungen von allen Teilen im System: sich ineinander einzufühlen, das Leid der Vergangenheit zu teilen und jeden in der Funktion anzuerkennen, in der er für das System hilfreich war und weiterhin ist. Es gilt weiter der Grundsatz: Alle Teile sind gekommen, um zu helfen!

Die Kind-Anteile, die die Belastungen der Vergangenheit tragen, brauchen, um heilen zu können, die ganz besondere Wertschätzung und Aufmerksamkeit. Sie tragen »Lasten« der Vergangenheit (ein Begriff der IFS von Richard Schwartz), gemeint sind negative Überzeugung, in Bezug auf sich selbst und die Welt, schmerzhafte Gefühle wie Verlassenheit, Wertlosigkeit, Angst vor Schlägen, Scham oder Bilder erschreckender Vorkommnisse. Diese verletzten Kind-Ego-States sind sog. »Trauma-Erinnerungs-Container«, und wenn sie von den Schützern/Wächtern gut abgeriegelt sind, machen sie sich im Alltag kaum bemerkbar. Manchmal aber, wenn der Schutz, die Abwehr bröckelt, dann schwappt ihre »Last« in die Gegenwart hinüber, weil die verlet-

Stufen der Integration:

1. Die Stufe des Erkennens: Ich-Zustände nehmen die Existenz anderer Teile wahr, aber sie sind wie Fremde oder Nachbarn, die einander nicht sehen oder miteinander reden wollen.

2. Die Entwicklung der Stufe der Kommunikation: Teile lernen, miteinander zu sprechen, und sagen nicht mehr: »Ich möchte mit dem anderen Teil nicht reden.«

3. Die Stufe der Entwicklung von Empathie: Teile lernen, sich in andere einzufühlen.

4. Die Stufe der kooperativen Bemühungen: Teile bemühen sich, miteinander Konflikte zu lösen, um für ein größeres Ganzes wirksamer zu werden.

5. Die Stufe des Miteinanderteilens innerer Phänomene: Sie teilen Gedanken, Gefühle, Fantasien Erfahrungen und Ziele. Teile sind wie starke Geschwister oder Freunde, zwischen denen eine sehr enge, gute Beziehung besteht.

6. Die Stufe der Co.-Bewusstheit: Sie zeigt sich, wenn Teile anfangen, ihr Bewusstsein, ihre Wahrnehmungen, ihre Intentionen und ihre Ziele miteinander zu teilen.

7. Die Stufe kontinuierlicher Co.-Bewusstheit: Den Einzelteilen fällt es schwer, sich als getrennt wahrzunehmen. Wie Zwillinge, die zusammenleben.

Kasten 1: Die Stufen der Integration, Watkins 2003

zenden Ereignisse oder eine enttäuschende Beziehung der Vergangenheit zwar weggepackt, aber nicht verarbeitet wurde.

Ein Beispiel:

Stefans Vater war ein ungehaltener, cholerischer Mensch, der ihn in der Kindheit, wann immer er etwas nicht konnte oder sich zögerlich anstellte, anschrie und ihn als »dumm und lebensunfähig« bezeichnete. Weil Stefan von seinem Vater so herabgewürdigt worden war, trägt er heute als 32-jähriger Geselle in einem Schreinerbetrieb in sich ein verletztes Kind-Ego-State, welches die Last der Überzeugung trägt, er sei dumm und unfähig. Es kann nun vorkommen, dass in Stefans Leben heute etwas passiert, das ihn an diese schmerzliche Beziehung aus der Kindheit zu seinem Vater erinnert, zum Beispiel, wenn seine Frau mit ihm unzufrieden ist oder wenn sein Chef ihm vorsichtig zu verstehen gibt, er habe in der Arbeit geschlampt und solle sich doch besser konzentrieren. »Ich weiß nicht, wo du zur Zeit mit deinen Gedanken bist, aber ganz sicher nicht hier … so geht das nicht!« Auch wenn der Chef das gar nicht so streng sagt und eigentlich ein netter Mensch ist, so triggert es sofort den »verletzten Ego-State« in Stefan, nennen wir den Teil mal den »beschämten kleinen Jungen«. Dieses Ereignis in der Gegenwart löst nicht nur die Scham des kleinen Jungen in Stefan aus, sondern auch mehrere Beschützer, die sofort versuchen, das beschämte Kind abzublocken, um den erwachsenen Stefan davon abzuhalten, diese Scham in der Gegenwart erneut zu empfinden. Zum Beispiel verursachen sie ein Gefühl der Taubheit, der inneren Verwirrung, oder sie bringen ihn dazu, sich angegriffen zu fühlen und mit dem Chef zu streiten oder sich abends zu betrinken. Hier zeigt sich, wie sehr die früheren Strategien, mit Verletzung umzugehen, auch heute noch das Leben von Stefan beeinflussen.

Ein Hauptziel unserer Therapie war es, dem verletzten Kind-Ego-State in Stefan zu helfen, seine »Last« abzulegen, damit er wieder frei von Schmerz und Angst werden kann. Das heißt, der kleine beschämte Junge in Stefan musste lernen, dass er nicht mehr diese »Last«, dumm und lebensunfähig zu sein, tragen muss – zu lernen, dass Stefan heute in der Lage ist, sich zu wehren und mit Fehlern anders umzugehen, als vor Scham im Erdboden versinken zu wollen oder im Sinne der »Vorwärtsverteidigung« andere zu kränken.

Bevor ein verletztes Kind-Ego-State aber seine Belastung loslassen kann – so schreibt Jay Earley –, »müssen deren Ursprünge erfahren und bezeugt werden. Das öffnet den Verbannten für die Schritte zu seiner Heilung, die folgen.« (2014, S. 275) Wir müssen also den Zugang zu der ursprünglichen Situation aus der Kindheit finden, in der die negative Belastung oder traumatische Verletzung entstanden ist, um sie dann zu bezeugen und den Kind-Anteil zu entlasten.

Da in der bisherigen klassischen Ego-State-Therapie kein Protokoll für die einzelnen Therapieschritte zur »Entlastung« existiert, verwende ich in meiner Praxis die Vorgaben der IFS (siehe dazu bei R. Schwartz 1997 und J. Earley 2012 b, 2014).

1. **Vorbereitung**
   a. Erlaubnis von den Schützern/Wächtern erhalten, mit dem Kind-Ego-State Kontakt aufzunehmen
   b. Den Kindteil kennenlernen
   c. Eine vertrauensvolle Beziehung zu ihm aufbauen
   d. Das Kind bitten, dem Erwachsenen eine Episode der Vergangenheit zu zeigen, wo es verletzt und beschämt wurde
   e. Bezeugen, wie schlimm die Erfahrung damals für das Kind war.

2. **Den verletzten Kind-Anteilen elterliche Fürsorge zukommen lassen**

Der Patient begleitet das verletzte innere Kind in die ursprüngliche Kindheitssituation und bleibt im Erwachsenen-Selbst. Der Patient stellt sich vor, mit dem kindlichen Anteil und dem damaligen »Täter« an dem Ort zu sein mit all seinem erwachsenen Wissen, seinen Fähigkeiten und Stärken, seinem Mitgefühl und Überblick. Das Erwachsenen-Selbst sollte nun das tun, was das verletzte Kind damals gebraucht hätte: all das Verständnis, die Fürsorge, die Unterstützung, die Akzeptanz, den Schutz vor Verletzungen, die Ermutigung oder die Liebe. Ermuntern Sie als TherapeutIn den Patienten/die Patientin, genau hinzuspüren, was das verletzte Kind in dieser Situation braucht, um geheilt zu werden und das Geschehene zu überwinden. Sobald der Patient weiß, was der Kind-Ego-State braucht, lassen Sie das dem Kind mithilfe seiner inneren Bilder zuteil werden. Das heißt, durch Bilder, Körperempfindungen, emotionalen Kontakt oder indem der Patient freundlich mit dem Kind spricht. Bitten Sie den Patienten, ein wirklich guter Elternteil für das Kind zu sein.

3. **Dem Kind helfen, die Situation zu verändern**

Manchmal braucht das verletzte Kind etwas ganz Bestimmtes vom Erwachsenen-Selbst: Es muss zum Beispiel etwas tun, um das Geschehen der ursprünglichen Kindheitssituation zu verändern. Dadurch wird die alte Erinnerung von einer neuen Erfahrung überlagert, und das, was man dem Kind angetan hat, wird so Schritt für Schritt gutgemacht. Zum Beispiel will das Kind, dass der Erwachsene es vor den verbalen oder körperlichen Misshandlung des Vaters oder Mutter beschützt. Ermutigen Sie den Erwachsenen im Patienten, dass er das tut, indem er sich eine andere Version des Geschehens vorstellt. Falls nötig, kann er sich so groß und stark imaginieren, wie es notwendig ist, um selbst einem mächtigen Elternteil entgegenzutreten.

4. Das verletzte Kind aus der ursprünglichen Situation herausholen

Zu den Bedürfnissen eines verletzten Kindes kann es gehören, aus der Vergangenheit befreit zu werden. Fragen Sie, ob das Kind möchte, dass der Erwachsene es von dort herausholt und an einen sicheren, geborgenen Ort bringt, an dem er bei ihm sein kann. Wenn es das will, gibt es mehrere Möglichkeiten:

a. Der Patient kann das Kind an einen sicheren, angenehmen Ort in seinem heutigen Leben bringen, zum Beispiel in ein Zimmer seines Hauses oder seiner Wohnung.
b. Er kann es in seinen Körper holen, z. B. in die Nähe seines Herzens.
c. Er kann es an einen neuen Fantasieort bringen, an dem es sich geborgen, anerkannt und gehört fühlt.

Diese Rettungsaktion für das verletzte innere Kind habe ich schon mehrfach beschrieben.

Komplikation:

Es gibt Gründe, warum das verletzte Kind nicht aus der Vergangenheit in die Gegenwart kommen möchte:

- das Kind hat Angst, seine Eltern zu verlieren, wenn es aus der Kindheit herausgeholt wird (man kann ihm sagen, er könne alle Aspekte seiner Eltern mitnehmen, die er behalten will);
- das Kind fühlt sich verantwortlich für einen jüngeren Bruder oder eine jüngere Schwester (in diesem Fall kann er ihn oder sie gerne mitnehmen);
- es meint, ohnehin würde die Familie zerbrechen (das ist eine separate Last, weshalb es notwendig ist, zum vorhergehenden Schritt zurückzukehren und die Erinnerung daran zu betrachten. Wie ist das vermittelt worden, dass das Kind für die Familie verantwortlich ist? Nachdem es diese Überzeugung abgelegt hat, wird das Kind es leichter zulassen können, aus der Vergangenheit geholt zu werden).

Verantwortung ablegen!

Für diese sehr differenzierten Schritte im Vorgehen bin ich der IFS sehr dankbar und kann nur empfehlen, sie in der täglichen Praxis einzusetzen, um dem inneren Kind die Möglichkeit zu verschaffen, sich von seinen Belastungen Schritt für Schritt zu befreien. All das passiert nicht in einer Stunde, sondern es muss mehrfach wiederholt, abgewandelt und den aktuellen kindlichen Bedürfnissen angepasst werden. »Dieser Prozess schafft ganz neue neuronale Verknüpfungen im Gehirn, was der Grund dafür ist, dass Ihre Psyche und Ihr Leben sich so dramatisch verändern können. Sie vermitteln dem kindlichen Teil eine neue Erfahrung eines Aspekts Ihrer Kindheit, eine Erfahrung, durch die die alte geheilt und ersetzt wird.« (Earley 2014, S. 297)

Schlussgedanken: Es ist nie zu spät für bessere Eltern!

Was bleibt jetzt noch zu sagen? Ich für meinen Teil habe alles gesagt! Viele Teilnehmer meiner Workshops wünschen sich am Ende eines interessanten, aber auch anstrengenden Wochenendseminars noch eine Tranceübung von mir – um miteinander und auch für sich selbst das Ganze etwas abzurunden. Auch ich will hier auf große Worte verzichten und Sie, liebe Leserin und Leser, zu einer Übung einladen. Ich habe diese Trancegeschichte[36] bei dem südafrikanischen Hypnotherapeuten Daniel A. Zeling kennengelernt, sie übersetzt und sie für meine Zwecke an einigen Stellen umgeschrieben. Wenn Sie Lust haben, lesen Sie sie Ihrem inneren Kind laut vor … es ist nie zu spät für bessere Eltern!

Die Wunde der Seele heilen

Ich möchte dich einladen, dass du dich entspannst und loslässt … entspannen und loslassen … dass du als der Erwachsene, der du heute bist … dass du zurückschaust auf dieses kleine Kind, das du einmal warst … mit all diesen Problemen … damals … ich möchte dich bitten, dass du heute für dieses kleine Kind da bist und dich um es kümmerst … das ist vielleicht keine leichte Entscheidung … aber ich werde dich dabei unterstützen … in deiner inneren Vorstellung möchte ich dich ermutigen, dass du dieses kleine Kind in den Arm nimmst und hältst … umfasse dieses kleine Kind … das du einmal warst … mit dem Gefühl, sicher zu sein … und versichere ihm, dass du aus der Gegenwart gekommen bist … um für dieses kleine Kind aus der Vergangenheit da zu sein … hilfreich unterstützend … dass du dich niemals wieder abwenden wirst, nur weil du heute ein Problem hast … du hast ein Problem, und dieses Problem heißt: wie kann ich mich besser selbstbeeltern … du solltest dich noch besser selbst-beeltern … du solltest ein liebevoller Elternteil für dich selbst sein … – *Pause* – …

[36] Im Original heißt die Trancegeschichte »A hole in the Soul« und wurde von Daniel A. Zeling in erster Linie für die Arbeit mit süchtigen PatientInnen geschrieben.

Wegen all dem Durcheinander, das sich damals für dieses kleine Kind in deinem Arm ereignete ... versuchst du heute alles richtig zu machen ... aber so war es nicht immer, so war es früher fast nie ... was am Montag eine gute Idee erschien, war nicht gut am Freitag ... was sich am Morgen als hilfreich erwies, war am Nachmittag schon sinnlos ... und alles, was du dafür geerntet hast, war eine oft harsche Kritik ... ein kaltes Schulterzucken ... und du entwickelst ein tiefes Gefühl von Scham und Einsamkeit ... – *Pause* –

Aber es gibt einen großen Unterschied zwischen Scham und Schuld ... wenn du etwas falsch machst – wenn du z. B. ein Glas oder eine Vase zerbrichst oder etwas verschüttest – dann kann es sein, dass du dich schuldig fühlst für das, was du getan hast ... das ist Schuld ... und du hast sicher etwas falsch gemacht ... denn wir alle machen Dinge immer wieder falsch ... Scheitern gehört zum Leben ... aber wenn es dann nichts gab ... was in irgendeiner Weise für dich Sinn gemacht hat ... wenn die Botschaften, die du empfangen hast ... so verwirrend und völlig widersprüchlich waren ... dass du ... sosehr du dich auch angestrengt hast ... dass es dir nie richtig gelungen ist ... dann entwickelt man Scham ... und Scham ist nicht das Gleiche wie Schuld ... Schuld heißt z. B.: »Ich habe etwas falsch gemacht« ... und Scham heißt: »Ich bin falsch ... Da ist irgendetwas mit mir falsch ... Ich bin böse« ... Und dieses Gefühl, schuld zu sein und sich zutiefst dafür zu schämen ... frisst ein Loch in unsere Seele ... Schuld zu sein immer wieder ... und wir müssen irgendwie versuchen, dieses Loch in unserer Seele zu füllen ... die Wunde zu heilen ... und dabei möchte ich dir jetzt helfen.

– *Pause* –

Aus irgendeinem Grund waren deine Eltern nicht in der Lage, dir ihre Liebe zu zeigen ... die Liebe, die ein normaler Elternteil seinem Kind, seinem Sohn oder seiner Tochter, gibt ... die normale Liebe, die Eltern geben ... sogar wenn Kinder etwas falsch machen ... vielleicht kannst du dein inneres Kind ansehen und denken: ... ich werde dich in den Arm nehmen ... ich werde dich lieben, einfach ... weil du liebenswert bist ... um geliebt zu werden ...

– *Pause* –

Wir brauchen es mindestens viermal pro Tag ... gedrückt und in den Arm genommen zu werden ... um zu überleben, vor allem, wenn wir Kinder sind ... wir brauchen es, dass uns jemand erzählt, dass wir in Ordnung sind … ein Kind, dem man nicht erzählt, dass es okay ist … verfällt auf den Schluss … dass mit ihm etwas falsch ist …. und das ist dann ein richtig dickes Problem … du siehst vielleicht, dass sogar Hunde ihre kleinen Welpen lieben … Katzen ihre Kätzchen … und das machte dir Probleme … einen Stich im Herzen … du hattest Probleme, als du aufgewachsen bist … und das waren nicht deine eigenen Probleme …. es waren die Probleme der großen Leute … die um dich herum lebten … das warst nicht du … ein Kind, das geliebt wird, sagt: »Ich bin in Ordnung … Ich bin okay … Ich bin liebenswert … «

– Pause –

Ein Kind, das die Liebe seiner Eltern nicht fühlt, sagt: »Mit mir ist etwas nicht in Ordnung und mit dir ist alles in Ordnung« … und ich möchte, dass du das Kind, das du warst, hältst und umarmst … du solltest verstehen … dass es häufig so ist … wenn ein Mensch so aufwächst … dass er sich nur dann gut fühlen kann … wenn ein anderer es ihm sagt oder zu verstehen gibt, dass es sich gut fühlen kann … denn innerlich fühlt es sich niemals gut … sie sagen … ich bin nichts wert … ich bin schlecht … gut, du bist es nicht … sie haben es zu dir gesagt … weil sie mit ihren eigenen Problemen nicht zurechtkamen … sie waren selbst so unglücklich und wollten es nicht begreifen … versuche einfach, alle diese negativen Gefühle deiner Kindheit loszulassen … du bist dabei … sie loszulassen … du bist dabei, all diese negativen Gefühle der Kindheit loszulassen – du lässt sie los und so kannst du … jetzt … genau jetzt … damit beginnen … gut über dich zu denken … gut über dich zu denken, wo immer du dich befindest … und was du immer tust … unabhängig davon … wer mit dir zusammen ist … unabhängig davon … ob du allein bist oder mit anderen … unabhängig davon … was dir passiert und zustößt … unabhängig davon … ob die Dinge gut laufen oder ob sie dich nerven … oder du Misserfolge hast … du kannst immer über dich denken … ich bin gut … ich bin o. k.

– Pause –

Es gibt etwas sehr, sehr Wichtiges … was du jetzt tun könntest … es ist etwas, was du jetzt tun könntest … aber es ist nicht einfach … aber es hat auch niemand behauptet … dass Therapie etwas ist, was einfach ist … ich wünsche mir von dir … dass du innerlich laut zu dir sagst: »Ich akzeptiere mich, wie ich bin« … Sag es … Es ist nicht einfach … ich weiß … sag es bitte noch einmal zu dir selbst: … »Ich akzeptiere mich, so wie ich bin« … und sich zu sagen, ich mag mich, ist nicht das Gleiche wie Egoismus oder Selbstliebe … es ist überhaupt nicht Selbstliebe … eher genau das Gegenteil davon … sich selbst zu mögen … und sich zu akzeptieren … ist im Gegenteil die Voraussetzung … andere Menschen lieben zu können … du kennst doch den Spruch: Liebe deinen Nächsten wie dich selbst … wie dich selbst … das ist das Maß … – *Pause* –

Du musst nicht anderen gefallen … denn das war bisher das Muster deines Lebens … du versuchtest, deinen Eltern zu gefallen … und du hattest niemals damit Erfolg … und so hast du immer weitergemacht mit diesem Muster … deinem Versuch … den anderen zu gefallen … . jemandem zu gefallen … und jemand dazu zu bringen … dass er sich gut fühlt durch das … was du tust … oder das … was sie mit dir tun können … du kannst dich gut fühlen … in dir … und dann wirst du merken … dass es drei wichtige Worte gibt: Ich akzeptiere mich – ich bin okay – ich bin in Ordnung … – *Pause* –

Deine Eltern hatten ein Problem … vielleicht haben sie ihr Problem gelöst … und vielleicht auch nicht … und die meisten dieser Menschen, die diese Art von Verhalten zeigen … lösen ihre Probleme nicht, denn sie glauben … dass sie alles richtig machen … und die ganze Welt um sie herum sich irrt … die ganze Welt ist falsch … – *Pause* –

Wir kennen das von sehr selbst-zentrierten Menschen … dass die eigenen Kinder für sie nur wie ein Spielzeug sind … sie besitzen ihre Kinder … und wenn die Kinder nicht genau das tun, was sie wollen … was diese Menschen wollen und erwarten … wenn diese Kinder nicht herausfinden … was diese Menschen denken … und was er oder sie haben will … dann ist dieses Kind in Schwierigkeiten … und das ist so nicht in Ordnung … es ist niemals in Ordnung. … Was immer du versuchst zu machen … um ihnen zu gefallen oder diesen großen Menschen zu gefallen … es ist niemals in Ordnung … und so beginnst du, an dir zu zweifeln …

– *Pause* –

Und du bist von Anfang an ein liebenswertes Kind gewesen … und ich möchte, dass du diesem kleinen Kind … welches du in dem Arm hältst … dass du ihm das jetzt sagst … umarme es … drücke es … und in deinem Inneren möchte ich … dass du diesem kleinen

Kind sagst: »Ich werde dich nicht mehr verlassen ... Ich werde immer für dich da sein ... Ich liebe dich« ... denn das ist es, was das kleine Kind braucht ... und was es hören muss ... dieses kleine Kind in dir muss wissen ... und muss hören ... dass es liebenswert ist ...

– Pause –

Ich möchte dich bitten ... dass du loslässt ... lass die Vergangenheit los ... alle diese Worte, die du dir innerlich gesagt hast ... »Ich mag mich, ich akzeptiere mich« ... werden in deinem Geist weiter existieren ... du wirst sie hören, während du duschst ... du kannst sie laut vor dich hin sagen ... wenn du ganz allein mit dir selbst bist ... vielleicht, wenn du mit dem Auto fährst ... oder wenn du im Wald spazieren gehst ... du kannst diese Worte zu dir selbst sagen ... entweder laut oder leise ... nur in deinem Inneren ... aber sie werden in dir widerhallen ... du wirst es wissen und verstehen: »Ich bin liebenswert ... ich mag mich, so wie ich bin« ... dann wirst du merken ... dass du dich ein bisschen friedlicher fühlen wirst ... ein bisschen entspannter ... ein bisschen ruhiger ... und ein bisschen freundlicher von dir denken kannst ...

– Pause –

Nun leben wir irgendwie zufällig auf diesem Planeten ... und die Dinge gehen von Zeit zu Zeit einfach schlecht aus ... da gibt es vielleicht Situationen mit deinem Chef ... da gibt es Situationen ... wo es Geldprobleme gibt ... Situationen, wo es schwierig ist, das Leben zu organisieren ... und alles Notwendige zu beschaffen ... es gibt eine ganze Reihe von Situationen ... aber was auch immer passiert ... was auch immer um dich herum passiert ... das Gefühl, ich mag mich, ich akzeptiere mich, ist das Zentrum ... ist das Herz deines Selbst ... es ist so wie eine Nuss ... außen gibt es eine harte Schale ... und innen gibt es eine wunderbar schmeckende Nuss ... und in diesem Inneren ... in deinem Zentrum, gibt es den Satz: »Ich mag mich, wie ich bin ... ich akzeptiere mich« ... und mit dieser Gewissheit ... mit diesem Wissen ... kannst du die Dinge besser anpacken ... du kannst mit den Dingen arbeiten ... du kannst Dinge schaffen und Erfolge haben ... und du kannst Negatives im Leben als eine Art Herausforderung des Lebens begreifen ... ich akzeptiere mich ... ich akzeptiere mich ... und das Leben ist lebenswert ... und dann prallen die Dinge von dir ab ... und du musst nicht länger einem anderen das Gefühl der Wichtigkeit geben ... damit dieser glücklich ist ... dass dieser wegen dir wertvoll ist … und nicht länger musst du darauf hoffen … von einem anderen etwas zu bekommen … damit du glücklich bist … du musst nicht mehr um die Anerkennung und Liebe der anderen betteln … und dich selbst klein machen … das Glück ist in dir selbst …

– Pause –

Ein ganz wichtiger Schritt ist es … wenn wir sagen können: »Ich habe ein Problem« … und die magische Idee durchbrechen können … die uns immer wieder so hinunterzieht … nämlich, wenn wir sagen würden: »Ich bin ein Problem« … »Wertlos bis auf den Kern« – nein, so sollst du nicht über dich denken … das kann nicht sein … das kann nicht sein … lass los … du bist gut in deinem Inneren … du bist eine Person von hoher Qualität … du bist es wert, als Mensch geliebt und geachtet zu werden … und dann ist da all der Frieden, den du brauchst … und all das Verständnis in dir … immer … immer, völlig unabhängig davon … wo du bist … unabhängig davon, wer um dich herum ist … »Ich akzeptiere mich« … »Ich mag mich« … nun entspanne dich und spüre … wie das Loch in deiner Seele sich mit Wohlbefinden gefüllt hat … die Wunden der Verletzung sich schließen … schau einfach zu … wie sich die dunklen Wolken deiner Kindheit in weiße Wolken … in Schäfchenwolken … in luftige Wolken verwandeln … und einfach wegfliegen … einfach ganz weit wegfliegen … so weit wegfliegen … dass du sie kaum noch sehen kannst … halte das kleine Kind, das du einmal warst, ganz fest … der kleine Teil von dir, der einfach Versicherung und Sicherheit braucht … du, die erwachsene Person … die das innere kleine Kind im Arm hält … jetzt … in diesem Moment in der Gegenwart … jetzt … ganz jetzt.

Literaturverzeichnis

Allroggen, M., Ludolph, A. (2011). Entwicklungspsychopathologie narzisstischer Störung. Psychother Psych Med 61, 453 – 458

Barbieri, J. (2008). The URGES Approach: Urge reduction by growing ego strength (URGES) for trauma/addiction treatment using alternate bilateral stimulation, hypnotherapy, ego state therapy and energy psychology. Sexual Addiction & Compulsity 15, 116 – 138

Berne, E. (1961). Transactional Analysis in Psychotherapy. New York: Grove Press

Bowlby, J. (1977). The making and breaking of affectional bonds: II. British Journal of Psychiatry 130, 421 – 431

Bråten, S. (2011). Intersubjektive Partizipation: Bewegungen des virtuellen Anderen bei Säuglingen und Erwachsenen. http://brotzler.de/spp-leipzig/files/1314610184.pdf, letzter Zugriff 4. 8. 14

Bromberg, P. M. (2001). Standing in the spaces: Essays on clinical process, trauma and dissociation. Hillsdale, NJ: The Analytic Press

Brown, D. P. (2002). Optimal and pathological self-development. Paper presented at the annual meeting of the American Society of Clinical Hypnosis, Indianapolis, IN

Carnes, P. (2001). Facing the shadow. Wickenburg, AZ: Gentle Path Press

Cohen-Posey, K. (2008). Empowering Dialogues within. Hoboken, NJ: John Wiley & Sons

Damasio, A. (1997). Descartes' Irrtum. Fühlen, Denken und das menschliche Gehirn. München: dtv

Damasio, A. (2000). The feeling of what happens: Body and emotion in the making of consciousness. London: William Heinmann

Damasio, A. (2003). Der Spinoza-Effekt. Wie Gefühle unser Leben bestimmen. München: List/Ullstein Verlag

Dickinson, K. A. & Pincus, A. L. (2003). Interpersonal analysis of grandiose and vulnerable narcissism. Journal of Personality Disorders, 17, 188 – 207

Dieckmann, E. (2011). Die Narzisstische Persönlichkeitsstörung mit Schematherapie behandeln. Stuttgart: Klett-Cotta Verlag

Dönges, S., Brunner Dubey, C. (2005). Psychosynthese für die Praxis: Grundlagen, Methoden, Anwendungsgebiete. München: Kösel Verlag

Dornes, M. (2011). Der kompetente Säugling. Frankfurt a. M.: Fischer Verlag, 13. Aufl.

Earley, J. (2009). Self-Therapy. Larkspur (CA): Pattern System Books

Earley, J. (2010). Self-therapy for your inner critic. Larkspur (CA): Pattern System Books

Earley, J. (2012 a). Working with anger in internal family systems therapy. Larkspur (CA): Pattern System Books

Earley, J. (2012 b). Resolving Inner Conflict. Larkspur (CA): Pattern System Books

Earley, J. (2014). Meine innere Welt verstehen. Selbsttherapie mit Persönlichkeitsanteilen. München: Kösel Verlag

English, F., Wonneberger, K.-D. (1992). Wenn Verzweiflung zu Gewalt wird. Paderborn: Junfermann Verlag

Eschenröder, C. T. & Wilhelm-Gößling, C. (Hrsg.) (2012). Energetische Psychotherapie – integrativ. Tübingen: dgvt-Verlag

Fabian, E. (2013). Zur Bedeutung der Angst für die Psychotherapie der Frühstörung. In: Egon Fabian (Hrsg.). Psychotherapie der Angst. Theoretische Modelle und Behandlungskonzepte. Gießen: Psychosozial-Verlag

Fliss, C. A. (2014). Umgang mit Flashbacks und dissoziative Reaktionen im Alltag. Trauma & Gewalt 8/2, 158 – 166

Fonagy, P. (2001). Attachment theory and psychoanalysis. New York: Other Press

Frederick, C., McNeal, S. (1999). Inner strengths: Contemporary psychotherapy and hypnosis for ego-strengthening. Mahwah, NJ: Lawrence Erlbaum

Frederick, C. (2007). Ausgewählte Themen der Ego State Therapie. Hypnose, Band 2 (1 + 2), Okt., 5 – 100

Freud, A. (2006/1936). Das Ich und die Abwehrmechanismen. Frankfurt am Main: Fischer Verlag, 19. Auflage

Freud, S. (1914). Zur Einführung des Narzissmus. GW 10. Frankfurt am Main: Fischer Verlag, 138 – 170

Freud, S. (1916/17). Vorlesungen zur Einführung in die Psychoanalyse. 26. Vorlesung: Die Libidotheorie und der Narzissmus. GW XI. Frankfurt am Main: Fischer Verlag

Fricke, W. B. (1993). Subpersonalities. Journal of Humanistic Psychology 33, 122 – 128

Fritzsche, K. (2013). Praxis der Ego-State-Therapie. Heidelberg: Carl-Auer-Systeme Verlag

Gabbard, G. O. (1989). Two subtypes of narcissistic personality disorder. Bulletin of the Menninger Clinic, 53, 527 – 532

Glickauf-Hughes, C., Mehlman, E. (1995). Narcissistic issues in therapists: Diagnostic and treatment considerations. Psychotherapy 32, 213 – 221

Harter, S. (1999). The construction of the self. A developmental perspective. New York: The Guildford Press

Häsing, H., Stubenrauch, H., Ziehe, Th. (Hrsg.) (1981). Narziß – Ein neuer Sozialisationstypus? Bensheim: Päd. Extra Verlag

Hamond, D. C. (1990). Handbook of hypnotic suggestions and metaphores. New York: W. W. Norton

Hartmann, H. (1997). Ich-Psychologie. Studien zur psychoanalytischen Theorie. Stuttgart: Klett-Cotta Verlag, 2. veränd. Aufl.

Heathcote, A. (2006). Applying Transactional Analysis to the Understanding of Narcissism. Transactional Analysis Journal 36/3, 228–234

Hofmann, A. (2014). EMDR. Praxishandbuch zur Behandlung traumatisierter Menschen. Stuttgart/New York: Georg Thieme Verlag, 5. Aufl.

Hüther, G., Krens, I. (2008 a): Das Geheimnis der ersten neun Monate.Weinheim: Beltz Verlag

Hüther, G. (2008 b). Ketten oder Flügel? Die doppelgesichtige Macht der inneren Bilder. Workshop auf der Tagung »Die Kraft der Imaginatio«, Heidelberg 1.–3. Mai 2008, persönliche Mitschrift

Hüther, G. (2013). Was wir sind und was wir hätten sein können. Frankfurt am Main: Fischer Verlag

Hüther, G. (2015). Etwas mehr Hirn, bitte. Göttingen: Vandenhoeck & Ruprecht

Jacob, G. A., Arntz, A. (2011). Schematherapie. Psychotherapeut 56, 247–258

James, W. (1890). The principles of psychology. New York/London: Holt & Macmillan

Johnson, S. M. (1987). Humanizing the narcissistic style. New York: W. W. Norton

Johnson, S. M. (1994). Character styles. New York: W. W. Norton

Johnson, S. M. (2005). Der narzisstische Persönlichkeitsstil. Integratives Modell und therapeutische Praxis. Bergisch Gladbach: EHP, 5. Aufl.

Kammer, T., Karnath, H.-O. (2006). Manifestationen von Frontalhirnschädigungen. In: H.-O. Karnath (Hrsg.). Neuropsychologie. Berlin: Springer Verlag, 489–500

Karpman, B. (1968). Fairy Tales and Script Drama Analysis. Transactional Analysis Bulletin, Vol 7/26, 39–43

Kast, V. (1998). Neid und Eifersucht – Die Herausforderung durch unangenehme Gefühle. München: dtv

Kernberg, O. F. (1975). Borderline-Störungen und pathologischer Narziß-Mus. Frankfurt am Main: Suhrkamp Verlag, 8. Aufl. 1995

Kernberg, O. F. (1996a). Narzisstische Persönlichkeitsstörungen. Stuttgart: Schattauer Verlag

Kernberg, O. F. (1996b). Eine ich-psychologische Objektbeziehungstheorie der Struktur und Behandlung des pathologischen Narzissmus – ein Überblick. In: Ders. (1996), 248–254

King, S. (2014). Narzissmus – konzeptuelle und diagnostische Schwierigkeiten. Skript-Vortrag – Psychopathologische Prozesse und Interventionen http://www.upd.unibe.ch/research/seminarthemen/Narzissmus_Skript.pdf

Kohut, H. (1973). Narzißmus. Eine Theorie der psychoanalytischen Behandlung narzißtischer Persönlichkeitsstörungen. Frankfurt am Main: Suhrkamp Verlag

Kohut, H. (1979). Die Heilung des Selbst. Frankfurt am Main: Suhrkamp Verlag

Konrath, S., Meier, B. P., Bushman, B. J. (2014). Development and Validation of the Single Item Narcissism Scale (SINS). Plos one Vol. 9/8 http://www.plosone.org/article/info%3Adoi%2F10.1371%2Fjournal.pone.0103469

Kumbier, D. (2013). Das Innere Team in der Psychotherapie. Zeitschrift für Psychotherapie in der Psychiatrie, Psychotherapeutische Medizin und Klinische Psychologie, Bd. 18, Heft 2, 102 – 122

LeDoux, J. (2002). Synaptic self: How our brains become who we are. Middelsex, England: Viking Penguin

Lederer, A. (1996). The unwanted child. Transactional Analysis Journal, Vol 26/2, 138 – 150

Lederer, A. (1997). The unwanted child's narcissistic defense. Transactional Analysis Journal, Vol 27, 256 – 271

Lichtenberg, J. D. (1983). Psychoanalysis and infant research. Hillsdale, NJ: The Analytic Press

Little (2005). Integrating psychoanalytic understandings in deconfusion of primitive child ego states. Transactional Analysis Journal 35, 132 – 146

Maaz, H.-J. (2014). Die narzisstische Gesellschaft. München: dtv

Masterson, J. F. (Hrsg.) (1978). New perspectives on psychotherapy of the borderline adult. New York: Brunner/Mazel

Masterson, J. F. (1993). The emerging self. A developmental, self, and object relations approach to the treatment of the closet narcissistic disorder of the self. New York: Brunner/Mazel

Masterson, J. F. (2003). Das Selbst und die Objektbeziehungen. Theorie und Behandlung von Persönlichkeitsstörungen. Stuttgart: Klett-Cotta Verlag

McNeal, S. (2003). A character in search of character: narcissistic personality disorder and ego state therapy. American Journal of Clinical Hypnosis 45, 233 – 243

McNeal, S. (2007). Healthy narcissism and ego state therapy. International Journal of Clinical and Experimental Hypnosis 56, 1, 19 – 36

Meier, P., Charlebois, L., Munz, C. (2011): You might be a narcissist if … Minneapolis: Langdon Street Press

Miller, A. (1983). Das Drama des begabten Kindes und die Suche nach dem wahren Selbst. Frankfurt am Main: Suhrkamp Verlag

Mohr, G. (2001). Neopsyche: Wie erwachsen ist das Ich? Zeitschrift für Transaktionsanalyse, 8. Jg., 1 – 2, 42 – 59

Morf, C. C., Rhodewalt, F. (2001). Unraveling the paradoxes of narcissism: A dynamic self-regulatory processing model. Psychological Inquiry, 12/4, 177 – 196

Mosquera, D., Gonzalez, A. (2011). Narcissism as a consequence of trauma and early experience. ESTD Newsletter Vol. 1/2, 1 – 6

Neumann, E. (2010). Offener und verdeckter Narzissmus. Paradox eines Konstrukts. Psychotherapeut 55, 21 – 28

Nijenhuis, E. (2001). Consciousness, dissociation and self-consciousness. Journal of Cosmology, 2011, Vol. 14, http://journalofcosmology.com/Consciousness 107.html

Otway, L. J. & Vignoles, V. L. (2006). Narcissism and childhood recollections: A quantitative test of psychoanalytic predictions. Personality and Social Psychology Bulletin, 32, 104–116

Panksepp, J. (1998). Affective Neuroscience. Oxford, New York: Oxford University Press

Peichl, J. (2007). Innere Kinder, Helfer, Täter und Co. Stuttgart: Klett-Cotta, 5. Aufl.

Peichl, J. (2012). Hypno-analytische Teilearbeit. Ego-State-Therapie mit inneren Selbstanteilen. Stuttgart: Klett-Cotta, 2. Aufl.

Peichl, J. (2013). Innere Kritiker, Verfolger und Zerstörer. Praxishandbuch zur Arbeit mit Täterintrojekten. Stuttgart: Klett-Cotta, 3. Aufl.

Peichl, J. (2014). Rote Karte für den inneren Kritiker. Wie man aus einem ewigen Miesmacher einen Verbündeten macht. München: Kösel Verlag

Pessoa, F. (2006). Das Buch der Unruhe des Hilfsbuchhalters Bernardo Soares. Frankfurt am Main: Fischer Verlag, 5. Aufl.

Polani, E. (2014). Das Glasperlenspiel der Traumatherapie: Ego State – EMI – Hypnose – EdxTM oder »werde der, der Du bist«. Tagung »Reden reicht nicht!?« CD bei Auditorium Netzwerk

Popky, A. J. (2005). DeTUR, an urge reduction protocol for addictions and dysfunctional behaviors. In: R. Shapiro (Ed.). EMDR solutions: pathways to healing. New York: W. W. Norton

Rießbeck, H. (2013). Einführung in die hypno-dynamische Teiletherapie. Heidelberg: Carl Auer Verlag

Ritter, K., Vater, A., Rüsch, N. et al. (2013). Shame-prone self-concept in patients with narcissistic personality disorder. Zur Publikation eingereicht

Roediger, E. (2009 a). Praxis der Schematherapie – Grundlagen, Anwendung, Perspektiven. Stuttgart: Schattauer

Roediger, E. (2009 b). Was ist Schematherapie? Eine Einführung in Grundlagen, Modell und Anwendung. Paderborn: Junfermann

Roediger, E. & Jacob, G. (Hrsg.) (2010). Fortschritte der Schematherapie. Göttingen: Hogrefe

Rose, P. (2002). The happy and unhappy faces of narcissism. Personality and Individual Differences, 22, 379–391

Rosenfeldt, H. (1987). Impasses and interpretations. London: Tavistock Publications

Rovik, J. O. (2001). Overt and covert narcissism: Turning points and mutative elements in two psychotherapies. British Journal of Psychotherapy, 17, 435–447

Russ, E., Shedler, J., Bradley, R., Westen, D. (2008). Refining the construct narcissistic personality disorder: diagnostic criteria and subtypes. Am J Psychiatry 165, 1473–1481

Sachse, R., Sachse, M., Fasbender, J. (2011). Klärungsorientierte Psychotherapie der narzisstischen Persönlichkeitsstörung. Göttingen: Hogrefe Verlag

Scheff, T. J. (1987). The shame-rage spiral: A case study of an interminable quarrel.

In: Lewis HB (Hrsg.). The role of shame in symptom formation. Hillsdale, NJ, 109 – 149

Schmidt, B. (1986). Systemische Transaktionsanalyse. Wiesloch: Eigenverlag

Schmidt, G. (2013). Liebesaffären zwischen Problem und Lösung. Hypnosystemisches Arbeiten in schwierigen Kontexten. Heidelberg: Carl Auer Systeme Verlag, 5. Aufl.

Schore, A. (1994). Affect regulation and the origin of the self. Hillsdale, NJ: Lawrence Erlbaum Associates

Schulz von Thun, F. (1989). Miteinander reden 2: Stile, Werte und Persönlichkeitsentwicklung. Differentielle Psychologie der zwischenmenschlichen Kommunikation. Hamburg: Reinbek bei Hamburg, 34. Aufl. 2011

Schulz von Thun, F., Stegemann, W. (2004): Das Innere Team in Aktion. Praktische Arbeit mit dem Modell. Reinbek bei Hamburg: Rowohlt Verlag, 5. Aufl. 2012

Schwartz, R. C. (1997). Systemische Therapie mit der inneren Familie. Stuttgart: Klett-Cotta Verlag, 6. Aufl. 2011

Simon, R. I. (2011). Distinguishing trauma-associated narcissistic symptoms from posttraumatic stress disorder: a diagnostic challenge. Harv Rev Psychiatry 10, 1, 28 – 36

Singer, W. (2005). Das Gehirn – ein Orchester ohne Dirigenten. Max-Planck-Forschung 2, 15 – 18

Spero, M. H. (1984). Shame – An Object-Relational Formulation. Psychoanalytic Study of the Child 39, 259 – 282

Stern, D. N. (1985). The interpersonal world of the infant: A view from psychoanalysis and developmental psychology. New York: Basic Books

Steele, K., van der Hart, O., Nijenhuis, E. (2005). Phase-oriented treatment of structural dissociation in complex traumatization: overcoming trauma-related phobias. http://www.onnovdhart.nl/articles/phaseoriented.pdf

Stierlin, H. (1994). Ich und die anderen: Psychotherapie in einer sich wandelnden Gesellschaft. Stuttgart: Kett-Cotta Verlag

Stuthridge, J. (2006). Inside out: a transactional analysis model of trauma. Transactional Analysis Journal 36, 4, 270 – 283

Tiedemann, J. L. (2007). Die intersubjektive Natur der Scham. Dissertation an der Freien Universität Berlin

Van der Hart, O., Stelle, K., Boon, S., Brown, P. (1995). Die Behandlung traumatischer Erinnerungen: Synthese, Bewußtwerdung und Integration. Hypnose und Kognition, Bd. 12/2, http://www.onnovdhart.nl/articles/traumaerinnerungen.pdf

Van der Hart, O., Van der Kolk, B. A., Boon, S. (1998). Treatment of dissociative disorders. In: J. D. Bremner & C. R. Marmar (Eds.). Trauma, memory, and dissociation (pp. 253 – 283). Washington, DC: American Psychiatric Press.

Van der Hart, O., Nijenhuis, E., Steele, K. (2008). Das verfolgte Selbst. Paderborn: Junfermann Verlag

Vater, A., Roepke, S., Ritter, K., Lammers, C.-H. (2013). Narzisstische Persönlichkeitsstörung. Forschung, Diagnose und Psychotherapie. Psychotherapeut 59, 599–615

Vogeley, K. (2009). Viel sagende Blicke. Gehirn und Geist 10, 60–65

Wardetzki, B. (2000). Weiblicher Narzißmus. Der Hunger nach Anerkennung. München: Kösel Verlag, 12. Aufl.

Wardetzki, B. (2013). Eitle Liebe. Wie narzisstische Beziehungen scheitern oder gelingen können. München: Kösel Verlag, 4. Aufl.

Watkins, J., Watkins, H. (2003). Ego-States. Theorie und Therapie. Heidelberg: Carl Auer Systeme Verlag

Wilber, K. (2000). Integral Psychology. Boston: Shambhala Publications Incorporate

Wink, P. (1991). Two faces of narcissism. Journal of Personality and Social Psychology, 61, 590–597

Wolinsky, St. (1995). Die dunkle Seite des inneren Kindes. Stuttgart: Lüchow Verlag

Woolf, V. (2012). Orlando. Berlin: Insel Verlag

Young, J. E., Klosko, J. S., Weishaar, M. E. (2005). Schematherapie – Ein praxisorientiertes Handbuch. Paderborn: Junfermann Verlag

Register

Das ist nichts für dich
das schaffst du nicht
das passt nicht zu dir

Ein Kind hat zu gehorchen. Das Schlimmste, wenn ein Kind nicht gehorcht.